MEDICINA CHINA

Una trama sin tejedor

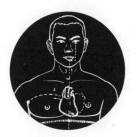
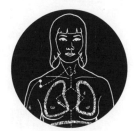

Ted J. Kaptchuck

Prologo del Dr. Miquel Masgrau i Bartis

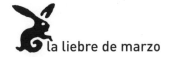

la liebre de marzo

Título original
**The Web that has no Weaver
Chinese Medicine**

Primera edición
Noviembre 1995

Segunda reimpresión
Septiembre 2001

Tercera reimpresión
Octubre 2005

Cuarta reimpresión
Septiembre 2008

©
Ted J. Kaptchuk

© 1995 para la edición en castellano
La Liebre de Marzo, S.L.

Traducción
Fernando Pardo

© de la traducción
La Liebre de Marzo, S.L.

Cubierta y maquetación
Born Design Grup, S.A.

Fotomecánica
Imprés, S.L.

Impresión y encuadernación
Puresa, S.A.

Impreso en España

Depósito Legal
B-45395-95

ISBN
978-84-87403-19-4

La Liebre de Marzo S.L.
Apartado de Correos 2215 E-08080 Barcelona
Fax. 93 449 80 70
espejo@liebremarzo.com
www.liebremarzo.com

ÍNDICE

Agradecimientos.. 7
Prólogo a la Edición Española.. 9
Prefacio.. 18
Introducción.. 20

CAPÍTULO 1
Medicina Oriental y Occidental
Dos Modos de Ver, Dos Modos de Pensar
(*y los patrones del paisaje de la naturaleza y el cuerpo*)................................. 27

CAPÍTULO 2
Las Sustancias Fundamentales:
Qi, Sangre, Jing, Shen y los Fluidos
(*o los ingredientes fundamentales de la vida humana*)................................ 56

CAPÍTULO 3
Los Órganos del Cuerpo:
El Paisaje Armonioso
(*y sobre anatomía y su ausencia*)... 71

CAPÍTULO 4

Los Meridianos:

La Urdimbre y la Trama

(sobre acupuntura y herbología) 97

CAPÍTULO 5

Orígenes de la Desarmonía:

Tiempo Tormentoso

(o cuando la causa no es una causa) 135

CAPÍTULO 6

Los Cuatro Exámenes: Signos y Síntomas

(y Aristóteles y Lao Tzu reconsiderados) 156

CAPÍTULO 7

Los Ocho Patrones Principales:

Los Rostros del Yin y del Yang

(La composición y textura básica de los patrones) 194

CAPÍTULO 8

Los Patrones del Paisaje del Cuerpo

(Los detalles de la escena clínica) 217

CAPÍTULO 9

La Medicina China como Arte

(o sobre diagnóstico y tratamiento) 258

CAPÍTULO 10

Una Trama sin Tejedor –y el Monte Sinaí

(o sobre el lugar de la verdad) 267

APÉNDICES

A. Las Fase de la Enfermedad: Una Serie de Escenas Clínicas............... **279**

B. Órganos Yang en Desarmonía.. **285**

C. Patrones y Quejas Principales.. **290**

D. Revisión de los Pulsos... **316**

E. Patrones Chinos y Algunas Enfermedades Occidentales Comunes.... **340**

F. Los Órganos Curiosos... **358**

G. Una Nueva Mirada al Examen de Observación....................................... **360**

H. Las Cinco Fases (Wu Xing)... **366**

I. Bibliografía Histórica: Eslabones en la Cadena de Trasmisión............. **380**

BIBLIOGRAFÍA SELECTA... **388**

En memoria de Ted Gold, mis abuelos,
y familiares que murieron por
la Santificación del Nombre.

Agradecimientos

Mi agradecimiento a Michael Steinlauf, mi más antiguo amigo, que se hizo cargo de una serie de deslavazadas conferencias y las hizo inteligibles. Sin la ayuda literaria de Michael este manuscrito podía haberse quedado tranquilamente en chino. Harvey Blume, mi más antiguo compadre, cuyas iluminaciones poéticas y filosóficas están desperdigadas a lo largo del libro. Su huella es particularmente evidente en sus explicaciones de Hegel y Aristóteles. Dan Bensky, mi condiscípulo en Macao, que compartió mis estudios y contribuyó con valiosísimas ideas, labor redacción y críticas al manuscrito. Margaret Caudill, mi mentor y colaborador medico que hizo críticas al texto y me proporcionó estabilidad. Gretchen Salisbury, por ser mi editora, y por la enorme tarea llevada a cabo para que el libro cogiera forma. Randy Barolet, mi colega en la enseñanza, que me ayudó en su redacción. Liz Coffin, June Nusser y Kendra Crossen por su paciente labor de redacción y corrección. Barbara Huntley, quien, con su diseño, transformó un manuscrito poco convencional en un libro. Satya Ambrose por las ilustraciones. Natalia Muina por su asistencia editorial y el Jing que me ayudó a poder escribir la obra. Francesca Loporto por sus críticas y el don del Espíritu. Kiiko Matsumoto por su erudición sobre la arqueología de los textos de las dinastías pre-Tang. Andy Gamble, Maria Tadd, y Jon Koritz por su ayuda en el desarrollo de la idea. Paul y Andy Epstein que colaboraron en la redacción. Paul Parker y Mark Epstein por sus críticas y colaboración. Noah Weinberg por su ayuda a la hora de establecer las estrategias básicas. Jonathan Lieff por sus consejos médicos y espirituales. Wendy Pomerantz por su ayuda editorial. Fred Klarer y Ken DeWoskin por sus sugerencias de traducción. Nancy Trichter por ser mi agente literario y fuente constante de aliento. Cody por ser Cody. Lieb Scheiner, E.

V. Walter y Steven Klarer por colaborar en la investigación. Marsha Woolf, Joyce Singer, Savitri Clark, Paul Shulman, Richard Michael Zucker, Walter Torda, Chou Man-xing, Sekyo Nam, Martha Katz, Liu Yun-Hua, Giovanni Maciocia, Ellen Pearlman, Janet Generalli y Susan Zimelis por su apoyo. Los amigos, acupuntores, doctores, osteopatas, terapeutas, sanadores y estudiantes que asistieron a mis conferencias en Inglaterra y Australia y me plantearon muchas preguntas que me ayudaron a centrar la obra. Los estudiantes, la facultad y la administración de la New England School of Acupunture, que me proporcionaron un entorno para escribir y enseñar. Mis maestros de medicina tradicional china, por su desprendimiento, en particular Yu Jin-Niang, Xie Zhang-Cai, Ling Ling-Xian, Chen Yi-Qing, y Yuan Bain -Hong. Mis pacientes, que me enseñaron tantas cosas, en particular que el esfuerzo de escribir este libro era algo más que un asunto literario o erudito. Mi madrina adoptiva, Lam Pui-Yin, cuya pureza me mantuvo física y espiritualmente a lo largo de la difícil época de la escuela de medicina. Mis padres y hermana, cuya amor me sigue acompañando.

Los editores de la versión castellana del libro agradecen la colaboración y sugerencias técnicas del Dr. Valeriano Nieto Martin en la traducción del texto.

Prólogo a la Edición Española

La Medicina Como Arte

En plena era de la información y superadas las distancias geográficas, el arte de curar practicado tradicionalmente en China se va extendiendo por Occidente sin dejar por ello de ser un enigma. Para acercarnos a la Medicina Tradicional China no tan sólo tenemos que desplazarnos por el espacio, sino también por el tiempo. Desarrollada sobre las mismas bases desde tiempos inmemoriales, su antigüedad, –para algunos todavía sinónimo de caduco– infunde respeto y, sobre todo, indica que se trata de la más experimentada de las medicinas. Por ello la medicina es el fruto de la tradición china que mejor resiste el paso del tiempo.

Toda medicina es producto de una cultura y está firmemente enraizada en el modo de pensar y sentir de un pueblo. No es posible trasplantar los conocimientos médicos de una civilización a otra sin que pierdan parte o toda su eficacia. La medicina china no se deja trasladar sin su contexto, ni tampoco traducir literalmente. Además el idioma chino no admite la creación de nuevas palabras. Los caracteres chinos representan una memoria de cuatro mil años, pero el sentido de los ideogramas se nos va haciendo borroso a medida que retrocedemos en el tiempo, lo que contribuye a hacer apenas descifrables textos que ya en su época tenían amplios significados, con franjas abiertas a la libre interpretación. Esta ambigüedad explica que un mismo texto original pueda dar pie a versiones tan dispares. En consecuencia para aplicarla a personas que viven en otras coordenadas culturales, y para convertirla en herramienta útil para solucionar los problemas del hombre de hoy, es imprescindible una clara comprensión de su método.

Los primeros pasos, en especial, entrañan una cierta dificultad. Los contenidos de esta medicina son de difícil transcripción. Reflejan una forma de pensar ajena a nuestra cultura. Nosotros escribimos sonidos, los chinos se expresan con imágenes. Los diccionarios no tienen correspondencias con sus ideogramas, ya que los conceptos son tan distintos como la lógica que los enlaza. El lector se topa con continuas referencias a unos elementos naturales: el "fuego" y el "agua", la "madera" y el "viento" que además se describen en términos de polaridad mediante los intraducibles Yin y Yang. El lenguaje parece hermético, accesible sólo a los iniciados; deja perplejo a quien simplemente se interesa por el tema y alimenta el escepticismo del simple curioso. Es opaco para quien parte de una formación científica, es decir, para buena parte de los lectores occidentales.

La medicina china no tiene términos estandarizados con un significado específico, sino que habla por analogía a fenómenos naturales perceptibles directamente y se expresa a través de las palabras de uso corriente, lo que dificulta su traducción a un idioma occidental. Para diferenciar los términos familiares de los conceptos de la medicina china se buscan formas arcaicas, se intenta huir de las connotaciones médicas modernas (Patrones por Síndromes) y se diferencian con mayúsculas términos como Riñón, Moco, Humedad, si bien para ser del todo rigurosos deberían también subrayarse Energía, Materia, Causa, Efecto, Bueno, Malo, Salud, Dolor, Emoción... las traducciones de los textos chinos deberían estar llenas de mayúsculas aunque quizás sería mejor simplemente que el lector tuviera en cuenta que en una cultura tan distinta todos los conceptos y las palabras que los soportan tienen necesariamente connotaciones distintas. Sin embargo tener al alcance de la mano los frutos de un saber médico arraigado en la más remota antigüedad justifica el esfuerzo para descifrar los aparentes enigmas.

Nos cuesta creer que un diagnóstico útil actualmente sea el mismo que se emitía en tiempos de Hipócrates y que el tratamiento aplicado hoy siga siendo un remedio ancestral introducido quizás hace tres mil años por un sabio eremita. Nos cuesta concebir una forma de entender el cuerpo humano que hace posible describir ligeros estados de subsalud y sistematizar y comunicar la sutil acción de innumerables sustancias de nuestro entorno natural sobre el organismo. Nos resulta difícil imaginarnos a nosotros mismos englobados en una vasta cultura con una escritura común, en la que los más antiguos maestros son clásicos de referencia obligada, en la que cada época ha sumado a este legado las aportaciones de sus propios Galenos, Avicenas, Harveys y Virchows; una antigua cultura en la que los médicos siempre fueron letrados y su práctica diaria fue un cedazo sólo permeable a los mejores procedimientos.

Sin embargo, una sociedad opta por una medicina no tanto por su eficacia como por su concordancia con los valores dominantes. Así, a pesar de que ni los más acérrimos partidarios de la medicina científica encuentran hoy útiles los tratamientos de principio de siglo, las clases dirigentes que sucedieron al último emperador manifestaban tal admiración por todo lo occidental, que en 1914 el ministro responsable del tema comunicó a los médicos tradicionales su intención de abolir la Medicina China y promover una campaña para acabar con sus legendarios remedios. Esta desconfianza acentuó su incipiente decadencia.[1]

La llegada de la modernidad desestabilizó una medicina fundamentada en el equilibrio. No está en su naturaleza el enfrentarse, el competir. Tanto la medicina china en general como el médico chino en particular, son como el eje de la rueda: éste ha de permanecer fijo en el centro para poder generar el movimiento armónico. Al adoptar una actitud defensiva este eje se desplazó y puso fin a la gran diversidad de modos de entender las teorías: se unificaron criterios, se cerraron filas en torno a escuelas que organizaban solidamente sus conocimientos y, en consecuencia, se acabó con la efervescencia que animaba el saber médico.

Los ideólogos marxistas, devotos del Progreso y de la Ciencia, llegaron a afirmar que la Medicina Tradicional China no era más que "porquería acumulada durante milenios"[2] y no fue hasta 1954, cinco años después de constituida la República Popular, cuando dejó de ser considerada por el poder como una "reminiscencia feudal", y se la equiparó oficialmente a la medicina científica. No tan solo se la equiparó, sino que fue conformada a su imagen y semejanza. Aparecieron Academias y Hospitales de Medicina Tradicional China que la pulieron y la fueron liberando de sus aspectos más "idealistas" y "anacrónicos" dando lugar a una única versión oficial, compendio racional de teoría y praxis.

La legitimidación de la práctica de su medicina tradicional ha repercutido muy positivamente en la asistencia sanitaria china y en su difusión por Occidente, aunque esta adaptación a los valores del nuevo modelo social tuvo un alto coste. La Revolución Cultural uniformizó también la medicina. La técnica sustituyó al arte, los médicos-sanadores se convirtieron en funcionarios

---

(1) Unschuld, Paul Ulrich. *Medicine in China. A History of Ideas.* University of California Press. 1985.
(2) T'an Chuang (1941).

y los maestros pasaron a ser catedráticos. En la versión burocrática apenas si se reconoce el antiguo arte de curar. La mirada del funcionario –formado en el materialismo dialéctico y atento a su posición en el escalafón– no se puede confundir con la del sabio, expresión de la experiencia, la intuición y la meditación. ¿Qué queda de aquella medicina ligada al arte y a la filosofía?

Este proceso es más evidente en medios científicos occidentales que pretenden reducir las tradiciones médicas a unas cuantas prácticas validadas científicamente, así como separarlas del resto, que seguiría siendo superstición y error. En vez de abrir y enriquecer la mentalidad moderna con las percepciones que nos llegan de la antigüedad, se tiende a abordar la Medicina Tradicional China con una mentalidad cientifista. Pero éste es un acercamiento infructuoso dado que no se puede reducir la cualidad a la cantidad, las imágenes a figuras geométricas, la experiencia al experimento, la intuición al cálculo estadístico. La ciencia no puede abarcar las sutilezas del pensamiento chino y de poco nos sirve en medicina una realidad minimizada a lo que puede ser medido o pesado. La sabiduría rebasa ampliamente los límites de la ciencia.

La Medicina China no es lo que fue. Sin embargo su espíritu se conservó más en la periferia de la República Popular donde la población china, aunque sometida a la influencia directa del mundo y de la medicina moderna, solía, salvo emergencias, optar por los tratamientos tradicionales. En las superpobladas Hong Kong, Macao y Taiwan, pude encontrar médicos competentes –y también muchos otros no tan expertos– en los más discretos rincones de cualquier edificio anónimo, en el mercado o en la herboristeria. Los más sencillos poseían unos conocimientos pragmáticos salpicados de medicina popular; los más modernos rotulaban su minúscula consulta con un "Centro o Instituto Internacional..." y tenían un panel luminoso para examinar los huesos y las articulaciones de los pacientes, homenaje a la poderosa medicina capaz de ampliar su visión más allá de sus sentidos. No importaban demasiado las conclusiones que pudieran sacar de las radiografías ya que estos datos en nada iban a cambiar ni el diagnóstico ni el tratamiento. El chino es un pueblo eminentemente práctico y no se entretiene examinando lo que no tiene arreglo, sino que se centra en recuperar la función en la medida que lo permite la lesión y la vitalidad del paciente.

Un pequeño apartamento de poco más de veinte metros cuadrados en el corazón de Kowloon, tres camillas, una pequeña mesa bajo una estantería atiborrada de libros, armarios con hierbas medicinales, moxas, agujas, y en una esquina, tras una cortina, cuatro butacas que, salvo en el periodo de Año

Nuevo, solían ocupar pacientes esperando su turno. A pesar de lo abarrotado del lugar, todos se sentían honrados por la presencia de ese médico extranjero que apreciaba su cultura; a pesar de mi torpeza de bárbaro curioso fui acogido con gran cordialidad. La entrevista con los enfermos era cortés y breve; el buen médico recoge gran cantidad de información antes de que el paciente empiece a hablar. Los datos más importantes para el diagnóstico aparecen paralelos al curso de la conversación: tono de voz, color y expresión de la cara, el movimiento... y para acabar, la observación de la lengua y la lectura del pulso. Y así un paciente tras otro, el aprendiz responde a las preguntas: ¿qué pasa? ¿y tú que harías? ¿qué haría la medicina científica en este caso? Lentamente aprende a orientarse mediante el continuo contraste de sus observaciones con las del experto y, al mismo tiempo, el comparar el resultado de los tratamientos de acupuntura y moxas o de las prescripciones de hierbas medicinales chinas con la previsible evolución de estos enfermos tratados con la moderna farmacología y la cirugía, le hace apreciar cada día más esta antigua forma de entender la medicina.

El mediodía no interrumpía mi relación con el médico chino, solo se extendía a un amplio círculo de amigos. La conversación durante la comida en los pequeños restaurantes del barrio era la mejor (y más sabrosa) lección dietética y, a la vez, una introducción a la gran capacidad que tiene el pueblo chino de gozar de las pequeñas cosas. Por la tarde, ya sin pacientes, afloraba la teoría expuesta en este libro tal como siempre se había contado: sazonada con leyendas como la de la emperatriz que puso a prueba la habilidad de su médico en la lectura del pulso, médicos decapitados por arrogantes, anécdotas sobre prescripciones famosas de acupuntura y hierbas medicinales, mezcladas con la rica medicina popular, y, sobre todo, con trucos y secretos; cosas que no están en los libros y que se transmiten por tradición oral. Porque, un buen día, cuando te consideraba suficientemente experto en el diagnóstico y el tratamiento, el médico te desvelaba que buena parte de sus conocimientos los había recibido de otro médico, el cual, a su vez, los había recibido de otro y así te ubicaba en su árbol genealógico profesional, en el que no faltaba quien había tenido la responsabilidad de asistir a la corte imperial, dejándote unido para siempre a unas generaciones de existencias dedicadas a cultivar el arte de sanar.

Hubo un tiempo en que la superioridad y autoridad del maestro no precisaba tarimas. Maestro y discípulo se escuchaban con atención. No es la relación entre quien sabe y quien ignora sino entre quien tiene un fino discernimiento y quien apenas distingue los grandes rasgos; entre quien conoce el terreno y el recién llegado. El maestro afina los sentidos del alumno, lo enriquece con nuevas percepciones, le guía por el pequeño cosmos del ser humano y le muestra que resortes se deben pulsar para restablecer la armonía. En la enseñanza tradicional no se pagaba matrícula; se impartía por amor a la profesión y por respeto a los antepasados...

Unos años antes, a unas pocas horas de ferry de Hong Kong, en Macao, Ted J. Kaptchuk, debió vivir situaciones similares. Es difícil no sentirse pionero cuando uno se sumerge, en solitario, en un mundo desconocido. Por descontado no fue el primero, ilustres predecesores habían brindado excelente información. Sin embargo es muy distinto leer que explorar. Los grandes descubrimientos del viajero son a menudo pequeños detalles del entorno, claves casi imperceptibles que dan pleno sentido a ideas y modos de hacer. Ted J. Kaptchuk dice que partió en busca de lo extraordinario y se encontró con lo que allí es normal; y, viceversa, lo que para nosotros es corriente allí puede parecer insólito. La rapidez de movimiento de las personas y de la información, en la medida en que suele transmitir sólo palabras e ideas aisladas del marco que las ha generado, nos hace perder la noción de las distancias y de las diferencias, lo que supone un obstáculo para la comprensión.

"Una Trama sin Tejedor" da la información básica sobre la acupuntura mediante una lúcida exposición de la teoría y de la práctica de la medicina china. Es, a la vez, un libro de divulgación para todos aquellos que estén interesados en el tema, de texto para estudiantes, de consulta para profesionales y, al no requerir conocimientos previos de medicina ni de filosofía oriental, es una buena introducción al pensamiento chino. La gran difusión de la edición original inglesa se debe a que Ted J. Kaptchuk consigue trasladar el sentido y la riqueza de la medicina china a la mentalidad occidental. No se limita a traducir palabras sino que interpreta los conceptos. Entiende, por experiencia propia, las dificultades que inevitablemente se le plantean a un occidental y nos desvela el modo de pensar que la hace inteligible.

Aunque los diagnósticos chinos puedan parecer partes meteorológicos, son procedimientos que permiten discernir con precisión sutiles estados del organismo. Debemos tener en cuenta que los tratamientos chinos se apoyan en la capacidad de curación del propio organismo. El poder no está tanto en las agujas o en las hierbas, sino en los finos criterios que guían su aplicación, ya que hacen posible un tratamiento a la medida de la persona y no de la enfermedad, y por lo tanto, la obtención de máximos efectos terapéuticos con procedimientos y substancias atóxicas.

Comprender la Medicina China no consiste tan solo en sumar nuevos conocimientos, sino que implica liberarse de prejuicios. Para este viaje de mayor importancia que lo que se lleva es lo que se está dispuesto a dejar: cuanto más lejana es la cultura, más espacio mental hay que cederle.

El autor no renuncia a los logros de la medicina occidental y equipara, con objetividad, ambas medicinas. Al profundizar en el conocimiento de la medicina oriental, nos hace comprender también el punto de partida occidental. Al ilustrar las grandezas de una refleja inevitablemente las limitaciones de la otra; la comparación desmitifica las dos medicinas más extendidas del mundo moderno y abre las puertas a las demás formas de entender el arte de curar.

Aunque hacía tiempo que seguía su trabajo pedagógico y clínico, solo conocí a Ted J. Kaptchuk a finales de los ochenta en San Diego (California) en el transcurso de un simposio sobre la Medicina Tradicional China donde tuve ocasión de comprobar su gran prestigio entre los mejores especialistas en Medicina Oriental de los Estados Unidos.

Desde 1980 dirige el departamento de tratamiento del dolor y del estrés del hospital de crónicos más grande del área de Boston. No es médico, otra buena razón para entender que para practicar la medicina china lo que hay que saber es medicina china. Trabajan en su departamento unos cuarenta terapeutas que practican unas treinta terapias distintas, y es un modelo, a la americana, de lo que podría ser hoy la asistencia médica: los pacientes solo tienen en común, en sus propias palabras: "su edad, sus (escasos) ingresos y su desesperación" [3] Al paciente se le orienta después de un complejo examen que comprende unas seis evaluaciones empezando por la más familiar: los exámenes de rutina que ya han sido practicados varias veces con anterioridad. No se espera encontrar nada nuevo en los análisis y las radiografías, salvo que el resultado no es "el" diagnóstico que les ha llevado a ser enfermos crónicos, sino "un" diagnóstico más, una manera de ver las cosas, pero afortunadamente, no la única. Después lo entrevista un psicólogo que trata de medir, cualificar y objetivar el dolor a fines de investigación o para demostrar la eficacia de los tratamientos ante los demás departamentos del hospital y conectar con la comunidad científica. Intervienen en la evaluación personajes superespecializados como el Consejero de Estrés y el Consejero Vocacional que, con el Asistente Social ven al paciente como producto de su entorno. Los Grupos de Apoyo reúnen pacientes con problemas familiares. El dietista corrige los hábitos alimenticios. El terapeuta físico: también formado en osteopatia, enfoca otras dimensiones del enfermo: la estructura del cuerpo, la postu-

3. Kaptchuk, Ted y Croucher, Michael, The Healing Arts. Summit Books. New York. 1987.

ra, las tensiones, la debilidad muscular, las limitaciones de movimiento. El terapeuta de movimiento usa danza, yoga y tai chi. Las manos del terapeuta del tacto, sensible a las partes blandas y a cualidades no medibles como la tensión. El masaje es el primer paso en la recuperación; el paciente se siente bien por primera vez en años. Por último, el médico oriental, el más exótico de esta torre de Babel de especialistas, hace la descripción de las borrascas. En el curso de los sucesivos exámenes se definen las terapias que se aplicaran.

Es obvio que ninguna medicina puede dar respuesta satisfactoria a la totalidad de problemas de salud de una población. Toda medicina es limitada, tiene sus puntos ciegos así como zonas en las que suele ser inferior a otros sistemas existentes. En aras de la eficacia del tratamiento, parece lógico que cada profesional, además de su especialidad, tenga una visión global de las distintas posibilidades terapéuticas, a fin de poder ofrecer al paciente el tratamiento que más le conviene.

Desde sus orígenes prehistóricos, la relación médico-enfermo se ha basado en la confianza. Y ¿qué confianza puede inspirar quien, por prejuicio o por simple desconocimiento, niega a su paciente un tratamiento eficaz? Sin embargo, estamos entrando en el siglo XXI con medicinas bien establecidas que están aún excluidas de los ensayos clínicos y son prácticamente ignoradas por las facultades de medicina.

Innumerables personas han recuperado su salud gracias a la acupuntura y muchas otras experimentarán, en el futuro, los beneficios de esta medicina ancestral. Pero la gran aportación de las sólidas teorías y la experimentada práctica de la Medicina Tradicional China a la salud del hombre contemporáneo sería que su difusión por Occidente contribuyera decisivamente a acabar para siempre con cualquier tipo de ortodoxia y para que se establecieran relaciones de colaboración entre las distintas medicinas con la misma naturalidad como las que hoy se establecen entre los especialistas de la medicina oficial. La medicina no tiene nada que ver con doctrinas y profesiones de fe. No cabe admitir la intolerancia ni la rivalidad entre quienes desempeñan la misma tarea. A diferencia del sacerdote o del chamán, ambos asimismo terapeutas ancestrales, la medicina se basa sobre todo en la razón y actúa mediante procedimientos racionales y remedios de probada eficacia, vengan de donde vengan.

En medicina no puede haber alternativas. También en una imagen de Ted Kaptchuk, la medicina es como un río caudaloso que no puede ser identificado con uno sólo de sus afluentes. Así la medicina está constituida por múltiples sistemas de curar; todos con sus ámbitos de eficacia y sus limitaciones. No hay alternativas sin medicina oficial. O todas oficiales, o mejor, todas alternativas: la relación medico-enfermo funciona mejor sin intermediarios.

Tanto hoy como en la antigüedad, tanto en China como aquí, el médico debe responder en primera instancia ante el propio paciente. De nada valen las razones más convincentes si en la práctica no ayudan o son perjudiciales. No hay que olvidar que el objeto de toda medicina es llevar o acercar al ser humano a la plena forma física y psíquica. La buena medicina, como el buen médico, convence por sus resultados y no por lo hermoso, lógico y bien fundamentado de sus teorías. Antes que ciencia, la medicina era y es artesanía.

Dr. Miquel Masgrau i Bartis

Prefacio

A principios de la década de los años 70, en el contexto de la nueva política de intercambio de información entre China y los Estados Unidos, aparecieron en la prensa un número de descripciones anecdóticas sobre cirugía sin anestesia llevada a cabo en China. Se utilizaba una técnica denominada acupuntura, en la que delgadas agujas atravesaban la piel en lugares predeterminados del cuerpo; el paciente a lo largo del proceso permanecía despierto sin sentir el escalpelo. En los años siguientes esta antigua técnica de la acupuntura disfrutó de cierto auge de popularidad en los Estados Unidos, donde fue considerada por algunos como un nuevo método para producir analgésia, en realidad como la panacea largamente esperada de Oriente. Este entusiasmo repentino fue seguido con rapidez por un marejada en la administración médica, que, incapaz de conseguir "prueba científica" de las afirmaciones hechas por los propagandistas de la acupuntura, estaba dispuesta a abandonarla y prohibir su práctica en los Estados Unidos. Este intento sin embargo no tuvo éxito, y las investigaciones de las posibles aplicaciones de la acupuntura en la medicina occidental han proseguido. La evidencia actualmente nos indica que la acupuntura puede producir analgésia y que su uso se asocia con cambios fisiológicos medibles (véase Capítulo 4, nota 11). Reseñas medicas recientes muestran que la acupuntura empieza poco a poco a ser integrada en ciertas áreas de la medicina occidental (*Annals of Internal Medicine* 93 [1980]: 588; *Psychology Today* 14 [1980]: 81).

Aunque la acupuntura ha conseguido una cierta aceptación, la comunidad científica y medica occidental nunca ha considerado con seriedad a la cultura y tradición médica de la que ha surgido está técnica. ¡Cómo si la plena comprensión de la acupuntura consistiera en saber donde colocar las agujas! Este absurdo se ve acompañado por el hecho de que la idea de aislar una parte de su entorno natural de cara a la investigación es contraria a la filosofía y cultura de la tradición medica china. También pueden producirse malas interpretaciones, fallos y puntos de vista sesgados que han crecido junto a la tradición de la acupuntura a lo largo de los siglos. Pero cualquier debate con sentido sobre la acupuntura y sus posibles aplicaciones requiere más información que la que se ha presentado hasta el momento.

El problema no se sitúa totalmente en el estamento científico y medico. Prácticamente ningún texto médico tradicional chino está a nuestro alcance en lengua occidental, y los que tenemos a nuestra disposición no hacen ningún esfuerzo para presentar la tradición cultural medica en su totalidad. Además las obras traducidas plantean el problema de un enfoque poco familiar para la terminología y enfermedades extranjeras. Solo quien esté familiarizado con el lenguaje chino, la filosofía taoísta y naturalista y con la cultura china, e influenciado por dichas filosofías, será capaz de comprender la tradición medica china.

Los capítulos que siguen presentan una exposición importante del antiguo arte de la medicina china en términos que pueden ser comprendidos por un público occidental. El autor ha eludido, en la medida de lo posible, el error de interpretar la teoría china mediante terminología occidental, dejando sin alterar por lo tanto los conceptos básicos chinos de los patrones y desarmonias medicas.

Un aviso para aquellos que deseen juzgar, a causa de su falta de familiaridad con los términos, las imágenes y el vocabulario como algo inconsecuente y fruto de la charlatanería de una sociedad primitiva: a lo largo de miles de años los chinos han observado los procesos vitales y las relaciones entre el hombre y su entorno. A partir de dicha observación, el arte de la medicina china ha desarrollado un vocabulario para describir millares de sutiles patrones corporales; un método descriptivo ajeno a la medicina occidental debido a poner su acento en los estados de enfermedad. El enfoque chino constituye un punto de vista más holístico sobre la salud y la enfermedad y sobre el delicado entramado entre estas fuerzas opuestas.

En una época de mayor consciencia sobre el entorno, la salud y la responsabilidad personal del ser humano, da la sensación de que una integración de Oriente y Occidente será algo benéfico para ambas culturas. El Dr. Kaptchuk ha intentado una difícil tarea, empezar a llenar el vacío poniendo en nuestras manos está exposición crítica y minuciosa a quienes deseen entender el arte de la medicina desde otro punto de vista. En realidad, la trama tal vez ha encontrado a su tejedor.

Margaret A. Caudill, M.D., Ph. D.
Investigadora medica,
Harvard Medical School, Departamento
de Medicina del Comportamiento, Beth
Israel Hospital, Boston

Introducción

El amplio vacío conceptual que separa a la medicina china y la medicina occidental me sorprendió por primera vez hace diez años cuando era estudiante de medicina tradicional china en Macao. Estaba en la clase de dermatología. Uno de mis maestros chinos hablaba sobre la enfermedad que en occidente conocemos como herpes zoster, una infección vírica dolorosa y aguda caracterizada por erupciones vesiculares a lo largo de los nervios del cuerpo o el rostro. El Dr. Yu empezó a describir como una erupción en el rostro indicaba un proceso de enfermedad distinto al de una erupción en otra parte del cuerpo. Levanté mi mano y pregunté incrédulo como dos erupciones idénticas (idénticas desde el punto de vista occidental y por lo tanto desde el mío) podían denotar distintos procesos de enfermedad solo por su situación. Mi maestro, divertido por mi perplejidad, sonrió y explicó que una erupción que apareciera en el rostro era dferente de una erupción en la parte baja del cuerpo puesto que su relación con el conjunto del cuerpo era distinta. Desde mi punto de vista occidental, ambas manifestaciones de zoster eran idénticas; pero el punto de vista chino exigía otra perspectiva –*ver la relación del síntoma con el conjunto del cuerpo*. Este día en clase me planteó un dilema básico: ¿Cómo podía ser que ambos sistemas de medicina fueran clínicamente eficaces, pretendieran ser racionales, y fueran tan distintos?

Cuando regresé a los Estados Unidos, primero pensé que el sistema de medicina que aprendí en China era tan extraño, tan inexplicable, que debía abandonarlo y estudiar en una escuela médica occidental. Pero pronto descubrí que había una necesidad de la información que había conseguido, una demanda por un mayor conocimiento del sistema de sanación chino. A pesar de su peculiaridad – o tal vez a causa de su aura de misterio– la gente deseaba probarlo, la mayoría de las veces como último recurso, pero a veces incluso como primera alternativa. También sabía que mi formación en sí misma era valiosa: funcionaba; podía ayudar a los occidentales. Empecé a enseñar e inicié una práctica privada. Posteriormente descubrí un interés por el arte chino de sanación y fui invitado a trabajar en diversos hospitales. Actualmente soy director de una clínica del dolor en la zona más importante de hospitales de Boston dedicados a enfermedades crónicas.

Había planeado llevar a cabo una serie de traducciones de textos de medicina tradicional china dirigidos a la comunidad profesional, pero, a causa de mi experiencia en el campo de la enseñanza, fui dejando esta idea a un lado. No era suficiente el presentar las palabras chinas en un lenguaje occidental. Para hacerlas inteligibles a los occidentales tenía que intentar presentar la totalidad del sistema medico chino en su contexto cultural –traducir no solo las palabras, sino las ideas que había detrás de dichas palabras, de modo que éstas pudieran interpretarse y ser comprendidas de un modo adecuado. Me di cuenta de que el material que estaba intentando traducir en vistas a mi primer volumen era algo más que la base de un corpus medico. Presentaba un marco de referencia totalmente distinto del nuestro, un enfoque de la salud y de la enfermedad, de la realidad y de una realidad distinta, completamente ajeno a Occidente. El material en sí mismo planteaba muchas preguntas a un amplio público, y me fijé el propósito de escribir un libro dirigido a esta audiencia, así como a un público general que deseara comprender y aprender de las antiguas tradiciones de Oriente.

. Aunque es poco conocido en Occidente, el sistema de sanación chino es un enfoque medico vital. No será superado por la medicina occidental, y tiene su propio futuro. Pero como la medicina china y la occidental existen simultáneamente, y puesto que sus filosofías y métodos son tan distintos, proporcionan una crítica implícita la una de la otra.

He descubierto que la misma existencia de estos dos paradigmas distintos e incompatibles del mundo de la medicina es a la vez emocionante e inquietante. Como fruto de esta tensión, llegué a la conclusión de que una obra de introducción a la medicina china debía afrontar el tipo de cuestiones que se plantea un occidental cuando se encuentra con la cosmovisión de la medicina china. La simple traducción de textos a una lengua occidental eludiría este dialogo. He elegido un compromiso con este dialogo. Por lo que este libro es a la vez una presentación de la medicina china y un comentario sobre ella, hecho por un occidental comprometido con una perspectiva occidental que también conoce China y es un practicante de la medicina china.

He de señalar que en ocasiones constituyó un arduo problema explicar los conceptos chinos con un vocabulario occidental. Lo he intentado, pero siguen existiendo secciones difíciles. Cuando el lector se tope con dichas dificultades, en la mayoría de los casos lo mejor es seguir leyendo; una mayor familiaridad con el material, y por tanto con el modo de pensar que hay tras él, ofrecerá el premio de una mayor claridad.

Como una de las primeras presentaciones en lengua occidental de los principios de la medicina china, este libro será de valor para todos los estudiantes de medicina y el campo de la salud. Puesto que también examina el pensamiento medico y científico de una cultura distinta, espero que interesará a muchos otros sobre el sistema de sanación chino.

Una última nota personal. Una de las razones que tuve para dejar los Estados Unidos a finales de los años sesenta fue el deseo de abandonar lo que consideraba ordinario en busca de lo milagroso. Formaba parte del "Viaje a Oriente" del siglo XX. Una de las lecciones más importantes que aprendí fue que gran parte de lo que consideramos extraordinario en otro lugar es simplemente lo ordinario cuando no se comprende o se experimenta. Tengo la esperanza de que además de hacer más accesible la medicina china a los occidentales, esta obra contribuya a una mayor comprensión y aceptación del punto de partida occidental; lo que ayudará a volver a despertar respeto y asombro por nuestra propia singularidad. En muchos sentidos mi viaje personal a Oriente me devolvió a Occidente.

Medicina China

Ted J. Kaptchuk

Capítulo
1
Medicina Oriental y Occidental: Dos Modos de Ver, Dos Modos de Pensar

· Se cuenta en China una historia sobre un campesino que había trabajado en el servicio de mantenimiento de un hospital de misioneros occidentales recién establecido. Cuando se retiró a su remota aldea, se llevó consigo algunas agujas hipodérmicas y muchos antibióticos. Clavó una placa, anunciando sus servicios médicos en la puerta, y cada vez que alguien le venía con fiebre, le inyectaba la droga maravillosa. Un porcentaje muy alto de sus pacientes se curaban, a pesar del hecho de que este practicante de la medicina occidental no tenía ni idea de lo que realmente estaba haciendo. En Occidente hoy día, mucho de lo que se toma por medicina china no es muy distinto de la "medicina occidental" que practicaba el campesino chino de la historia. De todo el complejo sistema médico, solamente lo mínimos esenciales de la técnica de la acupuntura han llegado a Occidente. Los pacientes, con frecuencia, se encuentran mejor tras el tratamiento porque la acupuntura, al igual que la medicina occidental, es una medicina potente. Pero la profundidad teórica y el pleno potencial clínico de la medicina china permanecen virtualmente desconocidos.

A resultas de ello, muchos occidentales tienen extrañas ideas sobre la medicina china. Algunos la toman por una "pócima milagrosa" –como el producto de un pensamiento primitivo o mágico. Si un paciente es curado mediante hierbas o acupuntura, solo ven dos posibles explicaciones: o bien la curación fue psicosomática o bien por casualidad, como feliz resultado de pinchar aquí y allá, sin que el curandero supiese muy bien que estaba haciendo. Suponen, que la ciencia y la medicina occidentales tienen la exclusiva posesión de la verdad, y que todo el resto son supersticiones.

Otros occidentales tienen opiniones más favorables de la medicina china, pero son igualmente erróneas. Muy a disgusto, a veces con razón, con los productos de la ciencia y la cultura occidentales, suponen que el sistema chino, porque se percibe como algo más antiguo más espiritual y más holístico, es también "más verdadero" que la medicina occidental. Mediante esta actitud se corre el riesgo de convertir a la medicina china en un sistema de fe religiosa, cuando se trata de un sistema de conocimientos racionales. Ambas actitudes mistifican el tema –uno infravalorándolo con arrogancia, y el otro situándolo sobre un pedestal. Ambas representan obstáculos al conocimiento.

En realidad la medicina china es un sistema de pensamiento y una práctica coherente e independiente que se ha desarrollado durante más de dos milenios. Basado en textos antiguos, es el resultado de un proceso continuo de pensamiento crítico, así como de una amplia observación y experiencia. Representa una completa formulación y reformulación de materiales, llevada a cabo por prestigiosos practicantes clínicos y teóricos. Sin embargo, está también enraizado en la filosofía, la lógica y los hábitos de una civilización extraña a la nuestra. Por ello ha desarrollado su propia percepción del cuerpo, la salud y la enfermedad.

La medicina china considera importantes algunos aspectos del cuerpo humano que no son significativos para la medicina occidental. A su vez la medicina occidental observa y puede describir aspectos del cuerpo humano que no son significativos o que no son perceptibles para la medicina china. Por ejemplo, la teoría médica china no tiene el concepto de sistema nervioso. Sin embargo se ha demostrado que la medicina china puede emplearse para el tratamiento de desordenes neurológicos.[1] De modo semejante, la medicina china no percibe un sistema endocrino, sin embargo trata lo que la medicina occidental denomina desordenes endocrinos.[2] Tampoco la medicina china tradicional reconoce al *Streptococus pneumoniae* como la causa patológica de la neumonía, sin embargo a menudo trata con eficacia la enfermedad.[3]

La medicina china emplea también una terminología que resulta extraña al oído occidental. Por ejemplo, los chinos se refieren a ciertas enfermedades como generadas por "Humedad", "Calor" o "Viento". La medicina occidental moderna no reconoce la Humedad, sin embargo, puede tratar lo que la medicina china describe como Humedad del Bazo. La medicina occidental moderna no habla de Fuego, pero puede, desde una perspectiva china, avivar el Fuego del Riñón o extinguir el exceso de Fuego desatado en los Pulmones. En la medicina occidental, el Viento no es considerado como un factor de enfermedad; sin embargo la medicina occidental es capaz de prevenir que el Viento del Hígado suba a la cabeza, o de extinguir el Viento descontrolado de la piel. Las percepciones de las dos tradiciones reflejan dos mundos diferentes, pero ambas pueden curar el mismo cuerpo.

La diferencia entre las dos medicinas es sin embargo mayor que la que se da entre sus lenguajes descriptivos. La estructura lógica misma que subyace la metodología, las operaciones mentales que guían las intuiciones clínicas de los médicos y su juicio crítico, difieren radicalmente en ambas tradiciones. Lo que Michel Foucault dice acerca de la percepción médica en diferentes períodos históricos se podría aplicar también a estas dos diferentes tradiciones: "No solamente los nombres de las enfermedades, no solamente la agrupación de sistemas no eran iguales; sino que los códigos de percepción fundamentales que se aplicaban a los cuerpos de los pacientes, el campo de los objetos a los que se dirige la propia observación, las superficies y profundidades que recorre la mirada del doctor, la totalidad del sistema de orientación de su observación variaba".[4]

Las dos estructuras lógicas diferentes han orientado a las dos medicinas en distintas direcciones. La medicina occidental se ocupa principalmente de categorías de enfermedades aislables o de agentes de enfermedad, en los que fija su atención, aísla, y trata de modificar, controlar, o de destruir. El médico occidental empieza por un síntoma, a continuación busca el mecanismo subyacente –una causa precisa para una *enfermedad* específica.[5] La enfermedad puede afectar varias partes del cuerpo, pero es un fenómeno relativamente bien definido, bien delimitado. La diagnosis hecha con precisión encuadra una descripción exacta y cuantificable de una estrecha área. La lógica del médico es analítica –cortando a través de la acumulación de fenómenos corporales como el escalpelo de un cirujano para aislar una única entidad o *causa*.

El médico chino por el contrario, dirige su atención al individuo completo fisiológica y psicológicamente. Toda la información relevante, incluido tanto el síntoma como las demás características generales, es reunida y tejida hasta que forma lo que la medicina china designa como un "pauta de desarmonía". Este pauta de desarmonía describe una situación de "desequilibrio" en el cuerpo del paciente. La técnica de diagnóstico oriental no obtiene una entidad de enfermedad específica o una causa precisa, sino que dicta una descripción de la persona que siendo casi poética es operativa. La cuestión de la causa y el efecto es siempre secundaria frente a la pauta general. Uno no se pregunta,

¿Qué X está causando Y?, sino, ¿Cuál es la relación entre X e Y?. Los chinos están interesados en discernir la relación entre eventos corporales que ocurren simultáneamente. La lógica de la medicina china es organimística o sintética, tratando de organizar los síntomas y signos en configuraciones comprensibles. Las configuraciones totales, los patrones de desarmonía, proveen del marco para el tratamiento. La terapia trata luego de poner la configuración en equilibrio, de restaurar la armonía del individuo.

La diferencia entre la percepción oriental y occidental puede ilustrarse mediante algunos de los estudios clínicos efectuados en los hospitales de la China.[6] En un estudio típico, un médico occidental usando los rayos X o la endoscopia de la parte gastroinstestinal superior, diagnostica a seis pacientes que sufren de dolores estomacales, que padecen de úlcera péptica. Desde el punto de vista del médico occidental, basado en la tendencia analítica de ir cerrando el diagnóstico hacia una entidad subyacente, todos estos pacientes padecen la misma enfermedad. A continuación el médico envía a los enfermos a un médico chino para que los examine. Se producen los siguientes resultados: Tras ser examinado y preguntado el primer paciente, el médico chino encuentra que el dolor se incrementa al palpar, pero disminuye cuando se aplican compresas frías. El paciente es de constitución robusta, de tez sonrosada, y tiene una voz fuerte y baja. Parece un hombre de opiniones firmes e incluso agresivo. Está empachado y su orina tiene un color amarillo oscuro. Su lengua tiene un color amarillo grasiento; su pulso es "lleno" y "tenso". El médico oriental describe a este paciente diciendo que tiene una pauta de desarmonía llamada "Calor Húmedo que Afecta al Bazo".

Cuando el médico chino examina al segundo paciente, le encuentra un conjunto de síntomas diferentes, que configuran otra pauta distinta. La paciente es delgada. De color pálido (ceniciento), a pesar de que sus mejillas estén coloradas. Está siempre sedienta, las palmas de sus manos están sudorosas, y tiene una tendencia al estreñimiento, al insomnio y a sudar por las noches durante el sueño. Parece nerviosa e inquieta. Su lengua está seca y ligeramente roja, sin "Tan"; su pulso es "fino" y también un poco "rápido". Se describe el estado de esta paciente diciendo que tiene una pauta de "Insuficiencia Yin que afecta al Estómago", una desarmonía muy distinta de la del primer paciente. Consiguientemente, se le prescribiría un tratamiento distinto del caso anterior.

El tercer paciente informa que el masaje y el calor alivian en cierto modo el dolor, dolor que se percibe como una incomodidad no grande pero si persistente. Nota un alivio temporal cuando come. El paciente tiene aversión al frío, la cara pálida, suda espontáneamente en las horas diurnas y tiene mucho sueño. Su orina tiene un color claro y orina con frecuencia; a veces tiene que levantarse durante la noche a vaciar la vejiga. Parece tímido, casi medroso. Su lengua está húmeda y pálida, su pulso "vacío". El estado del paciente se diagnostica como una pauta "Fuego Extinguido del Calentador Medio", denominada a veces como "Insuficiencia Frío que Afecta al Bazo".

El cuarto paciente se queja de dolores como calambres severos; tanto sus movimientos como su forma de estar son lentos y pesados. Las botellas de agua caliente alivian el dolor pero los masajes lo empeoran. El paciente tiene la cara de un color blanco brillante y una tendencia a hacer deposiciones poco sólidas. Su lengua tiene una capa especialmente gruesa blanca y húmeda; su pulso es "apretado" y "resbaladizo". Estos signos llevan a un diagnóstico de pauta de "Exceso de Humedad Fría que Afecta al Bazo y al Estómago".

La quinta paciente tiene muchos eructos ácidos y sufre de dolores de cabeza. Su dolor es agudo, y aun cuando el masaje del abdomen lo hace disminuir, el calor o el frío no hacen efecto alguno. Es muy taciturna. La tensión emocional, especialmente la ira o la melancolía provocan ataques de dolor; el dolor es también peor durante las menstruaciones. Extrañamente, la lengua de la paciente tiene un aspecto normal, pero su pulso es particularmente "tenso". El medico concluye que esta afectada por una pauta de "Bloqueo de Qi de Hígado que invade al Bazo."

El sexto paciente experimenta una punzada extremadamente aguda en el estómago que algunas veces se va a la parte posterior. El dolor es mucho peor después de comer y se ve agravado con el menor toque. Episódicamente vomita sangre, y a veces la deposición es negruzca. El paciente está muy delgado y su color es más bien oscuro. Su lengua tiene un color púrpura oscuro con erupciones claramente apreciables de color rojo en ambos lados. Su pulso es "rugoso". El médico chino describe el problema del paciente como "Sangre en Estómago."

Por lo tanto, el médico chino buscando y organizando síntomas y signos a los que un médico occidental no hubiera prestado atención, distingue seis pautas de desarmonía allá donde el médico occidental solo percibe una enfermedad. Las pautas de desarmonía son semejantes a lo que en Occidente se denominan enfermedades en el hecho que su descubrimiento le indica al médico qué tratamientos prescribir. Sin embargo son distintas de las enfermedades ya que no pueden aislarse del paciente en el que se están produciendo. Para la medicina occidental, el comprender la enfermedad significa que se descubre una entidad diferenciada que está separada del ser del paciente; en la medicina china, comprender significa percibir las relaciones entre todos los signos que presenta el paciente y los síntomas. Cuando el médico occidental se encuentra con un paciente con dolor de estómago, debe mirar más allá de la pantalla que forman los síntomas, buscando el mecanismo patológico subyacente –una úlcera en este caso, pero podría ser una infección o un tumor. Un médico chino que examina al mismo paciente debe discernir una pauta de desarmonía formada por la acumulación de la totalidad de síntomas y signos.*

Así pues, el método chino es holístico, se basa en la idea de que la parte no puede comprenderse sin su relación con la totalidad. Por lo tanto, no se llega a una causa partiendo de un síntoma, sino que se la considera como un elemento de una totalidad. Si una persona presenta un síntoma, la medicina china quiere conocer cómo se integra dicho síntoma en la pauta corporal total del paciente. Una persona que está bien, o "en armonía", no tiene síntomas preocupantes y manifiesta un equilibrio mental, físico y espiritual. Cuando esa persona está enferma, el síntoma es solo una parte de un completo desequilibrio corporal que puede verse en otros aspectos de su vida y comportamiento. El comprender este patrón general, con los síntomas como parte de él, es el desafío para la medicina china. El sistema chino no es menos lógico que el occidental, es simplemente menos analítico.[7]

La teoría del Yin y del Yang

La lógica que subyace la teoría médica china, una lógica que supone que una parte puede solamente ser comprendida en relación a la totalidad, puede denominarse sintética o dialéctica. En el primitivo pensamiento naturalista y taoísta, esta lógica que explica las relaciones, las pautas y el cambio, es denominada la teoría Yin-Yang.[++]

La teoría Yin-Yang está basada en la construcción filosófica de dos complementos polares. Estos opuestos complementarios no son fuerzas ni entidades materiales. Tampoco son conceptos míticos que transcienden la racionalidad. Se trata, más bien, de etiquetas convenientes, usadas para describir como funcionan las cosas en relación una con otra y con el universo.

---

*Desde un punto de vista occidental, lo que hace el medico chino es fijar la respuesta psicológica y fisiológica especifica y general del paciente a una enfermedad.

++ Aunque los chinos identifican las relaciones entre los fenómenos básicamente mediante los patrones del Yin y del Yang, también se utilizaba en antigua la china otro sistema descriptivo conocido como las Cinco Fases. En dicho sistema la Madera, el Fuego, la Tierra, el Metal y el Agua eran contemplados como un conjunto de símbolos mediante los que podían organizarse todas las cosas y acontecimientos del universo. Aunque las categorías de las Cinco Fases atraviesan prácticamente todos los aspectos del pensamiento tradicional chino, dejando una huella importante en la teoría medica china, dicha influencia es en gran parte de naturaleza formal y lingüística. Las Cinco Fases son algo muy mecánico, mientras que la teoría del Yin y del Yang, debido a su gran flexibilidad, era mucho más práctica para el medico chino. Situaba los cambios clínicos y los desarrollos teóricos que la tradición exigía para crecer. (Para un examen detallado de las Cinco Fases en la medicina china, véase Apéndice H.)

Se emplean para explicar el proceso continuo de cambio natural. Pero Yin y Yang no son solamente un conjunto de correspondencias, sino que representan también un modo de pensar. En este sistema de pensamiento, todas las cosas son contempladas como parte de un todo. Ninguna entidad puede ser aislada de su relación con otras entidades; ninguna cosa puede existir en y por sí misma. No hay absolutos. Yin y Yang deben, necesariamente, contener dentro de sí mismos la posibilidad de oposición y cambio.

El ideograma de Yin significaba originalmente el lado sombrío de la montaña. Es asociado con cualidades tales como el frío, descanso, sensibilidad, pasividad, oscuridad, interioridad, las partes bajas, las partes más internas, y disminución.

El significado original de Yang era el lado soleado de la montaña. El término implica brillantez, y es parte de una expresión común China para describir el sol. Yang es asociado con cualidades tales como calor, estimulación, movimiento, actividad, excitación, vigor, luz, exterior, las partes altas, las partes más exteriores, el aumento etc.

Trabajando con estas ideas, el pensamiento chino y la tradición médica china han desarrollado cinco principios para el Yin y el Yang.[8]

Todas las cosas tienen dos aspectos: un aspecto Yin y un aspecto Yang.

Así, el tiempo puede ser dividido en el día y la noche, el espacio en la tierra y el cielo, las estaciones en periodos inactivos (otoño e invierno) y en periodos activos (primavera y verano), las especies en hembras y machos, la temperatura en frío y en caliente, el peso en pesado y en ligero, y así sucesivamente. Dentro y fuera, arriba y abajo, activo y pasivo, lleno y vacío son ejemplos de las categorías Yin-Yang. Estas cualidades son opuestas, y sin embargo describen aspectos relativos del mismo fenómeno. Las cualidades Yin y Yang existen en relación mutua. En lo que se refiere al cuerpo, la parte delantera se considera Yin y la parte posterior Yang. La parte superior del cuerpo se considera más Yang que la parte inferior. La partes más externas del cuerpo (la piel, el pelo, etc) son más Yang que los órganos internos. El Yin y el Yang del cuerpo se describen a menudo metafóricamente como el Agua y el Fuego del cuerpo. Las enfermedades caracterizadas por la debilidad, lentitud, frialdad e infraactividad son Yin. Las enfermedades que manifiestan fuerza, movimientos vigorosos, calor e hiperactividad son Yang.

El filósofo Zou Yen (c. 305-240 a. de C.) describe la idea de este modo: "El cielo está arriba, el suelo está abajo, y así están ambos determinados. Del mismo modo que lo alto y lo bajo están concretados, ocupan su lugar, de modo concordante, lo honorable y lo humilde. Así como la actividad y la tranquilidad se manifiestan en su constancia, de modo semejante se diferencian lo fuerte y lo débil....La estación fría y la caliente se relevan...[El cielo] conoce el gran comienzo y [la tierra] actúa para traer las cosas a su plenitud....[el cielo] es Yang y [la tierra] es Yin." [9]

Cualquier aspecto Yin o Yang puede a su vez subdividirse en Yin y Yang.

Esto significa que dentro de cada categoría Yin y Yang, se puede diferenciar otra categoría Yin y Yang. Esto es una extensión de la lógica que divide todos los fenómenos en aspectos Yin y Yang, permitiendo más y más subdivisiones hasta el infinito. Por ejemplo la temperatura puede dividirse en fría (Yin) y caliente (Yang), pero a su vez lo frío puede dividirse en extremadamente frío (Yin) y moderadamente frío (Yang). En el cuerpo, la parte delantera del tronco es Yin comparada con la trasera, pero a su vez la parte delantera se puede subdividir, de tal modo que el abdomen es más Yin que el pecho. Dentro de una enfermedad Yin caracterizada por la Frialdad puede haber aspectos Yang tales como contracciones violentas y agudas. Dentro de una enfermedad Yang de Calor y hiperactividad puede haber debilidad y pérdida de peso, ambas cualidades Yin.

Chuang Tzu (Zhuang Zi), el filósofo taoísta (que vivió probablemente entre 400 y 300 a. C.) describe el desarrollo del Yin y el Yang, y la noción de la unidad de los opuestos, de modo radical y paradójico: "Nada hay en el mundo que sea mayor que la punta de un pelo que crece en el otoño, mientras el Monte Tai es pequeño. Nadie vive una vida más larga que la de un niño que muere en la infancia pero Peng Zu (que vivió varios siglos) murió prematuramente". [10]

Yin y Yang se crean mutuamente.

Aún cuando Yin y Yang pueden diferenciarse, no pueden separarse. Dependen el uno del otro por definición. Y las cosas en las que el Yin se diferencia del Yang no podrían ser definidas sin la existencia de las cualidades Yin y Yang. Por ejemplo, uno no puede hablar de la temperatura separadamente de sus aspectos Yin y Yang, calor y frío. De modo similar, uno no podría hablar de altura si no existieran ambas cosas, lo alto y lo bajo. Los aspectos opuestos dependen el uno del otro y definen el uno al otro.

Otro ejemplo pudiera ser el de una pareja en la que uno de los componentes puede ser (relativamente) pasivo solo si el otro componente es (relativamente) agresivo y viceversa. La pasividad y la agresividad pueden medirse solo en relación de uno a otro.

La actividad (Yang) del cuerpo se nutre de su forma física (Yin), y la forma física es creada y mantenida por la actividad del cuerpo. En la enfermedad, la sobreactividad tiene algún significado solo en relación a una condición de subactividad, y viceversa.

Lao Tzu (Lao Zi), el supuesto fundador del Taoísmo, dice en el *Tao-te Ching* (o *Dao-de Jing*- el Clásico del Tao y Sus Virtudes):

Lo existente y lo no-existente, producen el uno al otro;
Lo difícil y lo fácil, completan el uno al otro;
Lo largo y lo corto, contrastan el uno al otro;
Lo alto y lo bajo, distinguen el uno al otro;
La voz y el sonido armonizan el uno al otro;
Lo delantero y lo trasero, siguen el uno al otro.[11]

Yin y Yang se controlan el uno al otro.

Si el Yin es excesivo, entonces el Yang será demasiado débil, y viceversa. Si la temperatura no es ni demasiado fría ni demasiado caliente, entonces ambos aspectos (el frio y el calor) se controlan mutuamente y se mantienen en equilibrio. Si está demasiado frio, entonces no hay suficiente calor, y viceversa. Yin y Yang se equilibran mutuamente.

En el ejemplo sobre la pareja, el punto hasta el cuál uno de los componentes puede ser agresivo depende del punto hasta el que el otro componente es pasivo, y viceversa. Ejercen un control mutuo el uno sobre el otro. Una enfermedad de Fuego en el cuerpo puede ser debida a una insuficiencia de Agua; una enfermedad de Agua puede ser debida a una insuficiencia de Fuego.

Lao Tzu se refiere a este concepto cuando dice:

El que se mantiene de puntillas no está equilibrado.
El que se estira hacia adelante, no marcha.
El que se exhibe, no es luminoso.
El que se justifica, no destaca.
El que alardea, no es creíble.
El que lanza bravatas, no dura mucho.[12]

Yin y Yang se transforman el uno al otro.

Este principio formula la naturaleza del proceso orgánico. Sugiere dos tipos de transformación: cambios que ocurren armoniosamente, siguiendo el curso normal de los eventos, y las rupturas súbitas y los tipos de transformaciones característicos de las situaciones de extremada desarmonía.

Puesto que Yin y Yang crean el uno al otro incluso en la relación más estable, Yin y Yang están siempre transformándose de modo sutil el uno en el otro. Esta constante transformación es el origen de todo cambio. Es una relación de toma y daca que representa la actividad de la vida misma. En la dinámica del cuerpo, la naturaleza de la transformación puede ilustrarse por el modo en que la inspiración sigue a la expiración, los periodos de actividad y desgaste siguen a los periodos de recuperación y descanso. En la vida normal estas transformaciones regulares ocurren sin brusquedad, manteniendo el adecuado equilibrio entre el Yin y Yang del cuerpo.

En una relación en la que el Yin y Yang están desequilibrados durante períodos de tiempo prolongados o de modo extremo, las transformaciones resultantes pueden ser muy drásticas. Armonía significa que la proporción de Yin y Yang están relativamente equilibradas; desarmonía significa que las proporciones son desiguales y hay desequilibrio. Una deficiencia de uno de los aspectos implica un exceso del otro. La desarmonía extrema significa que la deficiencia de un aspecto no puede soportar el exceso del otro aspecto. El cambio resultante puede ser el desequilibrio o, si ello no es posible, bien la transformación en lo opuesto o la terminación de la existencia.

Volviendo al ejemplo de la pareja, supongamos una relación en la que uno de los miembros es excesivamente agresivo y el otro excesivamente pasivo. Esta situación puede tener tres salidas posibles: o bien se sientan y tratan el tema, acordando un cambio en actitudes (es decir: reequilibran su relación), o un día el miembro pasivo se asquea y le espera al otro con un hacha (es decir se produce una transformación radical del Yin en Yang, o se separan, con lo que concluye su existencia como pareja; muere la pareja.)

En la práctica médica, una de estas tres clases de transformación es siempre posible. Por ejemplo, cuando un paciente tiene una pauta consistente en fiebre alta con mucha sudoración (considerado como un exceso de Yang, o Fuego), el paciente puede correr el peligro de sufrir súbitamente un shock (una situación de Yin o Frío extremos). Esto se debe a que el Yang no puede continuar existiendo en una relación tan extrema con el Yin sin que se produzca una transformación. Bien se tiene que producir un reequilibrio gradual–medicación y curación; o bien se dará una transformación radical –el shock; o el Yin y el Yang se separarán y entonces cesará la existencia –muerte.

Lao Tzu describe el proceso de transformación poéticamente:

Para que se contraiga,
Es primero necesario que se expanda.
Para debilitarse,
Es primero necesario que se fortalezca.
Para destruirse,
Es primero necesario que se promueva.
Para que se coja,
Es primero necesario dar. [13]

Y también:

La gente odia la orfandad, a los solitarios, y los que valen poco.
Sin embargo los reyes y los señores se designan a si mismos con estos
nombres.
Ocurre por lo tanto a menudo que las cosas ganan valor perdiéndolo y
pierden valor ganándolo. [14]

La teoría Yin-Yang está bien representada por el símbolo tradicional Taoísta (Figura 1). El círculo representa la totalidad que se divide en Yin (negro) y Yang (blanco). Los círculos pequeños con sombreado opuesto muestran que dentro de Yin hay Yang y viceversa. La curva dinámica que los divide indica que Yin y Yang están en un proceso de fusión continua. Así Yin y Yang se crean uno a otro, controlan uno a otro y se transforman uno en otro.

Figura 1
Simbolo tradicional Yin-Yang

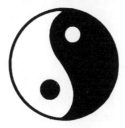

Dada la duradera influencia de la teoría Yin-Yang en la cultura y el pensamiento chinos, los chinos entienden y explican los eventos de forma distinta a lo que se hace en Occidente. La idea de causalidad, idea central en el pensamiento occidental, está casi totalmente ausente. Aristóteles (328-322 a. de. C.), en su *Física* (una de las obras fundamentales de la filosofía occidental), escribe la formulación que representa el arquetipo de la noción occidental: "Los hombres no piensan que conocen algo hasta que han comprendido el porqué de ello (lo cuál significa comprender su causa primaria)".[15] Sin embargo para los chinos, los fenómenos ocurren con independencia de un acto de creación externo a ellos, y por lo tanto no hay mayor necesidad de buscar una causa para los mismos.

> *El Tao produjo el Uno.*
> *El Uno produjo el dos.*
> *El dos produjo el tres.*
> *Y el tres produjo las diez mil cosas.*
> *Las diez mil cosas llevan el Yin y abrazan*
> *el Yang y mezclándolos con el*
> *Qi* logran la armonía* [16]

En el pensamiento chino los sucesos y los fenómenos se desarrollan por medio de una cooperación espontánea, una dinámica interna existente en la naturaleza de las cosas.

Wang Cong (c.27-100 d. de C.), el gran científico taoísta, filósofo y escéptico, describe el funcionamiento interno del universo del modo siguiente:

El modo de hacer del Cielo es el de no actuar. Por lo tanto en primavera no actúa para iniciar la vida, en verano no actúa para ayudar a crecer, en otoño no actúa para traer la maduración, y en invierno no actúa para almacenar. Cuando el ... Yang avanza por sí mismo, las cosas nacen y crecen. Cuando el .... Yin se levanta por si solo, las cosas maduran y se almacenan. En su origen no se busca resultado, sin embargo los resultados se alcanzan...

Ya que el Cielo no actúa, no habla. Cuando llega el tiempo para calamidades y transformaciones extrañas, el [Qi] las produce espontáneamente... Cuando hay [Frío] en el Estómago, duele. No es un ser humano el que lo causa. Es el [Qi] el que lo hace de un modo espontáneo...[17]

Joseph Needham, el gran historiador de la ciencia china, resume así la visión de la causalidad de los chinos: "Los conceptos no subyacen unos a los otros sino que se sitúan unos junto a otros formando un *patrón*, y las cosas influencian unas a otras no por actos de causalidad mecánica, sino por una especie de "inductancia"... La palabra clave en el pensamiento chino es *"orden"* y sobre todas las

---

*El Qi, frecuentemente pronunciado ch'i (o ki en japonés), se examina en el Capítulo 2.

demás "pauta (*o patrón*)"... Las cosas se comportan de un modo particular no necesariamente a causa de acciones previas o por impulsos de otras cosas, sino porque a su posición en el siempre cambiante y cíclico universo las dota de estados de naturaleza intrínsecos que determinaban su conducta posterior... Eran consideradas por lo tanto partes en dependencia existencial de la totalidad del organismo-cósmico."[18]

Los chinos dan por supuesto que el universo está cambiando continuamente. Su movimiento es el resultado no de una causa primaria o de un creador, sino de la dinámica interna de las pautas cíclicas. Del mismo modo que el sol cubre cuatro estaciones distintas en su ciclo anual, todos los organismos biológicos recorren cuatro estaciones en una vida: el nacimiento, la madurez, el declinar, y la muerte. La permanencia del cosmos está en estos patrones de cambio, que son regulares. El propio cosmos es un todo integral, una red de cosas y eventos interrelacionados. Dentro de esta trama de relaciones y de cambios, una entidad cualquiera puede solo ser definida por su función, y tiene significado solamente como parte de un patrón total.

Esta metafísica que subraya la percepción de pautas es fundamental en el pensamiento chino. Es en parte el resultado del taoísmo, que carece de la idea de un creador, y cuya preocupación principal es la de tener la visión interna del tejido que forman los fenómenos y no del "tejedor" de los mismos. Para los chinos, ese tejido no tiene tejedor, creador. En occidente la preocupación última es el creador o la causa, y el fenómeno se considera como su mero reflejo. En la visión china, la verdad de las cosas es inmanente; en la occidental es trascendente. El conocimiento, dentro del marco chino, consiste en la percepción precisa del movimiento más interno del tejido de fenómenos. El deseo por conocer es el deseo de comprender las interrelaciones o las pautas dentro de este tejido y sintonizar con la dinámica oculta.

Sobre pintores y médicos chinos.

En China las artes se nutrieron del mismo pensamiento naturalista y taoísta que alimentó la filosofía y medicina chinas. Todo el arte chino intenta expresar las ideas de equilibrio, armonía y cambio que están contenidas en la teoría del Yin y Yang. En la pintura de paisajes, el espíritu armonioso de la naturaleza se revela a través de la plasmación de una escena que depende de la proporción y la mesura para crear belleza. *El Paisaje de Montaña* de Wang Yun (Figura 2) es un cuadro tradicional de pintura paisajística china. En él, el artista ha capturado la esencia de la naturaleza tal como la ve, en equilibrio y flujo. El cuadro es como el símbolo taoísta (Figura 1), conteniendo Yin y Yang en las proporciones precisas, pero interactuando constantemente y transformándose lo uno en lo otro.

La escena describe una amplia variedad de elementos, desde la montaña imponente y dominadora hasta el pequeño arroyo con un hilito de agua. Se muestra la naturaleza como el equilibrio entre el fértil Yin (follaje, agua) y el infertil Yang (roca, árboles). Están lo dinámico (agua, gente) y lo estático (montañas, casas); lo lento (árboles) y lo rápido (niebla); lo oscuro y lo claro; lo sólido y lo líquido. Todas las cosas contienen ambos Yin y Yang. El agua, por ejemplo, es a la vez fecunda (Yin) y dinámica (Yang). El cuadro es una totalidad, y cada detalle adquiere un significado tan solo en la medida en que participa de la totalidad. La montaña es inmensa por virtud de las pequeñas colinas que están a sus pies; la gente resulta pequeña por virtud de la grandeza de la naturaleza. Todas las cosas son mostradas en su relación justa con las que les rodean. A través de una especie de lógica poética, los chinos contemplan un cuadro de un paisaje como un microcosmos del universo. En él están contenidos todos los elementos de la naturaleza, y sirve como un modelo de los procesos cósmicos. El pintor de paisajes ve en una escena particular una configuración única de los elementos naturales. Su composición incluye aquellos elementos, o signos, que son los específicos de una escena, pero también participa de una realidad más amplia. Los elementos dentro del microcosmos corresponden a los elementos que están dentro del macrocosmos. Por ejemplo, el invierno es muerte, un árbol en flor es primavera, un lago es todo el agua, una persona es la humanidad. El cuadro pinta un tiempo y un lugar que a través de su correspondencia con el universo se convierte en atemporal e inubicable.

De modo semejante los chinos piensan que cada persona es un cosmos en miniatura. Una persona manifiesta las mismas pautas que el cuadro o el universo. Los aspectos Yang o Fuego del cuerpo son los dinámicos y transformadores, mientras que los aspectos Yin o Agua son los más fecundos y nutrientes. Una persona proyecta el calor y la rapidez del Fuego del verano; otra persona refleja la quietud y el frescor del invierno; una tercera reproduce la pesadez y lo mojado de la Humedad; una cuarta tiene el aspecto arrugado de un otoño seco chino; y mucha gente muestra algunos aspectos de varias estaciones simultáneamente. La armonía y la salud son el intercambio equilibrado de estas tendencias.

En cada persona, como en cualquier paisaje, hay signos que cuando están equilibrados, definen la belleza o la salud. Si los signos están en desequilibrio, la persona está enferma o el cuadro es feo. Por tanto el médico chino mira al paciente de modo semejante al pintor que mira al paisaje: como un conjunto organizado de signos en el que la esencia de la totalidad puede ser contemplada. Los sig-

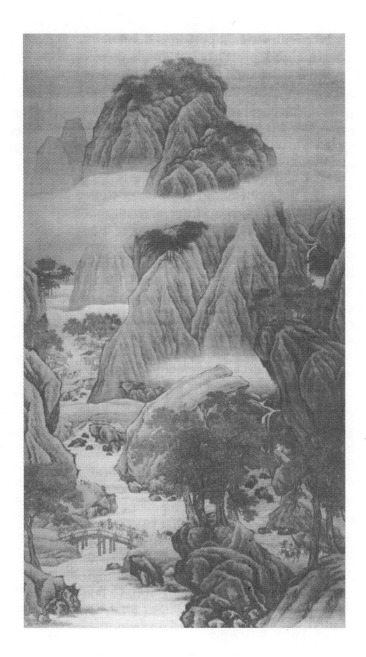

Figura 2

Paisaje de Montaña de Wang Yun (Dinastía Qing)

Cortesía del Museum of Fine Arts, Boston.

41

nos del cuerpo, por supuesto, son algo diferentes de los signos de la naturaleza
–incluyendo el color de la cara, la expresión de las emociones, las sensaciones de
bienestar o de dolor, la calidad del pulso, etc., pero expresan la esencia del paisaje corporal.

¿Es la medicina china un arte?¿Es una ciencia?. Si por ciencia entendemos el
reciente desarrollo intelectual y tecnológico occidental, la medicina china no es
científica. Es una tradición precientífica que ha sobrevivido hasta la época moderna y que continúa siendo un modo distinto de hacer las cosas. Pero sí se parece
a la ciencia en el hecho de que está basada en observaciones concienzudas de
los fenómenos, guiadas por unos procesos de pensamiento racionales, comuni-
cables, y lógicamente coherentes. Posee un corpus de conocimientos con están-
dares de medida que permiten a los médicos describir enfermedades, diagnosti-
carlas y curarlas de modo sistemático. Sus mediciones no son sin embargo las
medidas lineales de peso, número, tiempo y volumen que emplea la ciencia
moderna sino imágenes del macrocosmos. Sin embargo requiere la sensibilidad
artística de la lógica científica, siempre consciente de que la totalidad define las
partes y que la pauta puede transformar el significado de cualquiera de las medidas que se den en ella: lo que es Yin en una Persona puede ser Yang en otra.
Puesto que funciona con imágenes, la medicina china permite y exige el reconocimiento y la evaluación de la calidad.

La sensibilidad artística permite al médico permanecer en contacto con los
sutiles refinamientos del significado y discernir los matices de significado de los
signos corporales; pero lo, que es más importante, permite darse cuenta del proceso que existe entre y alrededor de las mediciones lineales. La medicina china
no es fundamentalmente cuantitativa. Reconoce que la pauta de cada persona
tiene una textura única; que cada imagen es de una calidad esencial.

Los esfuerzos de los médicos chinos para reconocer pautas dentro de los signos característicos de un individuo en concreto son esfuerzos creativos. Pero a
partir de este punto los esfuerzos del médico y del artista empiezan a divergir. El
artista usa su visión y su talento para pintar un ideal de equilibrio y de armonía
sobre un lienzo. El médico, sin embargo, utiliza su percepción para reconocer la
desarmonía, y debe a continuación aplicar sus conocimientos especializados para
tratar de restablecer la salud, para conseguir el equilibrio y la armonía en el organismo viviente.

Tradición sacralizada e investigación moderna: Puede que sea hermosa, pero ¿funciona?.

La medicina tradicional puede ser considerada como un arte, pero puede también reclamar para sí el título de ciencia. Pero la pregunta más importante a formular sobre la práctica de la medicina es: ¿funciona?¿Es acaso, la medicina china, solamente una curiosidad filosófica? o ¿es un sistema de curación válido? ¿Puede curar lo que en occidente se definen como enfermedades reales? ¿Puede la ciencia occidental medir sus resultados y apreciar su valía?.

Debido al carácter singular de la historia de la China moderna, la medicina tradicional ha sido el objeto de amplios estudios y pruebas durante los últimos treinta años.

Tras el triunfo de la Revolución China en 1949, los chinos decidieron reconsiderar y reexaminar el sistema de medicina tradicional. Muchos de los nuevos líderes tuvieron la tentación de desechar su herencia médica precientífica, junto con otra serie de costumbres antiguas y restos del subdesarrollo. En lineas generales su deseo era el de emular a los paises desarrollados; industrializar, electrificar, y modernizar. Otra parte del poder, sin embargo, vio que aun cuando la China necesitaba aceptar la medicina moderna, podría haber algo de aprovechable, tanto desde un punto de vista teórico como práctico, en la medicina tradicional. La cuestión estaba en si podía o no demostrar su eficacia, evaluada desde un punto de vista moderno.[19] Para encontrar una respuesta a la pregunta, los chinos realizaron miles de experimentos y estudios clínicos durante los años cincuenta.[20] El resultado fue que en 1958 el Comité Central chino decidió conceder igual rango y tratamiento a la medicina tradicional y a la moderna.

Todavía en la actualidad siguen produciéndose sin interrupción estudios médicos, que tienen títulos como los siguientes:

Análisis clínico de 290 casos de glomerulonefritis cronica tratados con hierbas tradicionales.[21]

Observaciones de la eficacia de la acupuntura subcutánea en el tratamiento de 121 casos de asma bronquial.[22]

Estudio del tratamiento del carcinoma cervical (en sus primeros estadios) mediante hierbas tradicionales, incluyendo el análisis del efecto del tratamiento en veinticuatro casos y una investigación preliminar de los mecanismos de tratamiento.[23]

El tratamiento de la angina de pecho en la medicina china tradicional: Informe de 112 casos.[24]

Las páginas de estudios de este tipo llenan estanterías enteras; sin embargo lo importante no es su cantidad, sino sus conclusiones: que la medicina tradicional sirve, que puede funcionar clínicamente.[25]

Resulta ya evidente que la medicina china es un método de curación eficaz. Algunas veces, la medicina china tradicional puede aliviar o curar enfermedades que la medicina moderna se ve impotente para tratar; otras veces ocurre lo contrario, especialmente en aquellos casos en los que se requiere la intervención quirúrgica o la intervención con equipamientos de alta tecnología.[26]

La eficacia de la medicina china tradicional puede ilustrarse por medio del estudio mencionado previamente sobre los pacientes de úlcera. En aquel estudio participaron de hecho 65 pacientes, todos los cuales fueron seguidos por médicos formados al estilo occidental mientras eran tratados según los métodos de la medicina tradicional china.[27]

Cada uno de los pacientes fue el objeto de un completo examen al estilo occidental y se les diagnosticó úlcera péptica. A continuación los pacientes fueron enviados a los médicos tradicionales, cuyos diagnósticos coincidieron a grandes rasgos con las seis muestras descritas anteriormente.

Los médicos chinos recetaron a cada paciente un tratamiento a base de hierbas basado en el diagnóstico de cada caso. No les fue administrado tratamiento occidental alguno, ni se les impusieron restricciones en la dieta. La duración media del tratamiento fue de dos meses, y se emplearon las técnicas occidentales modernas para evaluar la eficacia del tratamiento. Los resultados fueron que 53 (81,5%) de los pacientes se recuperaron totalmente, se observó una mejoría significativa en otros 7 (10,8%), y alguna mejoría en 2 pacientes (3,1%), no se observó cambio alguno en 2 (3,1%) y se produjo un empeoramiento en un paciente debido a complicaciones no relacionadas con el tratamiento.

Otro ejemplo es el del estudio de la angina referido anteriormente. Para ese estudio recibieron tratamiento y fueron observados 112 pacientes con angina de pecho durante períodos que oscilaron entre seis meses y dos años y medio. Todos los pacientes fueron sometidos a un examen completo al estilo occidental y asimismo al modo chino. En general se detectó que cada paciente presentaba uno de entre cinco patrones, y distintos tipos de hierbas fueron recetados en cada caso. La evaluación de la terapia, basada en las opiniones subjetivas de los pacientes, fue la siguiente: 34,8% de los pacientes mejoraron notablemente, 56,2% tuvieron una mejoría general, y el 9% permaneció sin cambios. El porcentaje total de mejoría subjetiva fue del 91%. Los pacientes que presentaban electrocardiogramas anormales antes del tratamiento eran 91. De entre estos, el 15,4% experimentaron una clara mejoría tras el tratamiento, 23,1% experimentaron una mejoría moderada, el 10,9% experimentaron un incremento de resultados anormales, y el 50,6% no experimentaron cambio alguno. Los resultados más interesantes se observaron sin embargo cuando se examinó la sangre de los pacientes. Los niveles de colesterol y de triglicéridos habían disminuido notablemente en todos los casos tras el tratamiento. La medicina occidental considera que los niveles bajos de estas substancias son beneficiosos a la hora de reducir el riesgo de arterioesclerosis del corazón. Estos cambios se produjeron sin fijar limitaciones en la dieta ni tomar medicamentos destinados a disminuir los niveles de lípidos de la sangre ni antes ni después del tratamiento.[28]

También se han llevado a cabo investigaciones para aislar los componentes eficaces de los tratamientos concretos de la medicina china en el caso de enfermedades reconocidas por la medicina occidental. Por ejemplo, algunos experimentos han descubierto los ingredientes activos de las hierbas, otros han tratado de desarrollar una anestesia eficiente a partir de la acupuntura. Muchos estudios han tratado de extraer de la medicina china nuevos modos de curación a la occidental de la malaria, hipertensión, infecciones virales, cáncer y otras enfermedades. Existen estudios tales como, "El uso de la planta *Desmodium rubrum* D.C. para el tratamiento de la encefalitis epidémica." La hierba *Siegesbeckia orientalis* en el tratamiento de la hipertensión", "Las propiedades antisépticas de 14 hierbas sobre el bacilo de la difteria y su acción sobre la toxina de la difteria".

Dichos estudios están dirigidos a separar los componentes eficaces de la medicina china y a introducirlos en el marco de la medicina occidental moderna. De hecho muchas cosas de valor han sido incorporadas ya en la medicina occidental que se practica en la china de hoy en día. Puede que algunos de estos componentes aparezcan algún día en la medicina occidental que se practica en occidente. Sin embargo y aun cuando estos conocimientos, basados en el uso de hierbas tradicionales y la acupuntura tienen un sabor, el sabor inconfundible de la medicina china, tanto su aplicación como la metodología son claramente occidentales en su orientación. La teoría del Yin y Yang y otros conceptos tradicionales son abandonados. Mientras se aprenden nuevas y valiosas técnicas la separación de la práctica de las teorías en la que se fundan pone en cuestión la necesidad del marco de referencia tradicional.

Afortunadamente para su futuro, los resultados de los estudios generalmente demuestran que la medicina tradicional china funciona mejor cuando actúa en el contexto de la lógica china.[29] En la mayor parte de los casos la fijación de pautas basada en la teoría del Yin-Yang producía mejores resultados que la aplicación mecánica de los remedios chinos en un contexto occidental.[30] La medicina tradicional china funciona no solo porque dispone de un arsenal terapéutico eficaz sino también porque conoce mejor cómo usarlo. La observación occidental confirma también que la medicina es particularmente eficaz en la clínica. Ello se debe a que el punto de vista de la salud y la enfermedad como inseparables de una persona específica significa que el tratamiento debe ajustarse a ésta. Esta sintonización maximiza la eficacia de las terapias. Los estudios clínicos occidentales de la medicina tradicional china, al demostrar su eficacia práctica, han ayudado a ganar la batalla para su supervivencia en el siglo veinte y le prometen un lugar en el futuro de la medicina.

Antiguo pero todavía vivo.

La medicina china tiene más de dos mil años de antigüedad. Sin embargo durante todo ese tiempo ha mantenido una relevancia estética y pragmática para la humanidad. Desde luego, cualquier tradición permanece viva en tanto que se puede desarrollar y crecer. La tradición china no es distinta, basada en antiguos y respetados textos se ha ido redescubriendo a si misma.

El *Huang-di Nei-jing* o "Clásico Interior del Emperador Amarillo" (en adelante lo citaremos como *Nei-jing*) es la fuente de toda la teoría médica china, el equivalente chino del corpus Hipocrático. Recopilado por autores desconocidos entre 300 y 100 años a. de C., es el texto más antiguo entre los textos médicos chinos. Los conocimientos y las formulaciones teóricas que contiene, conforman las ideas básicas desarrolladas y elaboradas por los pensadores posteriores.

El *Nei-jing* ha sido denominado la biblia de la medicina china, pudiendo compararse el resto de la medicina china a la exégesis rabínica o a la interpretación de la doctrina por los padres de la iglesia. Del mismo modo que en la tradición judía las autoridades posteriores tuvieron que explicar la cuestiones teóricas que se planteaban en la Torah, los comentadores chinos añadieron glosas al *Nei-jing* que aclaraban, e incluso corregían, sus ideas fundamentales. La tradición médica china reúne pues los remedios populares y la terapéutica de los médicos literatos de la China que sirvieron en la corte imperial.[31] Sintetizó la medicina de unas y otras dinastías, de unos lugares y otros, de unos pensadores y otros. Cada dinastía produjo médicos de la misma talla que Galeno, Avicena, o Paracelso, y todos ellos efectuaron importantes adiciones y revisiones a la tradición.[32]

En la China de hoy, los principales libros de texto usados para adiestrar a los médicos tradicionales son interpretaciones contemporáneas y aclaraciones de las fórmulas y comentarios de la dinastía Qing (1644-1911). Dichos libros son a su vez aclaraciones de la dinastía Ming (1368-1644), los cuales son por su parte reelaboraciones de materiales anteriores. Este proceso se remonta hasta la dinastía Han ((202 a. de.C-220 d. de C.).

Tales transmisiones a través de la línea dinástica no solo han recogido y preservado las fuente originales, sino que las aclararon y las reformaron (Véase Apéndice I: Bibliografía Histórica). Esta es la razón por la que el *Nei Jing* es el último libro en ser estudiado en las escuelas de medicina china, hoy en día, aún cuando sea la fuente de toda la tradición. El *Nei Jing*, escrito en un lenguaje arcaico, resulta a menudo poco claro e incoherente, y solo puede ser entendido tras una larga preparación.[33] Sin los comentarios y modificaciones posteriores, el *Nei Jing* sería casi totalmente ininteligible.[34] Por ello la fuente requiere que la tradición la explique pero ambas son necesarias para guiar la teoría y la práctica.

Dentro de la medicina china, como ocurre con todos los sistemas tradicionales, existe una tensión entre lo que se reconoce tácitamente como carente de utilidad en la actualidad y entre lo que continua siendo aceptado como profundo. El presente libro trata de acercar la medicina china al público occidental, y dado que lo hace dentro de la tradición se trata a su vez de un comentario de los comentarios.

NOTAS

1. Véase, por ejemplo, *Tratamiento de los cinco tipos de trastornos del sistema nervioso con medicina tradicional china,* Revista de medicina tradicional china de Shanghai, SJTCM, Enero de 1980, págs. 14-16.

2. Véanse las referencias a los usos de la medicina tradicional para tratar trastornos endocrinos en el *Breviario de medicina interna* del segundo hospital medico de Shanghai [88], págs. 579-650.

3. Véanse tres artículos sobre el tratamiento de la neumonía lobular producida por el *streptococcus pneumoniae* mediante medicina tradicional con hierbas en la Revista de medicina tradicional china, JTCM, Febrero de 1959, págs 31-41. Para un interesante examen en lengua inglesa y sin tecnicismos sobre el tratamiento de la neumonía con métodos tradicionales que utilizan hierbas en niños, véase "Combinación de medicina china y medicina occidental para tratar la neumonía en los niños," *China Reconstructs,* Noviembre de 1972, págs. 19-21.

4. Michel Foucault, *The Birth of the Clinic* (New York: Vintage Books, 1973) pág. 54.

5. Evidentemente, esta afirmación es una simplificación necesaria con el fin establecer alguna distinción entre las tendencias médicas orientales y occidentales. Representa una metodología ideal (particularmente aplicable a aspectos bioquímicos), que no se aplica necesariamente a toda disciplina o preocupaciones de la medicina occidental. Por ejemplo:

"En los campos tradicionales de la ciencia medica, la meta de un auténtico análisis clínico es un diagnóstico preciso, o sea, establecer la "enfermedad' que subyace los síntomas clínicos. Este modelo diagnóstico es adecuado a los problemas de la psicopatología, con algunas excepciones, puesto que los trastornos mentales pocas veces pueden adjudicarse a una causa simple, nítidamente establecida, o "enfermedad". Evidentemente, algunos acontecimientos pueden tener un papel fundamental en la evolución de un trastorno, pero estas influencias iniciales se entretejen con nuevas influencias y reacciones que se convierten entonces en parte integral del trastorno. Una red de factores secundarios emerge para añadir un nuevo impulso a las influencias iniciales y para ampliarlas de modo que se alejan mucho de las circunstancias originales. Dada la complejidad de esta secuencia, cualquier esfuerzo para diagnosticar la enfermedad o la causa será por lo tanto banal." [Theodore Millon, *Modern Psychopathology: A Biosocial Approach to Maladaptative Learning and Functioning* (Philadelphia: W.B. Saunders, 1969), págs 74-75]

Algunas de las afirmaciones de esta obra que atañen a la medicina occidental se han simplificado hasta el punto de ser polémicas. Con el fin de acentuar una dicotomía ignoran la importante evolución de las últimas décadas hacia una medicina integrativa e interdisciplinar, así como el más reciente desarrollo de la medicina "holística". El equipo de un hospital moderno emplea una amplia gama de enfoques que van más allá de los modelos bioquímicos del siglo XIX. Por ejemplo, una unidad del dolor incluirá rehabilitación, terapia física y ocupacional, una enfermera, un psiquiatra, un asistente social, terapeutas de arte, movimiento o música, un asesor de relajación, un nutricionista, así como un patólogo, un internista, un radiólogo, un anestesista y un cirujano. Los nuevos conceptos de la salud holística son una ampliación de la preocupación occidental de ir más allá de un modelo reduccionista. Por ejemplo este mismo libro puede considerarse como parte del creciente interés holístico.

6. Véase *Observaciones clínicas de enfoques de medicina tradicional china en 65 casos de ulceras,* JTCM, Junio de 1959, págs. 30-33. Véase también *Ulcera péptica según la medicina tradicional china y exploraciones preliminares de sus fundamentos patológicos,* JTCM, Febrero de 1980, págs. 17-21. El informe de investigación de análisis de la eficacia de la medicina tradicional china para tratar 126 casos de ulceras gastrointestinales en JTCM, Febrero de 1960, distingue en su grupo de estudio doce patrones distintos.

7. Manfred Porkert expone la idea del siguiente modo: "Hemos de tener siempre en cuenta que la ciencia occidental no es más racional que la ciencia china, sino más analítica" (Porkert, *The Theoretical Foundations of Chinese Medicine,* pág. 46).

8. He traducido estos cinco principios del examen que aparece en las Bases de Medicina Tradicional China del Instituto de Shanghai [53], págs. 22-25. Hay que considerar que la presentación de material en este volumen sigue la secuencia y contenido general de este libro de referencia.

9. Citado en Wing-tsit Chan, *A Source Book in Chinese Philosophy,* pág. 248.

10. Ibid., pág. 186. En esta cita se han hecho algunos pequeños cambios en la romanización.

11. Del segundo cap. del *Tao-te Ching.* Ibid., pág. 140. Existe un gran debate erudito sobre a quien asignar el apodo de Lao Tzu. Algunos estudiosos sitúan a Lao Tzu en el siglo VII a.C., otros en el VI, como contemporáneo de Confucio, y otros en el IV como maestro de Chuang Tzu. Existen otros estudiosos que afirman que Lao Tzu fue una figura legendaria. Incluso si se tratara de una figura histórica, pudiera ser que el *Tao-te Ching* en la forma en que lo conocemos fuera compilado por diversos autores en época posterior. En cualquier caso, el *Tao-te Ching* representa la formulación clásica de la filosofía taoísta.

12. Del cap. 24 del *Tao-te Ching.* Ibid., pág. 152.

13. Del cap. 36 del *Tao-te Ching.* Ibid., pág. 157.

14. Del cap. 42 del *Tao-te Ching.* Ibid., pág. 161. En el período de los Estados Guerreros (475-221 a. C.) los reyes chinos se referían a sí mismos como solitarios.

15. *Physics* 194. 18-20. En R. McKeon, *The Basic Works of Aristotle*, pág. 240.

16. Del cap. 42 del *Tao-te Ching*, en Chan, *Chinese Philosophy*, pág. 160.

17. *De las Investigaciones equilibradas de Wang Cong (Wang Ch'ung).* Ibid., págs. 298-299.

18. J. Needham, *Science and Civilization in China*, vol. 2, págs. 280-281. De nuevo hemos de recalcar que el énfasis de este capítulo es el contraste entre lejano oriente y occidente, y con el fin de establecer distinciones se necesita simplificar algo. La propensión sintética del pensamiento chino constituye la principal tendencia pero no es su único método. Needham escribe:

El pensamiento sintético chino contempla los fenómenos relacionados como sincrónicos o emparejados más que como causados o causantes... Pero sería, según mi parecer, erróneo el asumir que nunca existen elementos de sucesión temporal causal en su cosmovisión.... La aparición simultanea de acontecimientos muy separados era seguramente para los antiguos chinos la manifestación de un patrón cósmico subyacente... Pero nunca mantendremos que esto agota el modo de observación chino de la Naturaleza, y podemos encontrar muchos pasajes y descripciones de acontecimientos naturales que indican concepciones de causas y efectos en el tiempo. [*Annals of Science* 32 (1975): 491]

19. Para un examen de las influencias políticas, económicas y sociales en acción (las fuerzas extramédicas) con el fin de equiparar la medicina tradicional china con la medicina moderna, véase "The Ideology of Medical Revivalism in Modern China" de Ralph C. Croizier en *Asian Medical Systems*, comp. por Charles Leslie (Berkeley: University of California Press, 1976).

20. Los experimentos clínicos llevados a cabo en China a menudo no satisfacen los criterios de las comunidades biomédicas de las naciones industrializadas. El principal problema que se presenta con las investigaciones hechas en China es el de que casi ninguno de los estudios es de doble-ciego, en los que ni el paciente y ni el medico sabe quien recibe un tratamiento o un placebo. Los chinos no consideran ético el uso de este sistema en los experimentos clínicos con humanos al impedir ofrecer tratamiento a las personas (Muchos estudios carecen por otra parte de control.)

La mayoría de los estudios clínicos son selecciones al azar de un gran número de pacientes con una enfermedad occidental específica que luego son tratados con métodos tradicionales. La valoración del tratamiento se efectúa con exámenes y medidas de corte occidental. Dichos estudios documentan mejoras que se supone se producen por la intervención medica tradicional. (La investigación con animales, que normalmente se lleva a cabo con más controles, proporciona también una gran cantidad de datos sobre los cambios fisiológicos producidos por la medicina tradicional.)

Estas pruebas y experimentos clínicos carecen de los criterios absolutos de los modernos estándars científicos. La mayoría de los estudios están mal concebidos y utilizan métodos de confirmación poco precisos. Se les podría llamar mejor observaciones clínicas. Sin embargo, apuntan a la necesidad de una mayor investigación en occidente. Los científicos chinos consideran que valen por sí mismos y que pueden determinar con algún sentido la eficacia del tratamiento. Véase Capítulo 4, nota 12.

21. Revista china de medicina interna, CJIM, Enero de 1965.

22. Ibid., Octubre 1963.

23. Véase JTCM, Junio de 1965.

24. *Chinese Medical Journal* (edición inglesa), Beijing, Mayo de 1977.

25. Para tener una mayor idea del alcance de estos títulos vale la pena echar un vistazo al John E. Fogarty Internacional Center for Advanced Study in the Health Sciences, *A Bibliography of Chinese Sources on Medicine and Public Health in the People's Republic of China:* 1960-1970. (Washington, D.C: U.S. Dept. of HEW, NIH, 1973). Muchos de los títulos hacen referencia a estudios de medicina tradicional china.

26. En toda investigación de medicina tradicional china hecha por científicos y trabajadores del campo médico de estilo occidental, un repaso de la amplia literatura descubre pocos exámenes, o de corte muy general, sobre que enfermedad pide un enfoque medico en lugar de otro. La cuestión estriba en examinar la eficacia de la medicina tradicional y no en compararla con la medicina occidental. Mi observación en situaciones clínicas en China, así como fruto de la lectura de la literatura pertinente, apunta a una tendencia superficial a utilizar la medicina occidental en situaciones agudas o de emergencia y la medicina china en casos crónicos. A menudo, sin embargo, se deja escoger al paciente, y también por regla general suelen utilizarse ambos sistemas a la vez. En base a mi experiencia, la medicina occidental es con frecuencia más eficaz cuando tiene una idea clara y definida de la etiología de la enfermedad (por ejemplo en el caso de infección bacteriana). Cuando una etiología concreta elude la medicina occidental (por ejemplo en casos de dolores crónicos de la parte inferior de la espalda), la medicina china parece ser más eficaz. Parece ser también que la medicina china es preferible ante trastornos de tipo funcional, mientras que la medicina occidental tiene ventajas en trastornos orgánicos. En diálogos con doctores en china pueden oirse generalizaciones; por ejemplo, se suele decir que para el asma bronquial crónica o la artritis, la medicina china es mejor, mientras que en las infecciones bacterianas y en casos de cirugía, es mejor la medicina occidental. Pero pertinazmente dichas generalizaciones son incapaces de predecir la respuesta concreta de un paciente dado al tratamiento. He visto muchas veces casos clínicos en los que la medicina occidental funciona mejor a la hora de tratar la artritis o en que la medicina china elimina la necesidad de una operación o despeja una infección persistente.

La ciencia medica occidental sospecha a menudo que la eficacia de la medicina china se debe al poder de la sugestión. Aunque ello puede ser cierto en alguna medida (como en cualquier medicina), hay que señalar que en china ello se le adjudica a la medicina occidental. Para los pacientes chinos, la medicina occidental tiene el aura y el prestigio de lo misterioso y extranjero, mientras que la medicina local es más común y ordinaria.

27. Véase *Observaciones clínicas del enfoque médico tradicional chino en 65 casos de ulceras,* JTCM, Junio de 1959, págs. 30-33.

28. Se ha comprobado que muchas hierbas chinas reducen espectacularmente el colesterol en la sangre incluso si el sistema tradicional no reconoce el colesterol. Para un debate interesante que combina las metodologías china y occidental, véase *Ocho Métodos de bajar la lipidemia mediante medicina tradicional china,* SJTCM, Noviembre de 1979.

29. Véase el examen de Qin Bo-wei en el capítulo sobre la Conveniencia de utilizar los métodos y la teoría medica tradicional china para tratar enfermedades diagnosticadas en occidente en sus famosas *Notas médicas de lectura de Qian Zhai* [64], págs. 168-192.

30. Una opinión generalizada en la China moderna es la de que la acupuntura, como contrapartida a la medicina con hierbas, funciona casi con tanta eficacia en la mayoría de los casos, incluso cuando se sustraen y desligan del punto de vista medico tradicional chino. Lo que le ha permitido incorporarse con facilidad a la moderna medicina china y es un factor que la hace más fácil de trasmitir a occidente. Este capacidad de sustraerse a la teoría tradicional está probablemente relacionada con el hecho de que la acupuntura a menudo lleva el cuerpo a la homeostasis, por lo que una selección incorrecta de puntos (desde el punto de vista tradicional) produce prejuicios mínimos y solo algunas veces reduce los efectos positivos del efecto. Las hierbas parecen tener efectos más perniciosos si se utilizan inadecuadamente (puesto que su acción es bioquimicamente compleja), y la teoría tradicional previene este uso inadecuado. Además, el uso adecuado de hierbas parece mejorar el efecto positivo del tratamiento en mayor medida que el uso adecuado de los puntos de acupuntura. Un examen de los efectos unidireccionales de las hierbas comparados con los efectos homeostáticos de la acupuntura es presentado por Wei Jiai en su ensayo teórico *Sobre la aplicabilidad de la moxibustión en patrones calor,* JTCM, Noviembre de 1980, pág 48. Un enfoque opuesto a la acupuntura, que sugiere la continua necesidad de un marco tradicional está en el trasfondo de la *Acupuntura Breve de Yang Ming-yuan (Jian-ming Zhen-jiu Xue)* (Harbin: Ediciones del Pueblo de Heilongjiang, 1981).

31. En general hay que distinguir la medicina tradicional china, que es el tema de esta obra, de la medicina china popular. La medicina popular es muy empírica y utiliza remedios relativamente sencillos aplicados por practicantes legos y de educación informal. La medicina tradicional, sin embargo, es, como la define Ralph Croizier, "un cuerpo de ideas articulado sobre las causas de la enfermedad y del tratamiento, que cuenta con una tradición escrita y es practicada por personas cuyo conocimiento de esta tradición hace que su sociedad los reconozca como médicos especialistas." "La medicina tradicional como fundamento para las prácticas medicas chinas" de Ralph Croizier, en *Medicina y salud pública en la república popular china*, comp. por J.R. Quinn (Washington D.C.: John E. Fogarty International Center, U.S. Dept. of HEW, NIH, 1973), pág. 5.

32. Aunque el tema del debate radica en que la medicina china es progresiva en un sentido cualitativo, hay que señalar que ello también es cierto en lo cuantitativo. Joseph Needham lo señala, quizás con excesivo énfasis, en *The Grand Titration; Science and Society in East and West* (pág. 277): "Sería un error creer que la cultura china nunca generó una concepción de esta naturaleza [la de un desarrollo progresivo del conocimiento], puesto que podemos hallar en todos los períodos evidencias textuales que nos demuestran que a pesar de su veneración por los sabios, los estudiosos y científicos chinos creen que se han producido progresos que superan los conocimientos de sus antepasados..." Needham presenta un gráfico en el que una curva demuestra el gran aumento en el número de entradas habido a lo largo de los siglos en las farmacopeas. Véase también la nota 6 del capítulo 4 para un examen del aumento de puntos de acupuntura reconocidos en varios períodos históricos.

33. Muchos traductores prefieren no afrontar este problema. Traducir antiguos textos científicos chinos en un lenguaje accesible es una tarea muy compleja. En primer lugar supone un gran trabajo para el estudioso determinar que el texto que manejamos es realmente el que se supone. A lo largo de milenios los textos originales han pasado por toda una serie de correcciones y alteraciones por lo que aquello que nos ha llegado debe ser comparado con otras ediciones y reconstruido cotejando los documentos literarios dejados por cada dinastía.

En segundo lugar se presenta el problema, mucho más arduo, de crear un vocabulario adecuado para traducir los términos técnicos chinos. El chino es un lenguaje pictográfico, y una vez superadas sus fases de formación, la gente sencillamente no inventa un nuevo caracter para expresar un concepto técnico más preciso, como ocurre en un lenguaje alfabético cuando se necesita una palabra nueva. Sencillamente se da un nuevo significado a viejos caracteres –algo que deben descubrir los traductores separados por un gran abismo de tiempo y espacio del material original. El traducir directamente los textos médicos chinos, utilizando los significados cotidianos de dichos caracteres, produce una jerga incomprensible. Si nos vamos al otro extremo, el introducir de un modo arbitrario términos técnicos occidentales, convertimos el texto chino en una proyección de la mente occidental. Por desgracia, la mayoría de los traductores del *Nei Jing,* en parte o totalmente, tienen muy poca sensibilidad en relación a ninguna de estas consideraciones y deben leerse con mucha precaución.

34. La compilación de distintos "textos discordes [en el *Nei Jing*] ha traído consigo repeticiones, incertezas, e incluso contradicciones, que un comentario global no siempre puede tratar de clarificar o reconciliar." Huard y Wong, *Medicina china*, pág. 39.

Si leemos la colección de unos setenta escritos médicos griegos de cerca del 400 d.C. atribuidos a Hipócrates, nos sorprende la semejanza de estructura. La doctrina de los humores se utiliza como terminología y perspectiva pero no aparece en lugar alguno una presentación clara y sistemática. Son frecuentes las ideas contradictorias, pero al mismo tiempo existe un sentido de perspectiva racional que no está ligado a reglas fijas sino que se basa en la observación empírica. Solo con posterioridad los codificadores proporcionan una consistencia y una sistematización.

Además, tanto Hipócrates como el Nei Jing son un ejemplo de la misma gran ruptura frente a los antiguos sistemas de sanación mágicos y sobrenaturales (por ejemplo el chamanismo babilónico y siberiano). Hipócrates rechaza de un modo explicito las nociones magico-religiosas de enfermedad y habla de la enfermedad como un fenómeno natural conocido y sujeto a la investigación y a la observación.

Mi opinión es la de que los que de entrada atribuyen un caracter sagrado a su enfermedad, son semejantes a los magos y charlatanes de su tiempo... La enfermedad considerada como sagrada proviene de las mismas causas que las demás, de las cosas que son fruto del incansable cambio de los vientos. Dichas cosas son divinas por lo que no es necesario situar a la enfermedad como clase especial y considerarla más divina que las otras; todas son divinas y humanas. Cada una posee una naturaleza y poder propios; ninguna de ellas es incurable o carece de tratamiento.... Por ello los médicos [pueden ofrecer].... un tratamiento útil, sin tener que recurrir a las purificaciones o a la magia. [*The Sacred Disease*, trad. Jones., *Hippocrates*, vol. 2, pág. 139, pág. 183.]

El *Nei Jing* utiliza los mismos términos: "Al tratar las enfermedades, es preciso examinar todo el contexto, observar los síntomas, emociones y actitudes. Si se insiste en la presencia de fantasmas y espíritus no se puede hablar de terapéutica." *(Clásico Interno del Emperador Amarillo: Temas Sencillos* [1], sec. 3, cap. 11, pág. 78. Posteriormente citado como *Su Wen*. Se trata de la primera mitad del *Nei Jing*.)

En un fragmento del *Nei jing* el Emperador Amarillo pregunta:

¿Qué sucede si no nos topamos ni con una Influencia Perniciosa ni con un trastorno emocional y de repente enfermamos? ¿No es algo sobrenatural?

y Qi bo (su ministro y maestro) contesta:

Ello también tiene sus razones. Una Influencia Perniciosa está latente y espera manifestarse; la voluntad oscila; la Sangre y el Qi entran en turbulencia y los dos Qi chocan. El origen es sutil, ni visible ni audible, y sólo parece sobrenatural. [*Clásico del Eje espiritual* [2], sec. 9, cap. 58, pág. 397. Posteriormente citado como *Ling Shu*. Se trata de la segunda parte del *Nei Jing*.]

Aunque estas nociones racionales dominan con nitidez ambas tradiciones medicas, el problema de las enfermedades graves, a las que no afectan los esfuerzos humanos, y del destino en general, no se elimina, sino simplemente se desplaza a la periferia. La Academia Medica Imperial (tai-yi-shu) de la dinastía Tang (618-907 d.C.) tenía un departamento de hechizería, y uno de los trece departamentos de la Academia de la dinastía Yuan (1271-1368 d.C.) era de sanación de espíritus. A su vez los médicos griegos a menudo buscaban un aliado amistoso en los templos de Asclepius, del mismo modo que a veces se llama a un capellán en las unidades de cuidados intensivos de un hospital moderno.

Capítulo
2
Las sustancias fundamentales:
Qi, Sangre, Jing, Shen, y los Fluidos

Las muy elaboradas teorías químicas, bioquímicas, anatómicas y fisiológicas que conforman el fundamento de la moderna medicina occidental tienen poca importancia para los chinos. Lo que a estos les preocupa es la diagnosis, el organizar los signos y los síntomas de modo que se pueda llegar a una percepción precisa de "lo que está ocurriendo". La medicina china posee, por lo tanto, una teoría muy limitada del organismo humano propiamente dicho. Allá donde la medicina occidental, tratando de encontrar el mecanismo patológico que se esconde tras el velo de los síntomas, necesita de una teoría que conecta a su vez, más allá del mero encuentro entre el paciente y el medico, con un cuerpo de conocimientos,[1] la medicina china rara vez mira más allá del paciente. La teoría es solo necesaria para guiar las percepciones del médico.

Las ideas esenciales de la medicina china son sencillas, y ni siquiera son del dominio estricto del médico. La mayoría de ellas son opiniones sobre la salud y la enfermedad que comparten los ciudadanos normales de la sociedad china. Estas ideas incluyen axiomas y fórmulas, modos de percepción, y definiciones de funciones. Es solamente en el momento de su aplicación por el médico cuando aquellas se convierten, clínicamente hablando, en útiles.

Estas ideas son construcciones especulativas y culturales que facilitan orientación y dirección para la situación concreta del paciente. Existen pocos secretos de la sabiduría oriental escondidos aquí. Cuando son presentados fuera del contexto de la civilización china o de la diagnosis y terapéutica prácticas, estas ideas se nos aparecen fragmentadas y sin demasiado significado. La "verdad" de estas ideas reside en el modo en el que el médico puede usarlas para tratar a personas concretas que se quejan de cosas concretas. Tienen valor porque contienen un paradigma médico que posibilita el análisis sustantivo de "lo que está pasando", permitiendo de este modo al médico diagnosticar las pautas de desarmonía. Por medio del diagnóstico y del tratamiento las ideas son puestas a prueba de forma pragmática y son examinadas para conocer su validez, coherencia y verdad.

Ya que este es un libro que trata sobre los principios fundamentales, se ocupa básicamente de la diagnosis. (Su equivalente occidental trataría de química y biología, o de anatomía y fisiología.). Este capitulo empieza con las descripciones de las substancias básicas Yin y Yang del cuerpo y las relaciones entre ellas. Introducirá las ideas y el vocabulario, que más tarde nos conducirán a una exposición más completa del "material" de que esta hecho el "paisaje" corporal y de lo que ocurre en él.

Es importante recordar que la teoría médica china no se mueve en forma lineal de un razonamiento a otro. En su lugar, el aprender medicina china es como ir pasando de los dibujos sencillos a los cuadros complejos y detallados. La totalidad está siempre presente. El Yin y el Yang solamente pueden ser refinados, nunca pueden ser dejados de lado.

QI

La idea del Qi es fundamental para el pensamiento médico chino, pero no hay palabra ni frase que pueda recoger de modo adecuado su significado. Podemos decir que todo en el universo, sea materia orgánica o inorgánica, está compuesto y es definido por su Qi. Sin embargo el Qi no es algún tipo de materia primaria e inmutable, tampoco es mera energía vital, aun cuando la palabra en ocasiones se traduzca de este modo. El pensamiento chino no distingue entre materia y energía, sin embargo podríamos quizás hablar del Qi como materia a punto de convertirse en energía o de energía a punto de convertirse en materia.[2] Este debate, acerca de lo que significa un concepto, que la mente occidental espera que se produzca en cualquier exposición sistemática le resulta completamente extraño al pensamiento chino. Ni los textos clásicos ni los modernos especulan sobre la naturaleza del Qi, ni tampoco tratan de conceptualizarlo. Más bien el Qi es percibido funcionalmente, por lo que hace.

Orígenes del Qi

Se designa a todo el Qi del cuerpo como Qi Normal o Erguido (*zheng-qi*) o también como Qi Verdadero (*zhen-qi*). El Qi Normal es Qi antes de que sea diferenciado en formas específicas o se le asocie a funciones específicas. Los chinos conciben tres fuentes de Qi Normal. El primero de ellos es el Qi Original (*yuan-qi*), también denominado Qi Prenatal, el cual es transmitido por los padres a sus hijos en el momento de la concepción. Este Qi es en parte responsable de la constitución heredada por un individuo. Se almacena en los Riñones. La segunda fuente de Qi es el Qi del Grano (*gu- qi*), el cual se deriva de la digestión de la comida. El tercero es el Qi del Aire Natural (*kong-qi*), que es extraído por los Pulmones del aire que respiramos.[3]

Funciones del Qi

El Qi Normal, una vez formado, puede dividirse en muchos tipos específicos diferentes de Qi, los cuales tienen funciones concretas. Un sinólogo ha identificado, en la literatura de los últimos 2500 años, treinta y dos categorías diferentes y ha planteado una útil analogía entre Qi y la energía eléctrica. Del mismo modo que los occidentales reconocen la energía eléctrica como un fenómeno generalizado que se manifiesta bajo formas específicas (alto y bajo voltaje, alto y bajo amperaje), los chinos reconocen el Qi como un fenómeno general con muchas variantes y funciones.[4]

Dentro del cuerpo, el Qi Normal (denominado usualmente Qi) desempeña cinco funciones principales.[5] A través de estas actividades, el Qi es responsable de la integridad física de cualquier entidad (u órgano) y de los cambios que dicha entidad experimenta.

Qi es la fuente de todo movimiento en el cuerpo
y acompaña a cualquier movimiento.

Esta función incluye al movimiento en su sentido más amplio: actividad física fuerte (caminar, bailar), movimientos involuntarios (respiración, latidos del corazón), actividades voluntarias (comer, hablar), actividades mentales (pensar, disfrutar, soñar), el desarrollo, crecimiento, y el proceso vital (nacimiento, maduración, envejecimiento) son todos movimientos que dependen del Qi.

Qi no *es* la causa del movimiento, ya que Qi es inseparable del movimiento. Por ejemplo, Qi es la fuente de crecimiento en el cuerpo, pero a su vez crece con el cuerpo. Para los chinos, Qi no es una metáfora; es un fenómeno real que posibilita la descripción integral de los cambios corporales. Existen métodos de diagnóstico para determinar su fuerza y movimiento, y hay tratamientos específicos para compensar su deficiencia, drenar su exceso, y regular su flujo.

En el cuerpo, Qi está en continuo movimiento y se mueve en cuatro direcciones básicas: ascendiendo, descendiendo, entrando y saliendo. El *Nei Jing* dice: "Sin que entre y salga no hay desarrollo, sin ascenso y descenso no hay transformación, absorción o almacenamiento".[6] La actividad fisiológica normal es Qi moviéndose armoniosamente en estas direcciones. Si hay insuficiente Qi, si el Qi está obstruido, o se mueve de forma "rebelde", o se mueve "desordenadamente", o si alguna de las direcciones del Qi pierden su "regulación", el resultado será la falta de armonía.

Qi protege el cuerpo.

Impide la entrada en el cuerpo de los agentes patógenos ambientales, conocidos como Influencias Perniciosas Externas (tratadas en el Capítulo 5), y las combate si logran penetrar. El *Nei Jing* dice: "Si las Influencias Perniciosas se instalan, el Qi será deficiente".[7]

Qi es la fuente de la transformación armoniosa en el cuerpo.

Cuando se ingiere alimento se transforma en otras substancias tales como Sangre, en el propio Qi, lágrimas, sudor, y orina. Estos cambios dependen de la función transformadora del Qi.

Qi gobierna la retención de las substancias del cuerpo y de los órganos.

En otras palabras, Qi "conserva las cosas dentro", mantiene los órganos en su sitio, mantiene la Sangre en los caminos de la Sangre, y evita la pérdida excesiva de los distintos fluidos corporales, tales como la saliva y el sudor.

Qi calienta el cuerpo.

El mantenimiento del calor normal en el cuerpo en su totalidad o en algunas de las partes del cuerpo (p.e. las extremidades) depende de las funciones calentadoras del Qi.

Tipos de Qi

Cada una de las cinco funciones del Qi se nos presenta en todos los tipos de Qi, los cuales son muchos. Sin embargo, cinco de entre ellos son particularmente importantes. Estos tipos de Qi están asociados con actividades concretas o con partes concretas del cuerpo, y la mayoría de las disquisiciones sobre el Qi se centran en uno de estos cinco tipos básicos.

Qi de los Órganos *(zang-fu-zhi-qi)*

Las principales funciones de cualquier Órgano están descritas en función del Qi del propio Órgano. Se concibe que cada órgano dispone de su propio Qi, estando la actividad de este Qi caracterizada por el órgano al que está ligado. Cuando los chinos hablan del Qi del Corazón o del Qi del Pulmón, la sustancia Qi es la misma, pero su actividad cuando se relaciona con el Corazón, es distinta de cuando se relaciona con los Pulmones; y el Corazón y los Pulmones funcionan de modo distinto dependiendo de la naturaleza de su propio Qi.

Qi de los Meridianos *(jing-luo-zhi-qi)*

Los meridianos forman una parte crucial y exclusiva de la teoría médica china. Son los canales o sendas a través de los cuales el Qi fluye entre los Órganos y las distintas partes del cuerpo, ajustando y armonizando su actividad. El Qi Normal que fluye por esta red que lo cubre todo se denomina Qi de Meridiano.

Qi Nutriente *(yinq-qi)*

Este es el Qi más íntimamente asociado con la Sangre. Se manifiesta en la Sangre y se mueve con la Sangre a través de los Vasos Sanguíneos. Su actividad ayuda a transformar en Sangre los nutrientes más puros derivados de los alimentos. El Qi Nutriente es un factor esencial en la nutrición del cuerpo.

Qi Protector *(wei-qi)*

Este es el Qi responsable de resistir y combatir las Influencias Perniciosas Externas cuando invaden el cuerpo. Considerada como la manifestación más Yang del Qi en el cuerpo, el Qi Protector es "fiero y atrevido".[8] Se mueve dentro del pecho y las cavidades abdominales, y viaja entre la piel y los músculos. Este Qi regula las glándulas sudoríferas y los poros, y humedece y protege la piel y el pelo.

Qi del Pecho o Qi Ancestral *(zong-qi)*

Este Qi se concentra en el pecho donde forma un "mar de Qi".[9] El *Nei Jing* dice que este Qi "se concentra en el pecho, sale por la garganta, y conecta con el Corazón y los Vasos, y mueve la respiración".[10] Su principal función es la de sostener y regular el movimiento rítmico de la respiración y el pulso, por lo tanto esta íntimamente relacionado con el Corazón y los Pulmones. La relativa fuerza y regularidad de la respiración, de la voz, del pulso y del movimiento de la Sangre están relacionados con el Qi del Pecho.[11]

Desarmonías del Qi

Existen dos principales pautas de desarmonía asociadas con el Qi. Dichas pautas se denominan generalmente desarmonías del Qi. Los detalles y entresijos del Qi y otras desarmonías se tratarán en capítulos posteriores.

Insuficiencia del Qi *(qi-xu)*

Esta es la denominación general para pautas de desarmonía en el cuerpo, en las que el Qi no es suficiente como para realizar algunas de las cinco funciones del Qi. Si la Insuficiencia del Qi afecta a todo el cuerpo, los síntomas pueden incluir letargo y falta de deseo de moverse. Con el término Insuficiencia del Qi se puede describir también la situación en la que un órgano no sea capaz de realizar sus funciones propias. Por ejemplo, en la pauta de Insuficiencia del Qi del Riñón, los riñones pueden no ser capaces de regular el agua armoniosamente, y el individuo puede desarrollar síntomas tales como la incontinencia o el edema. Insuficiencia del Qi puede también aplicarse a alguno de los distintos tipos de Qi. Insuficiencia del Qi Protector, por ejemplo, puede llevar a padecer con frecuencia resfriados y a sudoración espontánea.

Qi Colapsado *(qi-xian)*

Es una subcategoría de Insuficiencia del Qi, que indica que el Qi es tan insuficiente que no puede mantener los órganos en su lugar. Cuando hay Qi Colapsado, se pueden dar desórdenes tales como matriz caída o hemorroides.

Qi Estancado *(qi-zhi)*

Esta es la segunda gran categoría de las desarmonías del Qi. En esta desarmonía, el movimiento normal del Qi se ve afectado –el Qi no fluye a través el cuerpo de modo ordenado y suave. El Qi Estancado en extremidades y meridianos puede estar en el origen de dolores y molestias en el cuerpo. El Qi Estancado puede también llevar al deterioro de un órgano. El Qi Estancado en los pulmones significa que el Qi no "entra y sale" adecuadamente. El resultado puede ser la tos y dificultades respiratorias. La distensión de las costillas y del abdomen se produce en el caso de Qi Estancado en el hígado.

Qi Rebelde *(qi-ni)*

Esta es una forma particular de Qi Estancado. Implica que el Qi va en la dirección incorrecta. Por ejemplo, la medicina china dice que el Qi del estómago debería ir hacia abajo; si se rebela y va hacia arriba el resultado puede ser vómitos y nausea.

Todas las Sustancias pueden definirse como predominantemente Yin o principalmente Yang. Las Sustancias encarnan los cinco principios Yin-Yang, y contienen ambos aspectos Yin y Yang, pero uno de los aspectos es el dominante.

Todas las pautas de desarmonía (o desarmonías) pueden considerarse como estados Yin o estados Yang.

Dentro del grupo de sustancias, el Qi es una Sustancia Yang. Insuficiencia del Qi, es un estado Yin, un estado de carencia en el que la persona da muestras de la falta de actividad característica del Yin. Relacionado con Insuficiencia del Qi, el Qi Estancado es un estado Yang, un estado de exceso, asociado a las características Yang del movimiento excesivo e inapropiado.

Sangre (xue)

La Sangre de la terminología médica china no es la misma que en occidente se denomina sangre. Aun cuando en ocasiones se le pueda identificar con el líquido rojo de la medicina occidental, sus características y funciones no permiten que pueda identificarse de este modo.[12]

La principal actividad de la Sangre es la de circular continuamente a través del cuerpo, nutriendo, manteniendo, y hasta cierto punto humedeciendo sus distintas partes. La Sangre se mueve principalmente a través de los Vasos Sanguíneos, pero también se mueve por los Meridianos. La medicina china no establece una diferencia clara entre los Vasos Sanguíneos y los Meridianos. Los chinos se preocupan pocas veces de localizar con precisión las cosas en el cuerpo –el Qi del estómago "va hacia arriba", o la Sangre "circula", pero rara vez resulta claro por qué caminos se desplazan o a donde van en concreto. El camino físico es menos importante que la función. Esta tendencia a no fijar la situación de las cosas es la contraria al enfoque occidental, pero resulta necesaria a la teorización de la medicina china.

La Sangre, un liquido, es considerado como una Sustancia Yin.

Orígenes de la Sangre

La Sangre se origina a partir de la transformación de los alimentos. Después de que el Estómago recibe y "madura" los alimentos, el Bazo destila de ello una esencia fina y purificada. El Qi del Bazo transporta a continuación esta esencia hacia arriba a los Pulmones. Durante el desplazamiento hacia arriba, el Qi Nutritivo empieza a transformar la esencia en Sangre. El cambio se completa cuando la esencia alcanza los Pulmones donde los ahora transformados alimentos se combinan con la parte de aire descrita como "clara" o "limpia". Esta combinación es la que finalmente produce la Sangre, que a continuación es impulsada por el Qi del Corazón en coordinación con el Qi del Pecho.

Relaciones de la Sangre

Tres órganos del cuerpo tienen una relación especial con la Sangre: el Corazón, el Hígado y el Bazo. La Sangre depende del Corazón para la circulación continua, armoniosa y suave por el cuerpo. Se dice por ello que "el Corazón gobierna la Sangre". El cuerpo necesita menos Sangre cuando está inactivo, y entonces es el Hígado el que regula la sangre tranquila. Por lo tanto, el Hígado almacena la Sangre. Por último, la Sangre depende de las propiedades retentivas del Qi del Bazo para ser mantenida dentro de los Vasos y, por ello, "el Bazo gobierna la Sangre".

La Sangre y el Qi, aún cuando son distintos el uno del otro mantienen una relación indisoluble y de dependencia mutua. El Qi crea y mueve la Sangre y también la mantiene en su sitio. La Sangre por su parte nutre los órganos que producen y regulan el Qi. Esta relación ejemplifica los principios de Yin (Sangre) y Yang (Qi). Un dicho tradicional resume esta relación en dos principios:"El Qi es el gobernador de la Sangre... la Sangre es la madre del Qi".[13]

Desarmonías de la Sangre

Los dos principales tipos de desarmonías son la Insuficiencia de Sangre (*xue-xu*) y Sangre Coagulada (*xue-yu*). Se da una pauta de Insuficiencia de Sangre cuando la totalidad del cuerpo, un órgano en concreto u otra parte del cuerpo, no es suficientemente alimentada por la Sangre. Si esta dolencia afecta a todo el cuerpo, pueden aparecer signos tales como un rostro pálido y sin brillo, mareos, y piel seca. Cuando un órgano concreto se ve afectado aparecerán distintos signos. Una Insuficiencia de Qi del Corazón por ejemplo, puede producir palpitaciones. Sangre Coagulada significa que la Sangre se ha obstruido y no fluye con facilidad. Esta dolencia se caracteriza a menudo por dolores punzantes y agudos acompañados de tumores, quistes o inflamaciones de los órganos (más frecuentemente el Hígado).

Jing .

El Jing, mejor traducido como Esencia, es la sustancia que subyace a toda la vida orgánica.

Es la fuente del cambio orgánico. Considerado generalmente como un fluido, el Jing da soporte y nutrición y es la base de la reproducción y el desarrollo.

Orígenes del Jing

El Jing tiene dos fuentes, las cuales componen sus aspectos característicos. El Jing Prenatal (*xian-tian-zhi-jing*), también traducido como Esencia Congénita, se hereda de los padres. De hecho, la concepción es la fusión del Jing de los padres. El Jing Prenatal de cada persona es único y determinará su particular modo de crecer. La cantidad y calidad del Jing Prenatal es determinada en el momento del nacimiento y junto con el Qi Original determina las hechuras y la constitución de un individuo.

El Jing Postnatal (*hou-tian-zhian-jing*) es la segunda fuente y aspecto del Jing. Se deriva de las partes purificadas de la comida ingerida. El Jing Postnatal añade constantemente vitalidad al Jing Prenatal. Ambos componen la totalidad del Jing del cuerpo.

Funciones del Jing

El desarrollo de un individuo está acompañado de los correspondientes cambios de su Jing. El *Nei Jing* habla del desarrollo de la mujer en siete etapas:

A los siete años el Jing [14] del Riñón es ascendente: Los dientes cambian y el pelo crece. A los catorce años el Jing Rocío del Cielo llega: el meridiano de la Concepción fluye, el meridiano Extra Penetrante está lleno, las menstruaciones se producen con regularidad y la mujer puede concebir. A los veintiún años el Jing del Riñón llega a su techo: la muela del juicio aparece y crece. A los veintiocho años los tendones y los huesos están fuertes, el pelo está en el punto culminante de su crecimiento, y el cuerpo está fuerte; a los treinta y cinco años el meridiano del Brillo Yang se debilita, la cara empieza a oscurecerse, y se cae el pelo. A los cuarenta y dos años los tres meridianos Yang están débiles en la parte alta [en la cara], la cara está oscura y el pelo empieza a ponerse blanco. A los cuarenta y nueve años el meridiano de la Concepción es deficiente, el meridiano Extra Penetrante está agotado, y el Agua del Cielo se ha secado; la Carretera de la Tierra [las menstruaciones] no esta abierta, y así se instalan la infertilidad y la debilidad. [15]

Un proceso semejante de periodos de ocho se describe para los hombres:

A los ocho años el Jing del Riñón está lleno: el pelo ha crecido y los dientes cambian. A los dieciséis años el Jing del Riñón es abundante. El Jing del Agua del Cielo llega, el Qi del Jing puede fluir, el Yin y el Yang están en armonía, y el hombre es fértil. A los veinticuatro el Jing del Riñón llega a su techo: los tendones y los huesos están fuertes, sale la muela del juicio, el crecimiento está en su punto culminante y la carne está fuerte y plena. A los cuarenta el Jing del Riñón se debilita, el pelo se cae y los dientes están flojos. A los cuarenta y ocho años el Qi del Yang está agotado en la parte de arriba, la cara se oscurece, y el pelo se pone blanco. A los cincuenta y seis años el Jing del Hígado se debilita, los tendones no pueden moverse, el Rocío del Cielo está gastado, hay poco semen, el Riñón está débil, y el aspecto y el cuerpo están en las últimas. A los sesenta y cuatro años el pelo ha desaparecido y los dientes también. [16]

Así pues, el Jing es la materia que da al organismo la posibilidad de desarrollarse desde la concepción hasta la muerte.

Las desarmonías del Jing pueden traducirse en maduración inadecuada, disfunciones sexuales, incapacidad de reproducirse, y vejez prematura. Lo que en occidente se denominan defectos congénitos se consideran con frecuencia como irregularidades del Jing.

El Qi es la energía asociada con el movimiento (cualquier tipo de movimiento –una ola del océano, se puede decir que tiene Qi); el Jing es la sustancia asociada con el lento movimiento del cambio orgánico. Qi fluye con los aspectos externos del movimiento; Jing –oscuro, cansino, húmedo, caliente–

es la esencia interna del crecimiento y del declinar. El Qi y el Jing de un individuo son mutuamente dependientes. El Qi emerge del Jing, puesto que el Jing Prenatal es la raíz de la vida. Pero el Qi ayuda a transformar el alimento en Jing Postnatal, manteniendo y expandiendo la vida de este modo. En su relación mutua el Jing es Yin, y el Qi es Yang.

Cuando se compara con la Sangre, sin embargo, el Jing es un fenómeno más activo (Yang). La Sangre se asocia con el proceso diario de mantenimiento, nutrición, y reparación. El Jing está ligado al desarrollo sostenido y a largo plazo. Puede concebirse a la Sangre como algo estático a través del tiempo y de la historia, la base de la reproducción, crecimiento, maduración y decadencia. Por todo ello, en relación con la Sangre, el Jing es Yang; en relación con el Jing la Sangre es Yin.

Shen

La traducción más adecuada para *Shen* es espíritu. Es un concepto escurridizo, quizás porque, en la tradición médica, es la sustancia que se da únicamente en la vida humana. Si el Jing es la fuente de la vida, y el Qi la capacidad de activar y mover, el Shen es la vitalidad en la que se apoyan el Jing y el Qi en el cuerpo humano. En tanto que el movimiento animado e inanimado son indicadores del Qi, y los procesos orgánicos instintivos reflejan el Jing, la consciencia humana indica la presencia del Shen.

Se asocia el Shen a la fuerza de la personalidad humana, a la capacidad para pensar, discriminar y elegir correctamente, o como se dice más corrientemente: " El Shen es la conciencia que brilla en los ojos cuando estamos verdaderamente despiertos".

El origen del Shen es análogo al origen del Jing: cada padre contribuye a la creación del Shen del vástago, sin embargo el Shen es asimismo alimentado materialmente y continuamente después del nacimiento. Aun cuando la palabra *Espíritu* puede emplearse para traducir *Shen*, el Shen posee también un aspecto material. Es una Sustancia Fundamental del cuerpo humano y no tiene ninguna importancia para la medicina si se le considera separada del cuerpo.[17] Forma una parte tan integral del cuerpo como lo pueden formar los intestinos. La dicotomía occidental Post-Descartes de lo espiritual frente a lo material no tiene relevancia alguna en el pensamiento médico chino.

En una persona sana el Shen es la capacidad de la mente para formar ideas y es el deseo que tiene la personalidad de vivir la vida. Cuando el Shen pierde su armonía, la mirada del individuo puede carecer de brillo y su pensamiento puede volverse confuso. Una persona afectada de este modo puede ser lenta y olvidadiza, o quizás padecer insomnio. Ciertas desarmonías del Shen aparecen marcadas por lo inadecuado de las respuestas que se dan al entorno, tal como un hablar incoherente. La desarmonía extrema del Shen puede llevar a la inconsciencia o a la locura violenta. Por su capacidad para activar, se considera al Shen como una Sustancia Yang. La tradición médica china nos habla del Qi, Jing y Shen como de los "tres tesoros".

Los Fluidos *(jin-ye)*

Los Fluidos son líquidos corporales distintos de la Sangre –e incluyen al sudor, la saliva, los jugos gástricos y la orina. La palabra *jin* se refiere a los fluidos mas ligeros y claros, mientras la palabra *ye* se refiere a los líquidos de naturaleza más espesa.

La función de los líquidos es la de humedecer y más particularmente nutrir el pelo, la piel, los orificios, las membranas, la carne, los músculos, los Órganos Internos, las articulaciones, el cerebro, el tuétano, y los huesos. Aun cuando los Fluidos son considerados como Sustancias Fundamentales, se les considera como menos refinados, menos esenciales, o menos "profundos" que el Qi, la Sangre, el Jing y el Shen.

Los Fluidos se obtienen de la comida ingerida y son absorbidos y regulados por el Qi de los distintos órganos, particularmente de los Riñones. Por tanto los Fluidos dependen del Qi y hasta cierto punto el Qi depende de los Fluidos para humedecer y nutrir los órganos que regulan el Qi.

La Sangre y los Fluidos forman parte de una gama de líquidos del cuerpo. Sus naturalezas básicas son muy semejantes pero difieren en su capacidad de nutrición. La Sangre es la más fuerte, la más "profunda", la más potente. En la teoría china la parte más clara o más limpia de los Fluidos interviene en el desarrollo de la Sangre, se une con el alimento purificado como parte del proceso de creación de la Sangre. Esta relación entre los Fluidos y la Sangre se ve clínicamente cuando una hemorragia severa produce insuficiencia de Fluidos o a la inversa, cuando el daño a los Fluidos produce una Insuficiencia de Sangre.

Los Fluidos, como líquidos que son, son sustancias Yin. Las desarmonías de los Fluidos incluyen generalmente la sequedad –de los labios, piel, ojos, etc. La mayoría de las desarmonías de los Fluidos, se entremezclan con la categoría más general de las desarmonías del Yin o del Agua.

Estas cinco Sustancias fundamentales del cuerpo humano son básicas en el sistema chino. Pero cualquier aspecto del conocimiento médico chino es significativo solamente en relación con los signos, síntomas y pautas mostrados por los pacientes. Las naturalezas concretas del Qi, la Sangre, el Jing, el Shen y los Fluidos se hacen claros en la multitud de pautas de sus desarmonías.

NOTAS

1. En la medicina occidental existen otras tendencias que se aproximan, aunque a su vez difieren, a la inclinación china de confianza básica en la observación clínica. Dichas tendencias con frecuencia se consideran alejadas de la concepción medica moderna Aristoteliana-Galénica de búsqueda de causas próximas. Podemos identificar en esta tradición a autores de partes del corpus hipocrático y a antiguos médicos como Herofilus de Caldea (c.250 a.C.) y Filinos de Cos (c.250 a.c.) y médicos posteriores como Thomas Sydenham (1624-1629), Georg Ernst Stahl (1660-1734), Samuel Hahnemann (1755-1843), René Laennec (1781-1826), y Armand Trousseau (1801-1867). Su preocupación fundamental estribaba en reconocer configuraciones de síntomas y en una adecuada respuesta clínica. Aunque no pretendo desvalorizar esta otra tradición occidental, en este texto utilizo el término *medicina occidental* para referirme a la medicina ortodoxa de los siglos XIX y XX que generalmente acepta la tesis analítica y causativa de Rudolf Virchow (publicada en su monumental *Cellular Pathology,* 1858) y Claude Bernard (*Experimental Medicine*, 1865) de que el trastorno de la función celular es la base de la enfermedad y de que la medicina debe fundarse en una comprensión de las leyes físicas y químicas. Un magnífico examen de las distintas tendencias de la medicina occidental y de la naturaleza del pensamiento medico "causativo" se encuentra en Harris Coulter, *Divided Legacy: A History of the Schism in Medical thought*, vols. 1-3.

En la medicina moderna, especialmente en psiquiatría, quedan restos de la tendencia a basarse fundamentalmente en la sintomatología y menos en la causación. Por ejemplo, el *Diagnostic and Statistical Manual of Mental Disorders* (DSM-III) (3ª ed., 1980) de la American Psychiatric Association por regla general evita la etiología y se basa en patrones de síntomas. Véase Capítulo 1, nota 5.

2. Para un excelente examen en inglés del concepto tradicional chino de Qi, véase Nathan Sivin, "Chinese Alchemy and the Manipulation of Time," Isis 67, n°. 239 (1976): 513-525, y S. Bennet, "Chinese Science: Theory and Practice," *Philosophy East and West* 28, n°. 4 (1978): 439-453.

3. *Fundamentos* [53], pág. 38.

4. Véase examen en Porkert, *Theoretical Foundations*, págs 166-196.

5. Basado en un examen aparecido en *Fundamentos* [53], págs. 23-24 . Instituto de Shanghai

6. *Clásico Interno del Emperador Amarillo: Preguntas Sencillas* [1], sec. 19, cap. 68, págs. 399-400. Citado como *Nei Jing* o Su Wen (El *Su Wen* o Preguntas Sencillas, constituye la primera mitad del *Nei Jing.*)

7. Ibid., sec. 9, cap. 33, pág 197.

8. Ibid., sec. 12, cap. 43, pág 245.

9. *Clásico del Eje Espiritual con Explicaciones Vernáculas* [2], sec. 11, cap. 75, pág. 519. Este texto, en lo sucesivo citado como el Ling Shu, constituye la segunda mitad del *Nei Jing*.

10. Ibid., sec. 10, cap. 71, pág. 468.

11. El Qi del Pecho, a diferencia de otros tipos de Qi, contiene sólo dos o tres constituyentes de Qi Normal. Carece de Qi original.

12. La identificación de fluido rojo con la Sangre se establece con claridad: "El Calentador Medio recibe Qi [que en este contexto quiere decir esencias puras de comida], obteniendo una savia que se transforma en color rojo y se denomina Sangre" (*Ling Shu*, sec. 6, cap. 30, pág. 267). La Sangre es un fluido, pero también tiene aspectos de Qi y está concretamente relacionada con la activación de los Órganos de los sentidos. "La Sangre y el Qi difieren en nombre, pero son de la misma categoría" (*Ling Shu*, sec. 4, cap. 18, pág. 198).

13. Fundamentos [53], pág. 42. La cita procede del *Examen de Tang Zonhai de los Patrones Sangre* (1885) [20], pág. 17 Tang, sin embargo utiliza la palabra *protector (shou)* en lugar de *madre*. En este punto Tang recuerda mucho el examen de Gong Ting-Xian del Qi y la Sangre para Preservar la Vitalidad en la Vida (*Shou-shi Bao-yuan*). De hecho, la primera parte de la afirmación ("el Qi es el rector de la Sangre") proviene del texto de Gong (Taipei: Ediciones Molino de Viento, 1974), sec. 1, cap. 20, pág. 24. El libro original de Gong apareció en 1615 d.C.

14. En este punto del *Nei Jing*, la palabra Qi se utiliza a menudo significando Jing.

15. *Su Wen*, sec. 1, cap. 1, págs. 4-5.

16. Ibid., sec. 1, cap. 1, págs. 5-6.

17. Hemos de darnos cuenta de que este examen del Shen se deriva de la tradición médica, la que necesariamente no es congruente con alguna de las tradiciones taoístas y otras tradiciones esotéricas de China.

Con respecto a este tema Needham escribe: "De acuerdo con el carácter del conjunto del pensamiento chino, el organismo humano era un organismo ni netamente espiritual ni netamente material. No era una *machina* con un solo *deus*, que podía salir y sobrevivir en alguna parte, y con respecto a cualquier continuación reconocible de identidad sus partes no podían separarse... la inmortalidad taoísta implica ineludiblemente elementos de materialidad, y tiene que tener una continuidad en este mundo... de este modo se concebia lo puramente 'espiritual'... en todo pensamiento chino característico la línea trazada entre la materia y el espíritu era muy difusa." Joseph Needham, *Science and Civilization in China,* vol. 5, parte 2 (Cambridge: University Press, 1974), pág. 92. Esta cita forma parte de un interesante examen de los aspectos *hun* y *po* del Shen que también tienen un papel en el pensamiento medico chino.

Capítulo
3
Los Órganos del Cuerpo:
El Paisaje Armonioso

Otra de las principales características del paisaje corporal son los Órganos. La teoría médica china reconoce una serie de órganos importantes, que trabajan al unísono unos con otros y con las Sustancias Fundamentales. Esta red de Órganos y de Sustancias da soporte a las actividades corporales de almacenamiento y de distribución preservando y transformando, absorbiendo y eliminando, ascendiendo y descendiendo, activando y parando. Cuando todas estas actividades se producen de un modo armonioso el cuerpo se encuentra en equilibrio y goza de buena salud.

Este concepto de salud es muy simple. Los chinos no pueden medir la salud al modo en que se hace en occidente. La salud no la forma un conjunto de entidades cuantificables, tales como ciertos niveles de sustancia químicas presentes en la sangre o la orina. En occidente la salud se puede analizar de un modo independiente de la enfermedad; es una construcción complicada sobre la que se construye la práctica de la medicina. La salud para los chinos, sin embargo, es un estado teórico en el que ninguno de los signos corporales son anormales. La imagen resulta equilibrada. La importante noción taoísta según la cual el Tao (o Dao, el camino equilibrado y armonioso) que puede ser descrito no es el Tao, domina toda la medicina. La armonía debe manifestarse de modo sencillo y fácil. Basta con decir, por ejemplo, "los Pulmones que están en armonía proporcionan la respiración". No se necesitan más disquisiciones.*

*El amplio concepto cultural de salud como sensación de bienestar y sintonía con el Tao de la naturaleza, de la sociedad, la familia, y el sí mismo interno va más allá del estrecho marco de la medicina. Más bien deberíamos examinar el complejo ámbito de los valores religiosos chinos, la percepción filosófica de propósito y las relaciones personales, así como temas de estatus económico y social.

El detalle y la precisión en la medicina china residen en su percepción de la *desarmonía*, en su habilidad para reconocer en signos y síntomas una pauta que se convierte en base para el tratamiento. Esta teoría de la salud es un intento de extraer de la práctica cosas que tengan sentido. Por ejemplo, en el proceso de encontrar un tratamiento para los síntomas de un edema (excesiva acumulación de líquido en los tejidos), los chinos formularon la teoría de los movimientos armoniosos de los líquidos en el cuerpo. No estudiaron en primer lugar a la gente con buena salud, sino que se trasladaron de la percepción y el tratamiento de la *des*armonía a la comprensión de la armonía.

La tendencia del pensamiento chino es la de buscar la actividad funcional dinámica antes de investigar las estructuras somáticas estáticas que realizan actividades. Por ello, los chinos no disponen de un sistema de anatomía comparable al occidental. Así por ejemplo, el órgano conocido como el Hígado para los chinos es muy distinto del hígado tal como lo entienden los occidentales. El Hígado chino se define en primer lugar por las funciones asociadas al mismo, mientras que el hígado occidental es definido por su estructura física. La diferencia de enfoque conceptual posibilita que la medicina china identifique órganos que la medicina occidental no reconoce, como el Triple Calentador, y asimismo hace que no reconozca órganos y glándulas claramente identificadas por la medicina occidental, tales como el páncreas y las glándulas suprarrenales.

Es imposible establecer un sistema de equivalencias entre las clasificaciones occidentales y las chinas. Una autoridad occidental en medicina china afirma erróneamente: "Las glándulas endocrinas eran desconocidas en la china antigua y por lo tanto no se tenían en cuenta... Pienso que la tiroides debería clasificarse como perteneciente al corazón en el sistema de clasificación basado en los doce órganos (de modo similar las suprarrenales pertenecerían a los riñones)".[1] Esta especie de intento de imponer un paralelismo entre los dos sistemas no es adecuado y lleva al equívoco. El sistema chino debe ser examinado y tratado en sus propios términos.

La medicina china es un sistema de pensamiento coherente, que como construcción intelectual no requiere de validación alguna a cargo de occidente. La manera de aproximarse intelectualmente a los conceptos chinos es ver si son internamente lógicos y coherentes, sin disfrazarlos como conceptos occidentales ni descartarlos porque no están de acuerdo con las nociones occidentales. El sistema es internamente coherente, es una organización de todos las manifestaciones del cuerpo que son observables y que pueden integrarse en un conjunto de funciones y relaciones. La comprensión de estas funciones y relaciones permite al médico identificar y tratar cualquier desarmonía que pueda darse en las mismas.

En su condición de construcción clínica, los conceptos chinos pueden evaluarse más simplemente. Se pueden emplear las técnicas occidentales para comprobar si la práctica que se deriva de la teoría funciona en realidad. Esto ha sido hecho y los resultados han demostrado que la medicina china puede ser muy eficaz, tal como se ha comentado en el capítulo 1. Pero el tratamiento se establece usando un marco teórico no-occidental. La medicina china puede, por ejemplo, tratar desarmonías que la medicina occidental asociaría con problemas de la tiroides. El médico occidental trataría la tiroides misma, la mayoría de las veces bioquímica o quirúrgicamente. El médico chino sin embargo, puede lograr la curación por el tratamiento del Corazón o, dependiendo de la configuración total de los signos, por un tratamiento del Hígado, Bazo, Riñón, o por la combinación de algunos de estos Órganos. Los dos paradigmas abarcan el cuerpo de modo distinto; no existe una correspondencia simple.[2]

La falta de una teoría anatómica, semejante a la occidental, que se da en la medicina china no significa que esta sea acientífica; significa únicamente que existen sistemas de pensamiento alternativos, uno oriental y otro occidental. En occidente incluso los mismos griegos desarrollaron modelos anatómicos sofisticados basados en la disección de seres humanos y de monos.[3] Estos modelos anatómicos eran a menudo incorrectos, pero surgieron del mismo énfasis en el análisis causal de la enfermedad que se da en la medicina moderna. La descripción de los Órganos que sigue, sin embargo, "no es una versión china de la anatomía, sino su propia antítesis".[4]

En el sistema chino, los Órganos se examinan siempre en relación con sus funciones y en relación con las Sustancias Fundamentales, otros Órganos, y otras partes del cuerpo. De hecho solamente a través de estas relaciones puede un órgano ser definido. (La fuente de esta exposición es el *Nei Jing*, del que se obtienen la mayoría de las citas.) Las relaciones que aquí se exponen son las que la tradición médica china considera como más importantes en la percepción clínica de pautas.

La medicina china reconoce cinco Órganos Yin (*wu-zang*) y seis Órganos Yang (*liu-fu*). Los Órganos Yin son el Corazón, los Pulmones, el Bazo, el Hígado y los Riñones. El Pericardio es considerado algunas veces como el sexto Organo Yin.[5] La función de los Órganos Yin es la de producir, transformar, regular y almacenar las Sustancias Fundamentales –Qi, Sangre, Jing, Shen (Espíritu), y los Fluidos.

73

- Los seis Órganos Yang son la Vesícula Biliar, Estómago, Intestino Delgado, Intestino Grueso, Vejiga, Triple Calentador. Los Órganos Yang reciben, descomponen en sus elementos, y absorben aquella parte de los alimentos que será transformada en las Sustancias Fundamentales, transportando y expulsando las partes no usadas.

Se considera que los Órganos Yin se encuentran más adentro en el cuerpo, y son por lo tanto Yin en relación a los Órganos Yang, los cuales se encuentran más al exterior. Los Órganos Yin son por lo general considerados como más importantes tanto en la teoría como en la práctica.

Existen también seis Órganos Mixtos u Órganos Curiosos (o Singulares) (*qi-heng-zhi-fu*) que son mencionados en la literatura clásica. Son el Cerebro, el Tuétano, el Hueso, los Vasos Sanguíneos, el Utero, y la Vesícula Biliar.[6] La Vesícula Biliar se considera tanto un Órgano Yang como un Órgano Curioso. Es Yang porque está implicado en la descomposición de los alimentos impuros, y Curioso porque solo él entre los Órganos Yang contiene una sustancia pura: la bilis. (Los Órganos Curiosos se discuten en el Apéndice F).

Los Órganos Yin *(wu-zang)*

Corazón *(xin)*

"El Corazón regula la Sangre y los Vasos Sanguíneos".[7] El Corazón regula el flujo de la Sangre; cuando el Corazón funciona correctamente la Sangre fluye con suavidad (sin problemas). De este modo, el Corazón, la Sangre y los Vasos Sanguíneos se encuentran unidos por su actividad común. Si la Sangre y el Qi del Corazón (los cuales son mutuamente dependientes) se dan de un modo abundante y normal, el pulso será estable y regular.

"El Corazón almacena el Shen [Espíritu]".[8] Se dice también que el Corazón regula el Shen. Cuando la función de almacenamiento del Shen del Corazón está dañado, el enfermo puede presentar síntomas asociados con el Shen, tales como insomnio, exceso de sueños, o falta de memoria. Desórdenes más serios de este tipo son la histeria y el comportamiento irracional, la locura, y los delirios.

"El Corazón se abre en la lengua".[9] "El brillo del Corazón se manifiesta en la cara".[10] La tradición dice también que "la lengua es el brote del Corazón".[11] La lengua está estrechamente relacionada con el Qi y la Sangre del Corazón. Esto significa que si se producen desarmonías en el Corazón, a veces pueden manifestarse en la lengua. Una lengua pálida puede indicar Insuficiencia de Sangre en el Corazón; o una lengua purpúrea (cianótica) puede indicar Sangre Estancada del Corazón. La relación entre el Corazón y la lengua significa también que los cambios patológicos de la lengua tales como las inflamaciones o las ulceraciones pueden ser tratadas mediante la acupuntura o mediante la terapia de hierbas dirigida al Corazón.

Si la Sangre del Corazón es abundante, la cara presentará un color colorado y estará húmeda y brillante. Si la Sangre del Corazón es insuficiente, la cara estará pálida y sin brillo. Si está estancada, la cara presentará un color púrpura.

Pericardio *(xin-bao)*

El Pericardio es el escudo protector más externo del Corazón. A efectos clínicos se le considera como un sexto Órgano Yin. Pero en la teoría general, el Pericardio no se distingue del Corazón, excepto por el hecho de ser aquél la primera línea de defensa contra Influencias Perniciosas Externas que atacan al Corazón. En la acupuntura tiene un meridiano distinto. (El papel sel pericardio se desarrolla en el Apéndice A).

Bosquejo clínico:* Un hombre sufre de insomnio. Va a ver a un médico occidental, el cual no observa nada anómalo pero le receta unos somníferos. Más tarde el paciente decide acudir a un médico oriental. El examen hecho por este último confirma las sospechas del médico en el sentido de que el Corazón no almacena correctamente el Shen, y le pone una serie de tratamientos. El médico usará puntos de acupuntura tales como el 7 del Corazón (*Shen-men*, Puerta del Espíritu) y hierbas tales como el Fruto del Ojo del Dragón (*Euphoria longana*), que alivian la dolencia, ya que fortalecen las partes del Corazón que almacenan el Shen. Estos tratamientos no tienen efectos sedantes y desde el punto de vista occidental parecen fortalecer el sistema nervioso. [12]

Pulmones *(fei)*

El *Nei Jing* llama a los Pulmones "la tapadera de los Órganos Yin"[13] debido a que forman una cubierta o tapadera en la parte más alta de la cavidad torácica.[14] Tradicionalmente también se llama a los Pulmones el "órgano delicado", ya que es el Organo Yin más fácilmente afectado por las Influencias Perniciosas Externas.[15] Los Pulmones pueden dirigir el movimiento en dos direcciones,

---

* Esta ilustración y las siguientes del libro pretenden ser solo bosquejos para clarificar el modo en que funciona la medicina china. No intentan probar o explicar detalles teóricos.

"descendiendo y licuando" (*su-jiang*) y "diseminando" (*xuan*) o circulando."

"Los Pulmones gobiernan el Qi".[16] Esto significa que los Pulmones administran la respiración y que de algún modo regulan el Qi de todo el cuerpo. Los Pulmones son el punto en el que se encuentran el Qi de fuera del cuerpo y el Qi de dentro del cuerpo. Los Pulmones inhalan el Qi del Aire Natural empujándolo hacia abajo por medio de su propiedad de hacer descender las cosas. Esto es la inhalación. La propiedad diseminadora que hace que "las cosas se distribuyan", posibilita la expiración, la expulsión del aire "impuro". Cuando los Pulmones están sanos, el Qi entra y sale con suavidad y la respiración es equilibrada y regular. Cuando se produce algún desequilibrio o cuando alguna obstrucción interfiere con los Pulmones, obstaculizando la función de descender o la de diseminar, el resultado puede ser la tos, la disnea, el asma, o la dilatación del pecho. La propiedad diseminadora, o circulatoria, es una función de los Pulmones muy estrechamente coaligada con el Qi del Pecho. Dado que el Qi del Pecho está relacionado con el movimiento de todo el Qi y de la Sangre en el cuerpo, una desarmonía de los Pulmones puede producir Insuficiencia del Qi o Qi Estancado en cualquier parte del cuerpo.

"Los Pulmones mueven y adecúan los Canales del Agua".[17] Los Pulmones desempeñan un papel en el movimiento y la transformación del Agua en el cuerpo. Los Pulmones mueven el Agua en las mismas direcciones que lo hacen con el Qi. La función descensora de los Pulmones licúa el vapor de Agua y lo mueve hacia abajo, hacia el Riñón. La función diseminadora de los Pulmones hace circular y distribuir el vapor de Agua por todo el cuerpo, particularmente por la piel y los poros. La medicina china sostiene que el Agua en forma líquida desciende mientras que en forma de vapor circula o asciende. El movimiento del Agua producido por los Pulmones se resume del modo siguiente: "Los Pulmones son el origen superior del agua".[18]

Las desarmonías de la función descensora del Agua de los Pulmones puede resultar en problemas urinarios o en edemas, particularmente en un edema de la parte alta del cuerpo. Los trastornos de la función diseminadora puede generar problemas en la sudoración.

"Los Pulmones gobiernan el exterior del cuerpo".[19] "El brillo de los Pulmones se manifiesta en el vello corporal".[20] La palabra *exterior* cuando es empleada en relación con los Pulmones hace referencia a la piel, las glándulas sudoríferas y al vello corporal.[21] En otras palabras, los Pulmones regulan la secreción del sudor, la humedad de la piel, y la resistencia a las Influencias Perniciosas Externas. Estas funciones dependen también del Qi Protector, el cual a su vez depende de la función diseminadora de los Pulmones. Esta relación en concreto es considerada como otro ejemplo de cómo los Pulmones gobiernan el Qi. Si el Qi de los Pulmones es débil, puede producirse demasiado (o demasiado poco) sudor y en consecuencia la resistencia del Qi Protector será pobre.

"El brillo de los Pulmones se manifiesta en el vello corporal". Esto significa que la calidad del vello corporal indica el estado del Qi de los Pulmones.

Bosquejo clínico: Una persona cuyos Pulmones o cuyo Qi de los Pulmones no funciona bien puede coger resfriados constantemente. Cada vez que alguno anda suelto, él o ella lo atrapan. Un médico oriental puede determinar que el Qi Protector de esta persona está debilitado. Una serie de tratamientos a base de hierbas tales como la Pantalla de Jade, la cual incluye al *Astragalus*, y el uso de 109 puntos de acupuntura tales como Pulmón 9 (*Tai-yuan*, Gran Abismo) y Vejiga 38 (*Gao-huang-shu*, Agujero del Vital), mejorarán claramente la situación ya que fortifican tanto a los Pulmones como al Qi Protector. [22]

"Los Pulmones se abren en la nariz". [23] La nariz es la "avenida de la respiración" y está íntimamente ligada a la función de los Pulmones. Se dice que la garganta es la "puerta" de los Pulmones y la "casa" de las cuerdas vocales, por lo cual tanto la garganta como las cuerdas vocales están relacionados con los Pulmones. Muchos de los males de la nariz y de la garganta se tratan a través de los Pulmones.

Bazo (pi)

"El Bazo gobierna la transformación y el transporte". [24] El Bazo es el vinculo crucial en el proceso por el cuál los alimentos son transformados en Qi y en Sangre. Para los chinos, es el principal órgano de digestión. El Bazo extrae las esencias nutrientes puras de la comida y bebida ingeridas, y las transforma en lo que se convertirá en Qi y Sangre. Dado que el Bazo es la fuente de la necesaria Sangre y del Qi del cuerpo, se le denomina tradicionalmente como "la base de la existencia postnatal" (*hou-tian-zhi-ben*). [25] El Bazo o el Qi del Bazo es también responsable de enviar hacia arriba a los Pulmones, donde la síntesis final del Qi y la Sangre tiene lugar, el Qi del Grano. El Bazo dirige el movimiento "ascendente". Está también involucrado en el movimiento y la transformación del Agua en el cuerpo. Un texto contemporáneo resume estas características del Bazo diciendo que "regula el ascenso de lo puro". [26]

Si la función transformadora y transportadora del Bazo son armoniosas, el Qi y la Sangre pueden ser abundantes y los poderes digestivos serán fuertes. Si el Bazo no está en armonía, todo el cuerpo, o solo parte de él, puede producir Insuficiencia de Qi o Insuficiencia de Sangre. Si la digestión se ve afectada, pueden aparecer síntomas tales como la distensión abdominal, dolor, diarrea, o anorexia.

"El Bazo gobierna la Sangre[27].   No solo el Bazo contribuye a crear Sangre, sino que también la regula, en el sentido de que mantiene el flujo de la Sangre dentro de los canales adecuados. En general, el Qi manda sobre la Sangre y el tipo particular de Qi que mantiene la Sangre en su sitio es el Qi del Bazo. Si el Qi del Bazo está débil, la función reguladora del Bazo pierde su armonía y la Sangre puede salirse de su camino y "moverse desordenadamente". Esto produce síntomas tales como el vómito de sangre, sangre en las heces, sangre bajo la piel, menorragia o derrame uterino. Muchas enfermedades crónicas de la Sangre se tratan a través del Bazo.

Bosquejo clínico: Una mujer sufre lo que la medicina occidental denomina hemorragias uterinas funcionales crónicas. El médico occidental quiere aplicar un tratamiento hormonal, pero no puede hacerlo por los efectos secundarios, muy nocivos, que tienen en el paciente. La mujer acude a un médico oriental, el cual diagnostica una pauta de Insuficiencia de Qi del Bazo que no gobierna la Sangre. Una serie de tratamientos para fortalecer el Bazo, usando hierbas tales como el atractylodes y puntos de acupuntura tales como Bazo 1 (*Yin- bai,* Blanco Escondido), producen una mejora radical en su enfermedad. Obviamente, estos tratamientos afectan a las hormonas reproductoras, pero dentro del paradigma chino se estima que mejoran la capacidad del Bazo para gobernar la Sangre.[28]

"El Bazo regula los músculos, la carne,[29] y las cuatro extremidades".[30] No solo es el Bazo el punto de origen del Qi y de la Sangre, sino que también es quien transporta estas sustancias a los músculos y la carne. Los movimientos de los músculos y la carne, y como consecuencia de las cuatro extremidades, a menudo indican la relativa fuerza o debilidad del Bazo.

"El Bazo se abre en la boca".[31] "El brillo del Bazo se manifiesta en los labios".[32] La boca y los labios están estrechamente relacionados con el Bazo. Si el Bazo esta en armonía, la boca podrá distinguir los cinco sabores,[33] y los labios estarán rojos y húmedos. Si el Bazo está débil, la boca no será sensible a los sabores y los labios tendrán un color pálido.

Hígado (gan)

"El Hígado regula el flujo y la distribución (*shu-xie*)".[34] El Hígado o el Qi del Hígado es el responsable del movimiento equilibrado de las Sustancias corporales y de la regularidad de las actividades corporales. Mueve el Qi y la Sangre en todas las direcciones, enviándolas a todas las partes del cuerpo. El *Nei Jing* llama metafóricamente al Hígado, "el general de un ejército",[35] puesto que mantiene la regularidad y la armonía del movimiento por todo el cuerpo.

Palabras tales como *suave, sutil, ligero* y *apacible* tratan de describir el estado del Hígado que es deseable. Un texto moderno chino emplea la palabra *asperjar* o rociar para describir su actividad. [36] Un tratamiento clásico a base de hierbas empleado para restablecer la armonía del Hígado se denomina el Vagabundo Libre y Sin Preocupaciones. Puede decirse que es función del Hígado el crear esta tipo de atmósfera, la cuál es a su vez una necesidad básica para el propio Hígado. Una desarmonía del Hígado sería por lo tanto lo contrario de la regularidad y la suavidad, y el Hígado es el órgano más sensible al estancamiento, o a la "pegajosidad".

La actividad de "fluir y distribuir" del Hígado tiene tres aspectos funcionales. El primero de ellos es que el Hígado "ajusta y da regularidad (suavidad)". El movimiento regular (suave) del Qi por todo el cuerpo depende de la acción de "fluir y distribuir" del Hígado. Y toda actividad que depende del Qi –el movimiento del propio Qi, de la Sangre, del Qi de los Meridianos, y la actividad de todos los Organos– depende también del Hígado.

Cualquier deterioro en el funcionamiento del Hígado puede influir en la circulación de la Sangre, produciendo Qi Estancado o Sangre Coagulada. El Qi del Hígado puede inclusive estancarse en sus propios canales y en este caso se manifestará mediante síntomas tales como el dolor o la distensión en los costados, pechos y genitales inflamados o dolorosos, o dolores en la parte baja del abdomen.

La actividad de "ajustar" del Hígado es especialmente importante en la digestión. Si el Hígado pierde su movimiento armonioso, puede moverse en la dirección incorrecta e "invadir" el Estómago y el Bazo. Esto puede verse acompañado de problemas digestivos tales como dolor abdominal, nausea, eructos, ruidos intestinales, o diarrea.

El segundo aspecto funcional del Hígado es que este controla la secreción biliar. La Bilis es necesaria para la digestión de los alimentos y los fluidos. Si el Hígado no puede realizar su función de distribuir y hacer fluir, la producción de bilis puede verse afectada, causando síntomas tales como la ictericia, sabor amargo en la boca, vómitos de líquidos amarillos, distensión de los costados, o pérdida de apetito.

En su tercer aspecto funcional, el Hígado armoniza las emociones. Su apacible movimiento de "aspersión" es el responsable de crear un entorno interno relajado y sin crispación –una disposición apacible. [37] Cualquier cambio súbito en la pauta normal de las emociones puede afectar la función de fluir y dispersar del Hígado, e inversamente, una desarmonía del Hígado puede afectar directamente al estado emocional del individuo. La ira y la frustración están especialmente ligados con el Hígado. Los médicos chinos diagnostican, con frecuencia, los casos repetidos de "perder los estribos" como debidos a desarmonías del Hígado.

Estos tres aspectos de la actividad del Hígado han sido separados a efectos de la exposición de los mismos, pero de hecho en el cuerpo humano están interrelacionados. La desarmonía de la función de fluir del Hígado puede afectar a la bilis o a las emociones, y viceversa. En esta interconexión reside uno de los principios básicos de la medicina china; la teoría médica nunca se separa del cuerpo físico, pero su definición de cuerpo físico incluye lo que en occidente se denominaría lo psicológico.

"El Hígado almacena la Sangre". [38] Esta frase se refiere tanto al almacenamiento como a la regulación de la Sangre. Según la tradición, "cuando una persona se mueve, la Sangre se desplaza a los Meridianos" y "cuando una persona descansa, la Sangre vuelve al Hígado". [39] Durante los periodos de actividad física, cuando el cuerpo necesita más Sangre para su nutrición, el Hígado hace que la Sangre se mueva libremente hacia fuera.

Cuando el cuerpo está inactivo, esta Sangre retorna y es almacenada en el Hígado. Se producen dos tipos de desarmonía del almacenamiento. Una es la falta de Sangre en cantidad suficiente para almacenar. Un desarreglo corriente de esta desarmonía es la falta de Sangre suficiente para nutrir los ojos, haciendo que estos estén ásperos y secos. El segundo tipo de desarmonía es la pérdida de capacidad para almacenar de modo adecuado, y se manifiesta como un flujo menstrual desusadamente cuantioso.

Bosquejo clínico: Si un paciente se queja de tener los ojos secos, a menudo el examen revelará Insuficiencia de Sangre del Hígado. Una hierba como el *Lycium,* la cual nutre la Sangre del Hígado, y los puntos de acupuntura tales como Hígado 3 (*Tai-chong*, Gran Derramamiento) y Vesícula Biliar 37 (*Guang-ming*, Luz Brillante), aliviarán, tras una serie de tratamientos, la dolencia.[40]

"El Hígado gobierna los tendones y se manifiesta en las uñas". [41] El movimiento correcto de todos los tendones del cuerpo está estrechamente relacionado con el Hígado. Para la medicina china, "tendones" representa una categoría más amplia que en el caso de la anatomía occidental, puesto que incluye a los ligamentos y hasta cierto punto también a los músculos. [42] Si la Sangre del Hígado es insuficiente e incapaz de nutrir los tendones, se pueden producir síntomas tales como los espasmos, adormecimiento de los miembros y dificultad en doblarse o estirarse. Las desarmonías del Hígado pueden hacer que las uñas estén finas, que se rompan con facilidad, y estén pálidas. Cuando la Sangre del Hígado es abundante, entonces los tendones están flexibles y las uñas tienen un color rosado y aspecto húmedo.

"El Hígado se abre en los ojos". [43] Todos los Órganos Yin y Yang aportan la parte más pura de su energía a los ojos, creando el brillo o la consciencia que caracteriza al espíritu armonioso. El Hígado, en particular, mantiene una relación especial con el funcionamiento de los ojos. El *Nei Jing* dice, "cuando el Hígado esta en armonía, los ojos pueden distinguir los cinco colores" [44] y también, "Cuando el Hígado recibe Sangre, los ojos pueden ver". [45] Por ello se entiende que muchos desórdenes de los ojos y de la visión están relacionados con el Hígado.

Riñones *(shen)*

"Los Riñones almacenan el Jing" [46] y gobiernan el nacimiento, el desarrollo y la maduración. Jing es la Sustancia más estrechamente asociada con la vida misma; es la fuente de la vida y del desarrollo de la persona. Aun cuando se trata de una materia no diferenciada, es la Sustancia que confiere a la vida orgánica su carácter específico.

Contiene la posibilidad del nacimiento, la maduración, la decadencia y la muerte. Jing es el potencial para la diferenciación en Yin y Yang, o dicho de otro modo, el Jing produce la vida, ya que la vida es el proceso de diferenciación continua en Yin y Yang. La totalidad del cuerpo y todos los Órganos del cuerpo necesitan del Jing para poder prosperar. Los Riñones, dado que almacenan el Jing, son los que otorgan este potencial de actividad vital. Mantienen una relación especial con los demás Órganos ya que son los Riñones los que contienen la materia básica necesaria para la existencia de cada Órgano siendo además los cimientos del Yin y Yang de cada Órgano. En otras palabras, el Yin y Yang, es decir, la actividad vital de cada Órgano, depende en última instancia del Yin y Yang de los Riñones. Por lo tanto, los Riñones son la "raíz de la vida". Tal como lo señala la tradición médica, "Los Riñones son la mansión del Fuego y del Agua, la residencia del Yin y Yang... los canales de la muerte y la vida". [47]

Los Órganos pueden clasificarse como Yin o Yang, pero cada Órgano tiene al mismo tiempo un aspecto Yin, que lo apoya y nutre, y un aspecto Yang que es activo. Por ejemplo, el almacenamiento de Shen del Corazón es una función Yin, mientras que la función de regulación de la Sangre es una función Yang. El almacenamiento de la Sangre por el Hígado es una función Yin, mientras que su función de distribución del Qi es una función Yang. En su condición de material orgánico originario, puede considerarse que el Jing es anterior al Yin y Yang; pero dado su carácter no diferenciado y originario es también Yin. Es propio del movimiento dialéctico del pensamiento clásico chino que el Jing pueda ser anterior al Yin y Yang y ser también Yin, y que dentro del Yin exista otra diferenciación Yin y Yang.

Los Riñones, como el resto de los Órganos, reúnen ambos aspectos Yin y Yang. Su actividad de almacenamiento es Yin, pero algunas de sus otras actividades son Yang. El Yin de los Riñones se llama, según el contexto, Jing o Agua (si el Jing es anterior al Yin y Yang). El Yang de los Riñones tiene un nombre especial, se le llama *Ming-men huo* (el Fuego de la Puerta de la Vida).[48]

También se denomina a los Riñones la "raíz de la vida" ya que el Jing es la fuente de la reproduccion, del desarrollo y de la maduración.

La concepción es posible gracias al poder del Jing; el crecimiento, gracias a la maduración y florecimiento del Jing; y el declinar de la vejez refleja el debilitamiento del Jing. A medida que pasa el tiempo, el Jing decrece tanto en cantidad como en vitalidad. Dado que los Riñones almacenan el Jing, todos estos procesos son regulados por los Riñones. Por ello, los problemas ligados a la reproducción tales como la esterilidad o la impotencia y los problemas de desarrollo, tales como el retraso en el crecimiento o la falta de maduración sexual, son clasificados como disfunciones de la función almacenadora del Jing de los Riñones. El envejecimiento es considerado como un proceso normal, y cuando se produce sin traumas no es considerado como una enfermedad o un problema. Si el envejecimiento es prematuro, o le falta la dignidad que le da el sentimiento de plenitud, puede deberse a irregularidades en el Jing de los Riñones.

"Los Riñones regulan el Agua".[49] Mientras que los Pulmones "mueven y ajustan los Canales del Agua" y "licúan el vapor", y el Bazo "eleva lo puro", incluyendo los líquidos puros; los Riñones son la base sobre la que se construye todo el proceso del movimiento y transformación del Agua.

Las palabras *Agua* y *Fluidos* se usan a menudo de modo intercambiable, sin embargo en ocasiones se usa una con preferencia sobre la otra. *Agua* tiene una connotación más general que *Fluidos*. Mientras que *Fluidos* se refiere al Agua en sus distintas formas (sudor, orina, etc.), *Agua* se refiere a todo tipo de humedad del cuerpo. Se reconoce también al Agua como el principio que se opone al Fuego, el Yin del Yang del Fuego. Dado que el Agua y el Fuego son dos de las fuerzas básicas que actúan en el cuerpo y en el universo, Agua es la palabra de contenido más amplio y más metafórico.

Los Riñones regulan el Agua a través del su aspecto Yang, el Fuego de la Puerta de la Vida. Este Fuego, o Calor, transforma el Agua en una "neblina", primer paso necesario para que los Fluidos puedan ascender o circular. Toda la circulación del Agua en el cuerpo depende del poder de vaporización de los

Riñones. El Bazo vaporiza también los Fluidos puros a medida que eleva las esencias puras de los alimentos y de los Fluidos, pero su poder de vaporización, es decir su Fuego, depende en última instancia del Fuego del Riñón, el cuál actúa como si se fuese un "fuego piloto".

El sistema de movimiento del Agua se puede resumir así. Los Fluidos son recibidos por el Estómago, que comienza el proceso de separación mediante el cual las partes no utilizables de los alimentos son enviadas a los intestinos como deshecho a medida que el Agua pura va siendo extraída. Este proceso es seguido por el Bazo, el cual manda a continuación los Fluidos puros en estado vaporizado hacia arriba a los Pulmones. Los Pulmones hacen circular la parte clara de los Fluidos por todo el cuerpo, y también convierten en líquido cualquier cosa que se ha vuelto impura por el uso y la envían hacia abajo a los Riñones. En los Riñones, la parte impura es de nuevo dividida en partes "relativamente limpias" y "turbias". La parte clara es transformada en vapor y enviada hacia arriba, a los Pulmones, donde vuelve a reanudar el ciclo. La parte impura final va a la Vejiga, donde se almacena para ser posteriormente expulsada.

Bosquejo clínico: Un médico occidental diagnóstica a un paciente que padece de un problema en el lado derecho del corazón. La principal queja del paciente se centra en un edema por todo el cuerpo (anasarca). Un médico oriental, tras un completo examen decide que el paciente presenta una pauta de Insuficiencia del Fuego de los Riñones, incapaz de regular el Agua. El médico le prescribe hierbas que tienen la característica de calentar mucho, incluyendo el acónito, y se emplea la moxibustión (quemado de sustancias tales como la artemisa para estimular un punto de acupuntura) en puntos tales como Riñón 7 (*Fu-liu*, Corriente que Retorna) y Vaso de la Concepción 4 (*Guan-yuan*, Fuente Bisagra). Tras un periodo de tratamiento los síntomas del paciente experimentan una mejoría clara. El examen por parte del médico occidental confirma una clara mejoría en el estado del corazón. Una explicación parcial de estos resultados en términos occidentales podría ser que los estudios farmacológicos modernos han demostrado que el acónito es un potente cardiotónico. Sin embargo la medicina china lo describe como un calentador del Riñón.[50]

"Los Riñones gobiernan los huesos".[51] "Los Riñones producen el tuétano".[52] Estas dos funciones reflejan un aspecto del control por los Riñones del Jing del nacimiento, del desarrollo y de la madurez. Los Riñones almacenan el Jing, y se dice que el Jing produce el tuétano. A su vez el tuétano, es el responsable de crear y de mantener los huesos. Por lo tanto, el desarrollo y la reparación de los huesos depende del nutrimento del Jing del Riñón. En un niño, la insuficiencia del Jing del Riñón puede resultar en que tenga los huesos blandos o que no se produzca el cierre correcto de los huesos del cráneo. En un adulto, la insuficiencia del Jing del Riñón puede producir piernas y rodillas débiles, huesos frágiles, o rigidez de la columna vertebral.

Los dientes se consideran como un excedente de los huesos y por lo tanto, también están gobernados por los Riñones. Cuando los dientes de un niño crecen mal o se caen, o cuando los dientes de un adulto son una fuente constante de problemas, un médico chino sospechará que hay insuficiente Jing del Riñón.

"Los Riñones se abren en los oídos".[53] Los Riñones se manifiestan en el pelo de la cabeza.[54] Existe una relación estrecha entre los Riñones y los oídos. Tal como dice el *Nei Jing,* "El Qi del Riñón pasa por el oído. Si el Riñón esta en armonía, el oído puede distinguir los cinco tonos".[55] Muchos de los problemas de audición son tratados a través de los Riñones. Por ejemplo, la sordera tan común entre la gente mayor, es la consecuencia del debilitamiento del Qi del Riñón.

La relativa sequedad y vitalidad del cabello están relacionados con el Qi del Riñón, y la pérdida del cabello que acompaña al envejecimiento es otra manifestación más de la debilidad del Jing del Riñón. El cabello también depende de la Sangre para su nutrición, razón esta por la cual la tradición denomina al cabello "el excedente de la Sangre".[56]

"Los Riñones gobiernan la aprehensión del Qi".[57] En tanto que los Pulmones administran la respiración, la respiración normal requiere también la ayuda de los Riñones. Los Riñones hacen posible que el Qi del Aire Natural penetre profundamente, completando el proceso de inhalación con lo que se denomina "la aprehensión del Qi". Los Riñones son pues la "raíz del Qi", mientras que los Pulmones son "los cimientos del Qi". La respiración correcta depende por tanto de los Riñones; y las desarmonías de los Riñones pueden tener como resultado problemas respiratorios, especialmente el asma de tipo crónico.

Los Órganos Yang *(liu-fu)*

La principal función de los Órganos Yang es la de recibir la comida, absorber las partes que se pueden usar, y transmitir y excretar los restos. Los Órganos Yang se ven menos directamente comprometidos con las Sustancias Fundamentales que los Órganos Yin. También se les considera como más exteriores que los Órganos Yin. El término *exterior (biao)* tiene más que ver con la importancia vital máxima de un órgano que con su localización física. Así pues, se piensa que los importantes Órganos Yin son más interiores que los menos importantes Órganos Yang. Cada Órgano Yang está emparejado con un Órgano Yin, formando lo que se llama una relación interior-exterior. (Véase Cuadro 1).

Cuadro 1

Emparejamiento de Organos Yin y Yang

Organo Yin	Organo Yang
Corazón	Intestino Delgado
Pulmones	Intestino Grueso
Bazo	Estómago
Hígado	Vesícula Biliar
Riñón	Vejiga
(Pericardio)	Triple Calentador

Esto significa que los Meridianos (discutidos en el Capítulo 4) de los Órganos emparejados están conectados. Algunas veces estos emparejamientos son significativos desde un punto de vista clínico, aun cuando en otras ocasiones solo sirven para completar una simetría hipotética. (Véase Apéndice B).

Vesícula Biliar *(dan)*

La Vesícula Biliar almacena y segrega la bilis. La bilis es un líquido amargo producido continuamente por el excedente de Qi del Hígado. La Vesícula Biliar envía la bilis hacia abajo, donde se vierte en los intestinos ayudando al proceso digestivo.

El Hígado que produce la bilis y la Vesícula Biliar que la segregan tienen una gran dependencia mutua. Cualquier desarreglo de las actividades de fluir y distribuir del Hígado, afectarán a la secreción de bilis por la Vesícula Biliar. Las desarmonías de la Vesícula Biliar afectarán al Hígado, teniendo posiblemente como resultado síntomas tales como vómitos de líquidos amargos e ictericia generada por el "desbordamiento" de la bilis.

El Nei Jing dice que la Vesícula Biliar gobierna las decisiones.[58] Esto es, el comportamiento caracterizado por la ira y las decisiones bruscas puede ser debido a un exceso de Qi de la Vesícula Biliar. La indecisión y la timidez pueden ser un signo de la existencia de desarmonía y debilidad de la Vesícula Biliar .

Estómago *(wei)*

El Estómago es el responsable de "recibir" y "madurar" los alimentos y los líquidos ingeridos. Por ello se le llama "el mar del alimento y del liquido". [59] La descomposición de la comida comienza en el Estómago. La parte "pura" es, a continuación, enviada al Bazo que la transforma en materia prima para el Qi y la Sangre. Las partes "turbias" son enviadas al Intestino Delgado para seguir siendo digeridas. La actividad del Estómago y del Bazo están estrechamente relacionadas. Mientras el Bazo regula la "ascensión", el Estómago regula el "descenso", es decir hace que las cosas se muevan hacia abajo. Así pues las direcciones de las actividades de sus correspondientes Qis se complementan. Si las funciones de recibir y descender del Estómago están dañadas, se pueden dar síntomas tales como nauseas, dolores de estómago, dilatación, eructos, y vómitos.

Intestino Delgado *(xiao-chiang)*

El Intestino Delgado regula la separación de lo "puro" y de lo "turbio". Recibe lo que el Estómago no ha descompuesto totalmente y continúa con el proceso de separación y absorción. La parte "clara" es extraída por el Intestino Delgado y enviada al Bazo, y la parte "turbia" continúa hacia abajo hacia el Intestino Grueso. Algunos de los líquidos impuros que han sido ingeridos son enviados directamente a los Riñones y a la Vejiga. Las desarmonías que afectan al Intestino Delgado pueden producir dolores abdominales, ruidos intestinales, diarrea o estreñimiento.

Intestino Grueso *(da-chang)*

El Intestino Grueso continua moviendo las partes turbias de los alimentos y los líquidos hacia abajo, mientras que al mismo tiempo absorbe el agua de este material de desecho. Al terminar el proceso, se forman las heces y son eliminadas bajo el control del Intestino Grueso. Si el Intestino Grueso pierde su armonía, el resultado puede ser el dolor abdominal, los ruidos del intestino, la diarrea o el estreñimiento.

Vejiga *(pang-guang)*

La función de la Vejiga es la de recibir y expulsar la orina. La orina es producida por los Riñones, como resultado de la última parte de los fluidos turbios transmitidos por los Pulmones, el Intestino Delgado y el Intestino Grueso. Las desarmonías de la Vejiga pueden llevar a problemas urinarios como la incontinencia, sensación de quemazón al orinar, o a la dificultad al orinar. El emparejamiento de la Vejiga y los Riñones refleja una importancia clínica basada en la complementariedad de sus funciones.

Triple Calentador *(san-jiao)*

La palabra china para este Órgano puede ser traducida como Triple Quemador, Triple Templador, o Triple Calentador. Literalmente significa, "tres que queman" o "tres que abrasan". El Triple Calentador es el sexto Órgano Yang, aun cuando su naturaleza exacta en tanto que Órgano no resulte clara en los textos clásicos. La ambigüedad y la disputa rodean a este Órgano.[60]

La mayoría de los médicos chinos están de acuerdo en que el Triple Calentador "tiene nombre pero no tiene forma".[61] Se le reconoce más bien como la relación funcional entre varios Órganos que regulan el Agua. Esto son principalmente los Pulmones, el Bazo, y los Riñones, pero también se incluyen el Intestino Delgado y la Vejiga. El Triple Calentador no existe como una entidad separada de estos Órganos, si no que es más bien el vínculo de comunicación que hace que estos Órganos formen un sistema completo.

En el pensamiento médico chino, el Fuego es necesario para controlar el Agua. El nombre de Triple Calentador implica Fuego, y el *Nei Jing* enfatiza el control del Triple Calentador sobre el Agua del cuerpo. En el *Nei Jing*, el Triple Calentador es denominado el "Oficial del Embalse de Agua que revienta" y es referido como " donde se origina el Canal del Agua".[62] *El Nei Jing* infiere, según la tradición, que aquellos aspectos del Bazo, Riñón, Estómago, Intestino Grueso, Intestino Delgado y Vejiga que tienen que ver con el movimiento del Agua, están todos regulados por el Qi del Triple Calentador.

El *Nei Jing* dice además que "el Calentador de Más Arriba es un vapor".[63] Un vapor es penetrante, y tradicionalmente correspondería con el Agua vaporizada en los Pulmones que más tarde es diseminada por todo el cuerpo. "El Calentador Medio es una espuma".[64] Esto se interpreta tradicionalmente como una referencia a los procesos digestivos del Estómago y del Bazo. "El Calentador Bajo es un pantano".[65] Está a cargo de la excreción de las sustancias impuras. La referencia, en este caso, se hace principalmente a los Riñones, el Intestino Delgado y el Intestino Grueso, y la Vejiga.

Existe también un acuerdo general sobre otra definición de Triple Calentador. Este concepto considera al Triple Calentador como una división de tres áreas del cuerpo. El Calentador Superior es la cabeza y el pecho, incluyendo el Corazón y los Pulmones. El Calentador Medio es el área comprendida desde debajo del pecho hasta encima del ombligo, e incluye el Bazo y el Estómago. El Calentador Inferior corresponde al área abdominal debajo del ombligo, e incluye especialmente al Hígado y al Riñón. (La localización del Hígado está relacionada con el camino de su meridiano en la parte baja de la ingle).[66]

Los Órganos del cuerpo, definidos por sus funciones y relaciones, son otra parte del tejido corporal. No pueden ser analizados fuera de contexto. Las nociones de los chinos acerca de los Órganos (o sobre cualquier otra cosa) no pretenden ser las piezas de una teoría que puede ser probada o refutada. Son parte de una red que sirve para organizar las ideas y usarla cuando sea conveniente. Los chinos mirarían con indiferencia lo que nosotros entendemos por prueba en un sentido científico. Durante la dinastía Song (960-1279 d.de C.) en la introducción a la Acupuntura Clásica Sistemática (282 d. de C.), los Eruditos Médicos Imperiales son conscientes de un modo explicito de que los Meridianos al igual que el resto del sistema no pueden ser encontrados cuando se lleva a cabo una disección del cuerpo y se realiza una investigación física. Pero eso no les turba. Dicen que eso no importa. La verificación está en los clásicos, en la sabiduría de los antepasados, y en el hecho de que el sistema funciona.[67]

En occidente, desde la revolución científica, una teoría debe descansar sobre una base de eventos repetibles y de hechos medibles. Cada hecho resulta convincente y da soporte al nivel siguiente. William Harvey ofició de introductor de esta revolución científica cuando el 17 de abril de 1616, en su alocución pública, desechó la noción griega clásica sobre la circulación de la sangre y la reemplazó con el concepto moderno de circulación. La totalidad de la construcción médica griega se vino abajo. Antiguas especulaciones y construcciones imaginativas se demostraron insuficientes. Los fríos y bien fundamentados hechos tenían que formar las bases del nuevo conocimiento. Lo cualitativo tenía que convertirse en cuantitativo, las imágenes en lineas, la especulación en experimentación. Las teorías chinas, sin embargo, se parecen a las de los antiguos griegos. Este tipo de hechos lo componen interpretaciones especulativas. Para los chinos consiste en una imagen sensorial, en una exploración poética de lo que está sucediendo.

El valor de las teorías chinas reside en la ayuda a su organización de la observación, discerniendo pautas, capturando interconexiones y cualidades existenciales. ¿Puede uno demostrar una imagen poética?. Puede ser compartida. Puede ser usada. Uno puede decidir por sí mismo si merece la pena prestarle atención.

NOTAS

1. F. Mann, *The Meridians of Acupunture* (London: Heinemann Medical Books, 1964), pág. 57.

2. Véase el examen de los problemas de tiroides y su relación con los patrones tradicionales chinos de desarmonía en *Medicina interna y Pediatría* [40], págs. 538-544, del Instituto de Chengdu. Véase también la Introducción a la *Experiencia de Utilizar Medicina China de Hierbas en el hipertiroidismo*, JTCM, Marzo de 1960, págs 22-30.

3. Aunque es improbable que Hipócrates de Cos (460-377 a.C.) practicara la disección, muchas escuelas lo hicieron. Erasistratus de Julis (c. 304 a.C.) destacaba por sus estudios anatómicos y la búsqueda rigurosa de las explicaciones causales de las enfermedades. Por ejemplo, describió las válvulas del corazón, distinguió los nervios motores y de los sentidos, y describió con precisión el movimiento de la comida en el cuerpo. El otro destacado anatomista fue Herófilo de Calcedón, que pudo haber practicado la vivisección a criminales, cuyo interés no estaba en encontrar explicaciones causales. La anatomía de Aristóteles era bastante avanzada, y Galeno de Pérgamo (c. 129-200 d.C.) hizo de una anatomía y fisiología sofisticadas la base de su medicina. Para una descripción de la anatomía Griega, véase "The History of Anatomy in Antiquity" en *Ancient Medicine: Selected Papers of Ludwig Edelstein*, comp. por Temkin y Temkin (Baltimore: Johns Hopkins Press, 1967), págs 247-303; y Charles Singer, *A Short History of Anatomy and Physiology from the Greeks to Harvey* (New York: Dover, 1957), págs 9-62.

En China, la anatomía interna por regla general carece de importancia para la práctica clínica. El *Nei Jing* menciona la disección (*Ling Shu*, sec. 3, cap. 12, pág. 156) y registra investigaciones anatómicas (por ejem., *Ling Shu*, sec. 6, cap. 31, pág. 270), pero dichas descripciones son toscas y contingentes. En China también existían prohibiciones éticas y religiosas confucianas contra la disección, que se escribieron por primera vez en forma de código en el 653 d.C. A pesar de la falta de interés general y de las barreras religiosas, se producen ejemplos esporádicos de disección en la historia china –por ejemplo, la famosa disección de cuarenta y seis rebeldes en la dinastía Song en 1045 d.C. Pero estos episodios esporádicos no tuvieron consecuencias en la práctica médica. Para un examen de la falta de una anatomía china, véase Jia De-dao, *Breve Historia de la Medicina China* [95], págs. 220-222.

4. Manfred Porkert, "Chinese Medicine: A Traditional Healing Science," en *Ways of Health*, comp. por David S. Sobel (New York: Harcourt Brace Jovanovich, 1979), pág. 158. Véase también Porkert, *Theoretical Foundations*, págs. 107-108.

5. El *Nei Jing* cita básicamente cinco Órganos Yin y seis Yang. Existen distintas referencias explicitas al Pericardio como sexto Órgano Yin, pero la primera afirmación explícita se encuentra en "Dificultad 25" de la obra, del siglo II, *Nan Jing* o *Clásico de las Dificultades* [3], pág. 66. Este libro consta de una serie de ochenta y una preguntas y respuestas que hacen referencia al *Nei Jing*.

6. *Su Wen* [1], sec. 3, cap. 11, pág. 77.

7. Ibid., sec. 20, cap. 44, pág. 246, y sec. 3, cap. 10, pág. 72.

8. *Ling Shu* [2], sec. 10, cap. 71, pág. 475.

9. *Su Wen*, sec. 3, cap. 9, pág. 67.

10. *Ling Shu,* sec. 4, cap. 17, pág. 189.

11. *Bases* [53], pág. 80. Instituto de Shanghai.

12. Para un interesante examen de los efectos comparativos de los métodos occidentales y chinos en el tratamiento del insomnio, véase *Manual*

Práctico Clínico de Medicina Tradicional China [56], pág. 149, Instituto de Tianjin.

13. *Su Wen*, sec. 13, cap. 46, pág. 256.

14. *Ma Ruo-shui, Bases Teóricas de Medicina Tradicional China* [62], pág. 35.

15. Los Órganos Yang son, por regla general, más susceptibles a Influencias Perniciosas Externas. Los Pulmones son una excepción. Véase el Apéndice B.

16. *Su Wen*, sec. 3, cap. 10, pág. 72.

17. Ibid., sec. 7, cap. 21, pág. 140.

18. *Bases* [53], pág. 83. Instituto de Shanghai.

19. *Su Wen*, sec. 3, cap. 10, pág. 70.

20. Ibid.

21. Los chinos tienen dos términos distintos para "pelo": *fa* o "pelo de la cabeza" y *mao*, que podría traducirse como "pelo del cuerpo" o "pelo de superficie".

22. La eficacia del tratamiento médico chino puede relacionarse parcialmente, desde una perspectiva médica occidental, al hecho de que el astrágalo puede excitar el sistema nervioso central y estimular las hormonas sexuales humanas (Instituto de Zhongshan, *Uso Clínico de las Medicinas Chinas* [92], pág. 330). Las investigaciones modernas han verificado también el efecto del astrágalo en el resfriado común, tanto por sí mismo y en particular en combinación en la "Pantalla de Jade", en estudios como Efecto del *radix astragali* en la Para-Influenza I (Sendai) infección de Virus en Ratón y en su *Eficacia Epidemiológica en la Profilaxis del Resfriado Común,* JTCM, Enero 1980.

23. *Ling Shu*, sec. 4, cap. 17, pág 189.

24. Se trata de un proverbio que combina el significado de varias referencias del *Nei Jing*, por ejem., *Su Wen*, sec. 7, cap. 21, pág. 139, y *Ling Shu*, sec. 4, cap. 18, pág. 139.

25. *Lecturas Básicas de Medicina* (*Yi-zong-Bi-du*) de Li Zhong-zi, 1637 (Taipei: Wenguan, 1977), pág. 6. En la misma sentencia los Riñones se denominan "la base de la existencia prenatal" (xian-tian-zhi-ben).

26. Instituto de Beijing, *Bases* [38], pág. 12.

27. Este aspecto del Bazo no se menciona directamente en el *Nei Jing*, pero se cita en "Dificultad 42" del *Nan Jing* [3]: "El Bazo ata [o envuelve] la Sangre" (pág. 99). La palabra gobierna en relación al Bazo y la Sangre parece haber sido utilizada en primer lugar por Tang Zong-hai en su clásico médico *Examen de los Patrones de Sangre* (publicado originalmente en 1885) para distinguir las funciones mencionadas en el *Nei Jing* de los distintos Órganos en relación a la Sangre. Véase pág. 10 de la edición de 1977 [20].

28. Las revistas de medicina china tradicional de la República Popular incluyen con frecuencia artículos sobre hemorragias uterinas funcionales que obtienen excelentes resultados con métodos chinos. Por ejemplo, véase el *Resumen del Tratamiento de Setenta Casos de Hemorragia Uterina,* JTCM, Enero de 1959, y *Examen de Distintos Temas Relacionados con Hemorragias Uterinas,* JTCM, Agosto de 1978.

29. *Su Wen*, sec. 12, cap. 44, pág. 246.

30. Paráfrasis del *Su Wen,* sec. 8, cap. 29, pág. 180.

31. *Ling Shu*, sec. 4, cap. 17, pág. 189.

32. *Su Wen*, sec. 3, cap. 10, pág. 70.

33. *Ling Shu*, sec. 4, cap. 17, pág 189. Los cinco gustos son amargo, ácido, dulce, salado y agrio.

34. Los distintos aspectos de la actividad del Hígado se mencionan en el *Nei Jing* y otros antiguos textos. Tang Zong-hai parece haber sido el primero en utilizar la expresión "fluir y verterse" para resumir dichas funciones. Véase el *Examen de los Patrones Sangre* [20], pág. 8. Esta expresión en la actualidad es un estandard en todos los textos modernos.

Se considera que el resumen del *Nei Jing* de estas funciones se amplia en la frase: "El Hígado es la base para cortar los extremos" (*Gan-zhe ba-ji-zhi-ben;*

Su Wen, sec. 3, cap. 9, pág. 68).

35. *Su Wen*, sec. 3, cap. 8, pág. 58.

36. *Bases* [38], pág. 13. Instituto de Beijing.

37. El vinculo del Hígado con las emociones se considera que está parcialmente relacionado a un aspecto del Shen conocido como Hun o "alma", que se almacena en el Hígado. *Ling Shu*, sec. 2, cap. 8, pág. 86.

38. Ibid.

39. La segunda parte de esta afirmación pertenece al *Su Wen*, sec. 3, cap. 10, pág. 73. La primera parte de la afirmación es una explicación del comentador y compilador, Wang Bing-ci, cuya edición del *Nei-Jing Su-wen* fue presentada al trono en el 762 d.C. y hoy constituye la edición estandard [1].

40. La medicina china puede utilizarse para tratar una amplia gama de enfermedades oculares. Por ejemplo, véanse las series de artículos en la *Revista de Medicina Tradicional China de Zhejiang,* Febrero de 1980, o textos como *Oftalmología Tradicional China* [74] del Hospital Provincial de Medicina Tradicional China de Guangdong.
La hierba *Lycium* por sí misma, desde una perspectiva occidental, carece de un efecto obvio sobre el ojo, pero en combinación con otras hierbas tiene un claro efecto en enfermedades que se caracterizan por ojos secos. Véase, *Estudio de Recetas* [87], pág. 236, Instituto de Shanghai.

41. *Su Wen*, sec. 3, Cap. 10, pág. 70.

42. La palabra china jing se traduce aquí como tendón. La palabra en su uso clínico tradicional no tiene una precisa correlación física y puede hacer referencia a cualquier tendón, ligamento o músculo (definido en occidente) relacionado con una desarmonía de Hígado. El músculo de la conexión Bazo-músculo puede ser cualquier tendón o ligamento que está relacionado con una desarmonía de Bazo. Se trata de un ejemplo de cómo las relaciones y las funciones son más importantes en la medicina china que el substrato físico.

43. *Ling Shu*, sec. 4, cap. 17, pág. 189.

44. Ibid. Los cinco colores son: blanco, amarillo, rojo, azul-verdoso y negro.

45. *Su Wen*, sec. 3, cap. 10, pág. 73.

46. Ibid., sec. 1, cap. 1, pág. 6.

47. *Alas Ilustradas al Clásico de las Categorías* [30] de Zhang Jie-bing. Esta cita se halla en *Añadidos a las Alas (Lei-jing Fu-yi)*, sec. 3, cap. 17, pág 439. Dicha cita en realidad es sobre Puerta de la Vida Fuego que Zhang Jie-bing utiliza como expresión general para los Riñones. (Véase nota 48.) El *Nan Jing* dice también: "El área del Riñón es el origen de los cinco Órganos Yin y Yang, la raíz de los doce Meridianos... y el origen de los tres Calentadores" ("Dificultad 8," pág. 17).

48. El *Nei Jing* utiliza el término *ming-men* para denotar el brillo de los ojos. Posteriormente en "Dificultad 36" del *Nan Jing*, el termino se utiliza para designar Yang Riñón y se identifica con el Riñón derecho. Autoridades medicas posteriores están en desacuerdo sobre si Puerta de la Vida Fuego es únicamente el Riñón derecho, o el Yang de ambos Riñones, o únicamente un nombre general para el Riñón. Un resumen interesante de este debate histórico se incluye en los *Patrones y Tratamiento de los Riñones y Enfermedades de los Riñones* [60], págs. 2-4.

49. *Su Wen*, sec. 1, cap. 1, pág.6.

50. *Uso Clínico de las Medicinas Chinas* [92], pág. 192, Instituto de Zhongshan.

51. *Su Wen*, sec. 7, Cap. 23, pág. 154.

52. Ibid., sec. 2, cap. 5, pág. 41.

53. *Ling Shu,* sec. 4, cap. 17, pág. 189.

54. *Su Wen*, sec. 3, cap. 9, pág. 68.

55. *Ling Shu*, sec. 4, cap. 17, pág 189. Los cinco tonos o notas musicales se denominan *jiao, zhi, guan, shang,* e *yu.*

56. Instituto de Investigación Médica Tradicional China e Instituto de Guangzhou, *Breve Diccionario de Medicina Tradicional China* [34], pág. 280.

57. Esta frase es estandard en la mayoría de las recientes textos de introducción o patología en la medicina tradicional. La primera afirmación de este tipo pertenece al *Nan Jing*: "El área del Riñón es... la puerta de la respiración" ("Dificultad 8," pág. 17). El *Nei Jing* menciona el asma como un posible síntoma de Riñón o Meridiano de Riñón (*Su Wen,* sec. 7, cap. 22, pág. 148; Ling Shu, sec. 3, cap. 10, pág. 125). Alrededor del 280 d.C., Wang shu-he en su *Clásico del Pulso* vincula el asma a una posible desarmonía de Riñón o Meridiano Riñón (*Mai Jing* [22]), pág. 19. Chao Yuan-Fang siguió esta tradición en su *Examen sobre los Orígenes de los Síntomas en las Enfermedades* [13] del 610 d.C., sec. 15, cap. 6, pág. 89. En la época de la dinastía Ming esta conexión entre los Riñones y la respiración fue refrendada formalmente por varias escuelas. La cita del texto: "Los Riñones gobiernan el apresamiento del Qi," ahora utilizada comunmente por los médicos tradicionales, pertenece a la *Ordenación de Patrones y decisión de Tratamientos* (*Lei-zheng zhi-cai*) de Lin Pei-qin. Este volumen apareció por primera vez en 1839 y la cita aparece en la sec. 2, pág. 113 (Taipei: Ediciones Molino de Viento, 1978).

58. *Su Wen*, sec. 13, cap. 47, pág. 262.

59. Ibid., sec. 3, cap. 11, pág. 78.

60. Para saborear algo de estos debates, véanse artículos como: *Examen Tentativo del Triple Calentador de Cheng Jia-zhang, SJTCM,* Octubre de 1958; en *Relación al Debate del Triple Calentador, JTCM,* Enero de 1959; y *Clarificación de Problemas no Resueltos Referentes al Triple Calentador, JTCM,* Julio de 1980.

61. Esta afirmación fue hecha por primera vez en relación al Triple Calentador en "Dificultad 38" del *Nan Jing*. Sun Si-miao, el gran médico de la Dinastía Tang, repite esta afirmación y acentúa esta explicación en sus *Recetas de las mil Onzas* [19] (publicado por primera vez en el 652 d.C.), sec. 20, cap. 4, pág. 362. En la literatura médica existen toda clase de interpretaciones y desacuerdos.

62. *Su Wen*, sec. 3, cap. 8, pág. 59.

63. *Ling Shu*, sec. 4, cap. 18, pág. 199.

64. Ibid.

65. Ibid.

66. En la tradición médica, solo se hace mención secundaria a la función digestiva y Qi del Triple Calentador. En el *Nan Jing* ("Dificultad 31"), el Triple Calentador recibe el nombre de "vía para la nutrición" y se le cita como "el principio y el fin del Qi." Zhang Jie-bing, en su comentario del *Nei Jing* de la dinastía Ming, conocido como el *Lei Jing* o *Clásico de las Categorías,* afirma que el Triple Calentador es el "comandante en jefe del Qi de los distintos Órganos, el Qi de Protección, el Qi Nutritivo y el Meridiano Qi del Interior y el Exterior, las regiones de la derecha y la izquierda y superior e inferior", y que es "responsable de la comunicación entre las distintas partes del cuerpo" (Zhang, *Ala Ilustrada* [30], sec. 3, cap. 23, pág. 121). De nuevo en el *Nan Jing* ("Dificultad 66"), el Triple Calentador es denominado el "sexto Órgano Yang, responsable de sostener los distintos tipos de Qi del cuerpo." Pero las funciones Qi y digestivas del Triple Calentador se consideran normalmente secundarias a sus funciones agua-metabolismo. La tradición concerniente al Qi se basa en una frase no explicada y situada fuera de lugar del Nei Jing (*Ling Shu,* sec. 3, cap. 10, pág. 131), pero un examen global de la sintomatología del Órgano Triple Calentador (como opuesto al Meridiano) en el *Nei Jing* muestra que está básicamente relacionado al movimiento de Agua (por ejem., *Ling Shu,* sec. 1, cap. 2, pág. 20), lo que confirma de nuevo la interpretación central de este Órgano.

67. Esta introducción clásica fue escrita por Lin Yi, Gao Bao-heng, y Sun Qi-guan, que eran Eruditos Médicos Imperiales y Bibliotecarios del Edificio de Archivos. Este examen aparece en la página 11 del *Clásico Sistemático de Acupuntura* [15] de Huangfu. Dicho texto es el manual de acupuntura de mayor antigüedad.

Capítulo
4

Los Meridianos:
La urdimbre y la trama

La palabra *Meridiano*, en el sentido en que se usa en la medicina china, llegó al inglés a través de la traducción francesa de la palabra china *jing-luo*.[1] *Jing** significa "pasar a través de" o también "un hilo en un tejido"; *luo* significa "algo que conecta o une", o también "una red". Los Meridianos son los canales o caminos por los que circula el Qi y la Sangre por el cuerpo. No son vasos sanguíneos. Más bien se trata de una red invisible que enlaza todas las Sustancias y Órganos entre sí. En la teoría china de los Meridianos, estos canales son invisibles pero se piensa que encarnan una realidad física; el Qi de las Sustancias y de la Sangre se mueven por ellas, llevando nutrición y fuerza. Dado que el sistema de Meridianos unifica todas las partes del cuerpo, resulta esencial para el mantenimiento de un equilibrio armonioso. *El Nei Jing* dice: "Los Meridianos mueven el Qi y la Sangre, regulan el Yin y Yang, humedecen los tendones y benefician las articulaciones".[2]

Los Meridianos conectan el interior del cuerpo con el exterior. (Como se ha dicho anteriormente, la distinción entre interior y exterior tiene más que ver con la importancia que con el emplazamiento, siendo lo interior más importante que lo exterior.) Esta es la base de la teoría de la acupuntura: el que trabajar con puntos que están en la superficie del cuerpo afectará lo que ocurre en el interior del cuerpo, ya que afecta la actividad de las Sustancias

* El caracter jing para Meridiano es diferente al término Jing que significa Esencia.

que viajan por los Meridianos. Todo médico chino debe tener un dominio completo del sistema de Meridianos. La mayoría de los puntos de acupuntura se relacionan con los Meridianos y la mayoría de las hierbas que prescriben los médicos penetran en uno o más de los canales Meridianos.

El sistema de Meridianos está compuesto de doce Meridianos normales, los cuales corresponden a cada uno de los cinco Órganos Yin y los seis Órganos Yang, y al Pericardio (el cual a efectos de la teoría de los Meridianos es un órgano independiente).[3] En ocasiones, a estos Meridianos se les denomina los Meridianos Jing. Existen también ocho Meridianos Extra, solo dos de los cuales, el Vaso Gobernador y el Meridiano de la Concepción[4] son considerados como Meridianos principales. Esto se debe al hecho de que poseen puntos independientes, es decir puntos que no se encuentran en ninguno de los otros Meridianos normales. Los recorridos de los otros seis Meridianos Extra intersectan con los doce Meridianos normales, no disponiendo de ningún punto independiente propio. Existen también muchos Meridianos más finos y pequeños, formando una red, denominados Meridianos Luo. Los doce Meridianos normales junto con los Meridianos Gobernador y de la Concepción forman el sistema de los catorce Meridianos principales: ellos junto con los Meridianos secundarios forman la urdimbre y la trama del cuerpo.[5]

Recientemente, se han publicado cantidad de libros en inglés sobre la teoría de los Meridianos como consecuencia del interés despertado en occidente por la acupuntura. Este capítulo se ocupará por tanto de la teoría de los Meridianos solamente en lo que se refiere al conocimiento médico chino en su totalidad; es decir por la ayuda que prestan para explicar los patrones de desarmonía.

La teoría de los Meridianos da por supuesto que un desarreglo dentro de un Meridiano genera problemas en el recorrido y crea desarmonía a lo largo de él, o que tales problemas son el resultado de la desarmonía del Órgano que es conectado por el Meridiano. Por ejemplo, un desorden en el Meridiano del Estómago puede causar dolor en los dientes de la mandíbula superior dado que dicho Meridiano pasa a través de la encía superior, mientras que el dolor de los dientes de las encías inferiores puede ser el resultado de un desarreglo del Meridiano del Intestino Grueso. El dolor en la ingle puede resultar de un desarreglo en el Meridiano del Hígado como de un desarreglo del propio Hígado.

Las desarmonías de un Órgano pueden manifestarse en el Meridiano correspondiente. Por ejemplo, el dolor a lo largo del Meridiano del Corazón puede reflejar Sangre Coagulada o Qi Estancado en el Corazón. El exceso de

Fuego en el Hígado puede transmitirse por el Meridiano y producir rojez en los ojos.

La comprensión de la interconexión entre las Sustancias, los Órganos y los Meridianos es necesaria para la práctica de la acupuntura y la herbología. Estos son los modos de tratamiento principales de la medicina china y es la teoría de los Meridianos la que permite al médico aplicarlas a cada paciente en concreto. El objetivo de todos los métodos de tratamiento en la medicina china es el de reequilibrar aquellos aspectos del Yin y Yang del cuerpo, cuyos movimientos y proporciones armoniosas se han desequilibrado. La actividad agitada, por ejemplo, tal como sucede en el caso de la ira desproporcionada producida por Exceso de Qi del Hígado, debe ser calmada. La insuficiencia de actividad, pongamos por caso, del Yang del Hígado, debe ser tonificada para evitar la falta de energía sexual. Las Sustancias que se acumulan de modo inadecuado deben ser drenadas, tal como se hace para corregir un exceso de fluidos en el abdomen. Si no hay suficiente Qi en los Pulmones debe reponerse para evitar que el paciente atrape resfriados continuamente. El movimiento debe también producirse en la dirección correcta. Si el Qi del Bazo desciende, causando una diarrea crónica, debe ser elevado; si el Qi del Estómago asciende, produciendo nauseas, debe enviársele hacia abajo. Hay que poner en movimiento al Qi Estancado; los movimientos desordenados de la Sangre deben estabilizarse. El exceso de frío en los Riñones debe calentarse; el exceso de Fuego en los Pulmones debe enfriarse. Cualquier cosa que esté en desequilibrio, debe equilibrarse. Los aspectos complementarios del Yin y Yang deben estar en armonía.

La idea básica sobre la que descansa la acupuntura (considerada como un tratamiento Yang puesto que se mueve del exterior hacia el interior) es que la inserción de agujas muy finas en puntos situados a lo largo de los Meridianos puede reequilibrar las desarmonías del cuerpo. Un técnica relacionada con la acupuntura, la *moxibustión*, consiste en la aplicación de calor, proveniente de ciertas sustancias en combustión, en puntos de acupuntura. La moxa básica –es decir la sustancia que genera el calor, es la artemisa (*Artemisa vulgaris*). La acción de las agujas o de la moxibustión afecta al Qi y a la Sangre de los Meridianos, y de este modo a todas las Sustancias y a todos los Órganos. Las agujas pueden reducir lo que está en exceso, aumentar lo que está en defecto, calentar lo que está frío, y enfriar lo caliente, hacer circular a lo que está estancado, mover lo que está coagulado, estabilizar lo que está descontrolado, levantar lo que está cayendo y bajar lo que está subiendo.

La teoría clásica reconoce alrededor de 365 puntos de acupuntura en la superficie de los Meridianos del cuerpo.[6] Con la inclusión de puntos misceláneos y de puntos nuevos usados en la acupuntura de la oreja y otros métodos recientes, el universo total de puntos ha alcanzado un total de unos 2000 puntos.[7] Sin embargo, en la práctica, el repertorio de un médico normal es solamente de unos 150 puntos.

En los textos contemporáneos, la localización de los puntos está basada generalmente en la anatomía moderna. Por ejemplo, un manual publicado por la Academia de Medicina Tradicional China en 1975, describe así la localización de un punto muy conocido: "en la parte lateral... encima del hueco popliteal oblicuo entre el *musculus vastus laterali y el musculus biceps femoris.*"[8] Los textos clásicos, los cuales no reflejan ningún interés por la precisión en las descripciones anatómicas, se refieren al mismo punto como el lugar en el que la punta del dedo medio toca el muslo cuando el paciente está de pie con los brazos a lo largo del cuerpo.[9] La literatura clásica localiza otros puntos por medio de referencias corporales fáciles de fijar y que son muy precisas, como pueden ser huecos, salientes de los huesos, lineas del cabello y lugares en los que la piel cambia de color y de textura.

Cada punto de acupuntura posee un efecto terapéutico definido. El médico elige trabajar con aquellos puntos que son los más apropiados para tratar las pautas de desarmonía de un paciente concreto. Rara vez se usan los puntos de acupuntura de uno en uno, por lo general se escoge una combinación de varios puntos. Un tratamiento normal supone la inserción de entre cinco y quince agujas. Las agujas de acupuntura fueron originalmente de bronce o posiblemente de cobre, estaño, oro o plata. En épocas más antiguas pudieron ser de hueso, cuerno o láminas de bambú, de oro o de plata. En la actualidad son de acero inoxidable, finas como cabellos, y producen relativamente poco dolor cuando se insertan. La profundidad a la que penetra la aguja depende del punto concreto en el que se inserta; solo uno o dos milímetros en la punta de los dedos, pero pueden penetrar hasta siete o diez centímetros en ciertos puntos de las nalgas.

La acupuntura como técnica de anestesia recibió mucha atención sensacionalista a principios de la década de los setenta. Los titulares de los periódicos y revistas hablaban de operaciones importantes que se realizaban sin otra anestesia que la acupuntura, y a las que asistían cirujanos occidentales. Una consecuencia de esto ha sido que el interés occidental por la acupuntura se haya centrado en la aplicación de la acupuntura a la anestesia en las intervenciones quirúrgicas de tipo occidental y, en general, en el control del dolor. Se han desarrollado una serie de teorías para explicar el funcionamiento de la anestesia a través de la acupuntura.

La teoría de las puertas, por ejemplo, sugiere que la estimulación producida por las agujas, bloquea los haces de nervios inferiores del sistema nervioso central, de tal modo que otras señales dolorosas, como las producidas por
una incisión, no pueden alcanzar al cerebro. Esto puede asimilarse a lo que
ocurriría con el sistema telefónico de una ciudad: si demasiadas líneas de telé-
fono están siendo usadas simultáneamente es muy difícil que una nueva llamada pueda coger línea.[10]

Otra teoría de la anestesia por acupuntura sugiere que la inserción de agujas de acupuntura podría estimular la segregación de endorfinas, un tipo de
opiáceos producidos de modo natural por el cerebro. Estas sustancias son
unos analgésicos particularmente potentes y podrían ser los causantes de
reducir la intensidad de los impulsos dolorosos producidos por los procedimientos quirúrgicos.[11]

Estos descubrimientos y teorías iniciales generarán investigación adicional
de importancia sobre los mecanismos fisiológicos de la acupuntura y sobre su
posible uso en la medicina occidental. Sin embargo estos tanteos en la teorización son válidos solo parcialmente puesto que aíslan solamente una de las
aplicaciones de la acupuntura e ignoran muchas otras de sus aplicaciones clínicas.[12] La acupuntura en tanto que parte de un sistema general de medicina
no ha logrado captar el interés de los medios de difusión occidentales, y sigue,
como consecuencia, siendo un "misterio del Lejano Oriente".

Si la acupuntura es poco conocida, la herbología china, considerada como
un tratamiento Yin, resulta casi totalmente desconocida. De hecho la ciencia
de las hierbas es primordial en la medicina china. Durante los últimos dos
milenios, el número de libros dedicados a la herbología ha sido muy superior a los dedicados a la acupuntura, y aún cuando la mayoría de los médicos
chinos practican ambas técnicas médicas, el número de médicos que emplean hierbas es muy superior al de los médicos que utilizan solamente la acupuntura.[13]

El corpus de conocimientos de herbología chinos han sido conservados
por una gran sucesión de farmacopeas y manuales médicos, en una tradición
que comenzó al principio de la dinastía Han (siglo tercero a. de C.). Las farmacopeas son un gran catálogo de sustancias medicinales con cualidades
terapéuticas. Por ejemplo, una farmacopea escrita por el famoso médico Li
Shi-zhen, impresa póstumamente en 1596 (d. de C.), incluía 1892 referencias,
de las cuales 1173 correspondían a ingredientes botánicos, 4 a ingredientes
zoológicos, y 275 provenían de los minerales. La farmacopea más reciente es
una recopilación exhaustiva de 5767 referencias.[14] Incluso las materias más

comúnmente empleadas en la medicina china cubren un amplio abanico de materiales que van desde las hierbas y minerales muy conocidos, como la Ephedra y el yeso, hasta extraños productos de origen animal tales como piedras de vesícula de vaca o las secreciones de las glándulas parótidas de cierta especie de sapo.[15]

Las farmacopeas tradicionales describen como las diversas hierbas y sus combinaciones afectan a los desequilibrios del cuerpo. Las farmacopeas del siglo veinte describen las sustancias al modo de la farmacología moderna, indicando los componentes activos, los efectos bioquímicos detectables en microorganismos, en animales y en seres humanos.

Después de identificar una pauta de desarmonía en un paciente, el practicante de la medicina china tradicional elige una prescripción de un repertorio de unas 500 prescripciones más usuales que pueden reequilibrar las desarmonías. Estas prescripciones son aprendidas de los grandes manuales clínicos que existen junto con las farmacopeas. De este modo, el médico esta armado de un conocimiento que ha sido probado durante siglos de historia médica china. Las hierbas se emplean por lo general de modo combinado; generalmente se combinan de cinco a quince sustancias. Raramente se emplea una hierba sola. Las dosis suelen ser de entre 3 y 15 gramos, como promedio, por tipo de hierba. Generalmente las hierbas se toman en infusión, pero también se emplean ampliamente las píldoras, los polvos, las tinturas, y los emplastos. Dado que el cuerpo de cada paciente es único, el médico empieza con una prescripción general, como las enunciadas en los textos clásicos, y a continuación adapta la mezcla a las condiciones del paciente añadiendo o quitando elementos o afinando las dosis hasta ajustarse a la desarmonía precisa del paciente.

Juntas, la acupuntura y la herbología, constituyen los recursos terapéuticos básicos que el médico chino emplea para restaurar el equilibrio en el cuerpo. Ambas técnicas tienen acceso terapéutico al cuerpo a través de los meridianos. Las vías de dichos Meridianos se ilustran desde la figura 3 a la 16,[16] que describen tanto los canales dentro del cuerpo como las vías externas en las que se localizan los puntos de acupuntura.

Claves a los Diagramas de los Meridianos

Las líneas sólidas son Meridianos en la superficie del cuerpo.

Las líneas partidas son Meridianos del interior del cuerpo.

Los tildes son puntos de acupuntura en la superficie del cuerpo que pertenecen al Meridiano.

Los triángulos son puntos de acupuntura en la superficie del cuerpo que pertenecen a otros Meridianos por los que pasa el Meridiano principal.

Los números corresponden a números dentro del título del texto (Dicho número no deben confundirse con los de referencias del tipo "Hígado 2.")

Todos los Meridianos, excepto el Vaso Gobernador y el de Concepción, se considera que tienen simetría bilateral, aunque solo se muestre un lado del cuerpo.

La representación de los Órganos internos es para facilitar la lectura al lector moderno. En el sistema tradicional los chinos no se preocuprían por este tipo de anatomía.

Figura 3

El Meridiano del Pulmón
(Shou-tai-yin fei-jing)

El Meridiano del Pulmón se origina en la parte media de la cavidad corporal (1) y desciende, internamente, para conectar con el Intestino Grueso (2). Dando la vuelta sube a través del diafragma (3) para penetrar en su Órgano correspondiente, los Pulmones (4). Desde la zona interna entre los Pulmones y la garganta (5), emerge a la superficie del cuerpo bajo la clavícula. Luego el Meridiano del Pulmón desciende por la cara media de la parte superior del brazo (6) para alcanzar el codo. A partir de ahí, circula por la parte anterior del antebrazo (7), pasa sobre la arteria mayor de la muñeca, y emerge en la cara del radio de la punta del pulgar (8). Otra sección del Meridiano del Pulmón se ramifica encima de la muñeca y va directamente al radio de la punta del dedo índice (9) para comunicarse con el Meridiano del Intestino Grueso.

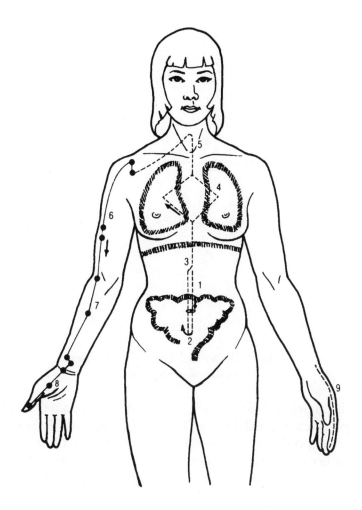

Figura 3

El Meridiano del Pulmón

Figura 4

El Meridiano del Intestino Grueso
(Shou-yang-ming da-chang-jing)

El Meridiano del Intestino Grueso comienza en la punta del dedo índice; y desciende por la cara radial de éste (1) y entre el pulgar y dedo índice. Pasa a lo largo de la depresión entre los tendones y el pulgar (2) y luego prosigue subiendo por la cara lateral del antebrazo hasta la cara lateral del codo. Desde ahí, asciende por el limite interior de la parte superior del brazo (3) hasta el punto superior del hombro (4). En la cima del hombro, el Meridiano se divide en dos ramas (5). La primera de ellas penetra en el cuerpo y pasa a través del Pulmón (6), el diafragma y el Intestino Grueso (7), el órgano correspondiente. La segunda de estas ramas asciende por el exterior a lo largo del cuello (8), pasa por la mejilla (9), y penetra, internamente los dientes inferiores y la encía (10). Por el exterior, prosigue curvándose alrededor del labio superior y cruza al lado contrario de la nariz.

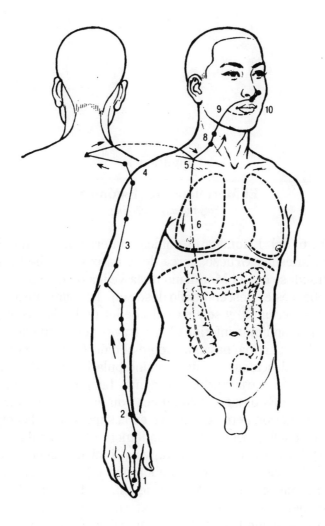

Figura 4

El Meridiano del Intestino Grueso

Figura 5

El Meridiano del Estómago
(Zu-yang-ming wei-jing)

El Meridiano del Estómago se inicia, internamente, donde acaba el Meridiano del Intestino Grueso, cerca de la nariz (1). Sube hasta el puente nasal, encontrándose con el Meridiano de la Vejiga en el extremo interno del ojo, y emerge bajo éste. Descendiendo desde ahí, lateralmente a la nariz, penetra en la encía superior (2) y se curva alrededor de los labios antes de pasar por el lado de la mandíbula inferior (3) y a través del ángulo de la mandíbula. Gira entonces hacia arriba, pasando frente al oído (4) hasta el extremo de la frente. Una rama desciende desde la mandíbula inferior (5), penetra en el cuerpo, y desciende a través del diafragma. Luego penetra en su Órgano correspondiente, el Estómago, y comunica con el Bazo (6). Otra rama parte de la mandíbula inferior, pero permanece en la superficie del cuerpo mientras cruza sobre el cuello, pecho (7) y abdomen (8), y finaliza en la ingle. Internamente, el Meridiano se reconstituye a si mismo en el extremo inferior del estómago y desciende dentro del abdomen (9) para volver a conectarse con la rama externa de la ingle. A partir de ahí, el Meridiano desciende hasta la parte frontal del muslo (10) y la cara externa de la rodilla (11), y prosigue por el centro de la región frontal de la parte baja de la pierna para alcanzar la parte superior del pie. Finaliza en la cara lateral de la punta del segundo dedo del pie. Una rama se desvía del Meridiano del Estómago debajo de la rodilla (12) y finaliza en la cara lateral del dedo medio del pie. Un corto ramal parte también de la parte superior del pie (13) y finaliza en la cara media del dedo gordo del pie para comunicarse con el Meridiano del Bazo.

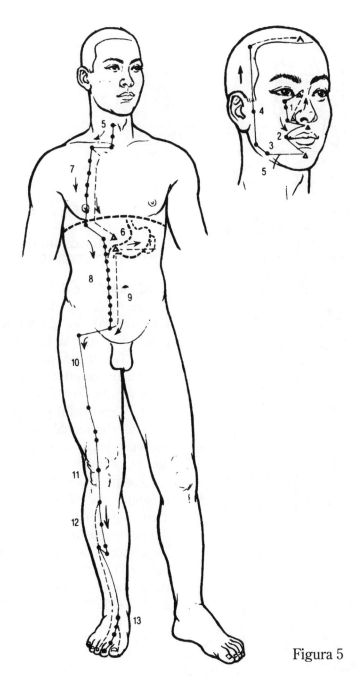

Figura 5

El Meridiano del Estómago

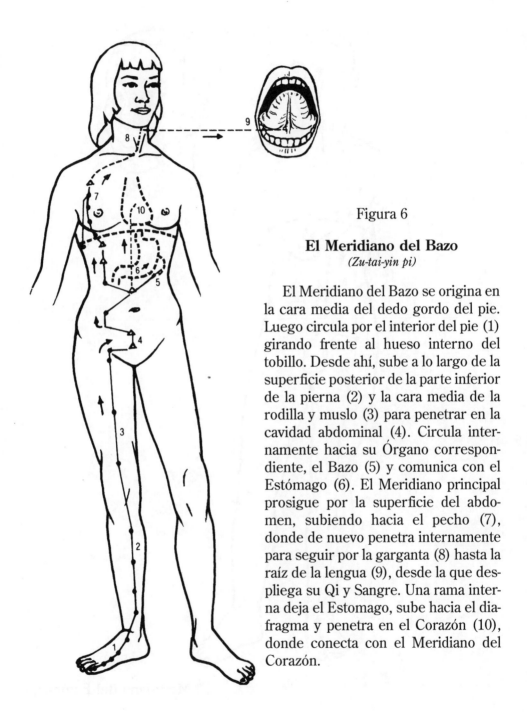

Figura 6

El Meridiano del Bazo
(Zu-tai-yin pi)

El Meridiano del Bazo se origina en la cara media del dedo gordo del pie. Luego circula por el interior del pie (1) girando frente al hueso interno del tobillo. Desde ahí, sube a lo largo de la superficie posterior de la parte inferior de la pierna (2) y la cara media de la rodilla y muslo (3) para penetrar en la cavidad abdominal (4). Circula internamente hacia su Órgano correspondiente, el Bazo (5) y comunica con el Estómago (6). El Meridiano principal prosigue por la superficie del abdomen, subiendo hacia el pecho (7), donde de nuevo penetra internamente para seguir por la garganta (8) hasta la raíz de la lengua (9), desde la que despliega su Qi y Sangre. Una rama interna deja el Estomago, sube hacia el diafragma y penetra en el Corazón (10), donde conecta con el Meridiano del Corazón.

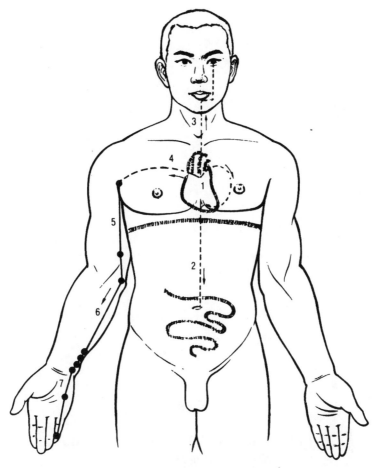

Figura 7

El Meridiano del Corazón
(Shou-shao-yin xin-jing)

El Meridiano del Corazón tiene tres ramas, cada una de las cuales comienza en el Corazón (1). Una rama desciende a través del diafragma (2) para conectar con el Intestino Delgado. Una segunda rama sube por el corazón a lo largo del lateral de la garganta (3) para llegar al ojo. La tercera rama recorre el pecho desde el Corazón al Pulmón (4), luego desciende y emerge bajo el brazo. Pasa por la línea media del interior de la parte superior del brazo (5), desciende a través del codo interno, a lo largo de la línea media del interior del antebrazo (6), cruza la muñeca y la palma (7), y finaliza en la punta interior del dedo pequeño, donde conecta con el Meridiano del Intestino Delgado.

Ted J. Kaptchuk

Figura 8

El Meridiano del Intestino Delgado
(Shou-tai-yang xiao-chang-jing)

El Meridiano del Intestino Delgado empieza en el exterior de la punta del dedo meñique, cruza la palma y la muñeca (1), y asciende por la cara posterior del antebrazo (2). El Meridiano prosigue hacia arriba por el borde posterior de la cara lateral de la parte superior del brazo (3), da la vuelta al hombro (4), y corre hacia el centro de la parte superior de la espalda (donde se encuentra con el Meridiano Gobernador). Aquí, el Meridiano se divide en dos ramas, una que penetra internamente (5) para conectar con el Corazón (6), el diafragma y el Estómago (7), antes de penetrar en su órgano correspondiente, el Intestino Delgado (8). La segunda rama asciende a lo largo del cuello (9) hasta la mejilla (10) y el extremo exterior del ojo (11) antes de penetrar en el oído. Un corto ramal abandona el Meridiano en la Mejilla (12) y circula hasta el extremo interno del ojo, donde comunica con el Meridiano de la Vejiga.

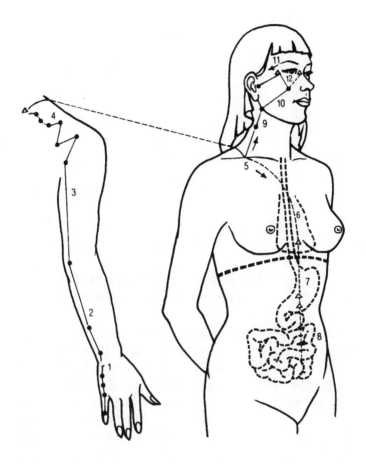

Figura 8

El Meridiano del Intestino Delgado

Figura 9

El Meridiano de la Vejiga
(Zu-tai-yang pang-guang-jing)

El Meridiano de la Vejiga comienza en la cara interna del ojo y asciende a través de la frente (1) hasta el vértice de la cabeza. Desde ese punto, un pequeño ramal se divide y penetra en el cerebro (2), mientras que el Meridiano principal prosigue descendiendo a lo largo de la parte posterior de la cabeza (3) y se bifurca detrás del cuello (4). La rama interior desciende una corta distancia hasta el centro de la base del cuello (5), y luego desciende paralela a la columna (6). Una rama se divide, penetrando en el cuerpo, en la región lumbar, comunicando con el Riñón (7) y su órgano correspondiente, la Vejiga (8). La rama exterior atraviesa la parte posterior del hombro (9), desciende junto a la rama interna y la columna y cruza los glúteos (10). Las dos ramas siguen descendiendo, bajan por la cara posterior del muslo (11) y se unen detrás de la rodilla. El único Meridiano continua bajando por detrás de la parte inferior de la pierna (12), da la vuelta por detrás de la parte externa del tobillo, sigue a lo largo de la parte exterior del pie (13), y finaliza en la cara lateral de la punta del dedo pequeño del pie, donde se comunica con el Meridiano del Riñón.

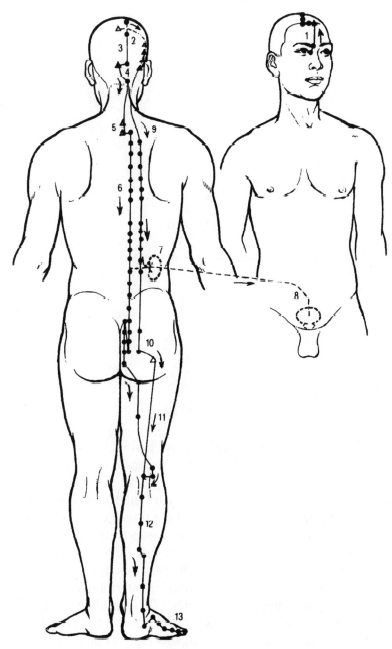

Figura 9

El Meridiano de la Vejiga

Figura 10

El Meridiano del Riñón
(Zu-shao-yin shen-jing)

El Meridiano del Riñón empieza en la cara inferior del dedo pequeño del pie, recorre la planta del pie (1), y emerge a través del arco del pie (2) para dar la vuelta por detrás del tobillo interno y pasa a través del talón. Luego sube por la cara media de la parte inferior de la pierna (3) a la cara media de la rotula, asciende por la cara interna del muslo (4), y penetra en el cuerpo cerca de la base de la columna (5). Esta rama comunica internamente con el Riñón (6), su órgano correspondiente, y con la Vejiga (7), antes de regresar a la superficie del abdomen sobre el hueso púbico y el pecho (8). Otra rama empieza dentro del Riñón (6), sube a través del Hígado (9) y el diafragma, y penetra el Pulmón (11). Esta rama prosigue a lo largo de la garganta (10) y termina en la raíz de la lengua. Un rama menor abandona el Pulmón (11), se une al Corazón, y fluye hacia el pecho para conectar con el Meridiano del Pericardio.

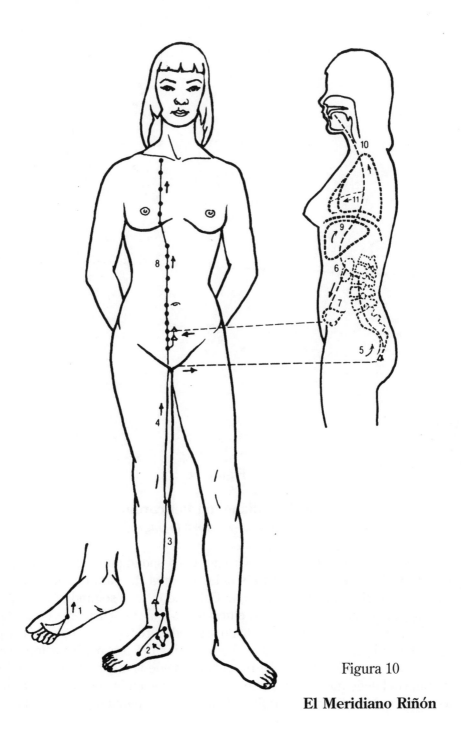

Figura 10

El Meridiano Riñón

Figura 11

El Meridiano del Pericardio
(Shou-jue-yin xin-bao-jing)

Empezando en el pecho y el Órgano correspondiente, el Pericardio (1), este Meridiano desciende a través del diafragma (2) para enlazar las partes Superior, Media e Inferior del Triple Calentador. Una segunda rama interna del Meridiano cruza el pecho (3), emergiendo a la superficie en el área de las costillas. Posteriormente el Meridiano asciende alrededor del pecho (4) y prosigue hasta la cara media de la parte superior del brazo (5) hasta el codo. Luego baja por el antebrazo (6) hasta la palma de la mano (7), finalizando en la punta del dedo medio. Un corto ramal se divide en la palma (8) para comunicar con el Meridiano del Triple Calentador en la punta del dedo anular.

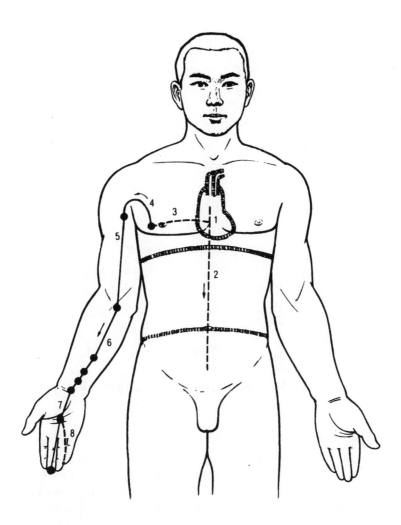

Figura 11

El Meridiano del Pericardio

Figura 12

El Meridiano del Triple Calentador
(Shou- shao-yang san-jiao-jing)

Empezando en la parte externa de la punta del dedo anular, el Meridiano del Triple Calentador sigue por la parte posterior de la mano (1) y muñeca hacia el antebrazo (2). Sube, pasando alrededor del codo externo, a lo largo de la cara lateral del brazo (3), para alcanzar la región posterior del hombro (4). Desde ahí, el Meridiano pasa sobre el hombro (5) y penetra en el pecho por debajo. Una rama interna va de este punto al Pericardio, penetra el diafragma (6), y luego sigue descendiendo (7) para unir el Calentador Superior, Medio e Inferior. Otra rama exterior asciende hacia el hombro y circula internamente hasta el cuello (8). Alcanza el borde posterior del oído (9) y luego interiormente da la vuelta a la cara (10). Una rama corta se origina detrás del oído, penetra en éste, y emerge frente a él (11) para alcanzar el extremo exterior de la ceja y conectar con el Meridiano de la Vesícula Biliar.

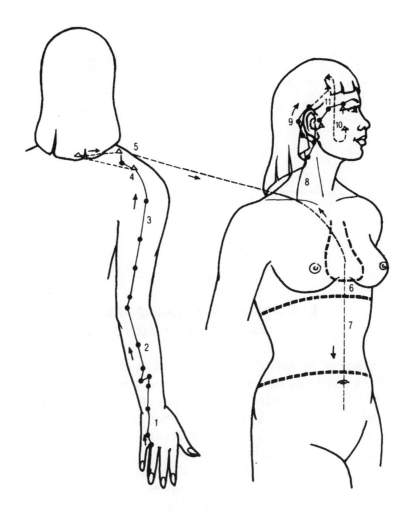

Figura 12

El Meridiano del Triple Calentador

Figura 13

El Meridiano de la Vesícula Biliar
(Zu-shao-yang dan-jing)

El Meridiano de la Vesícula Biliar empieza en el extremo exterior del ojo (1), del que surgen dos ramas. Una rama, que permanece en la superficie, oscila en la cara lateral de la cabeza después de dar la vuelta por detrás del oído (2) hasta alcanzar la parte superior del hombro. Luego desciende, pasando por debajo el brazo (3) y a lo largo de la cara lateral de la caja torácica (4) para alcanzar la zona de la cadera. La segunda rama atraviesa internamente la mejilla (5) y sigue internamente a través del cuello (6) y el pecho (7) hasta alcanzar el Hígado y el Órgano correspondiente, la Vesícula Biliar (8). Sigue descendiendo y emerge junto a la parte baja del abdomen, donde comunica con la otra rama en la zona de la cadera (9). El Meridiano desciende luego a lo largo de la cara lateral del muslo (10) y rodilla hasta llegar junto a la parte inferior de la pierna (11) y seguir descendiendo frente a la parte externa del tobillo. Atraviesa la parte superior del pie (12) y finaliza en la cara lateral de la punta del cuarto dedo del pie. Una rama deja el Meridiano por encima del tobillo para atravesar por encima del pie (13) hasta el dedo gordo, donde se comunica con el Meridiano del Hígado.

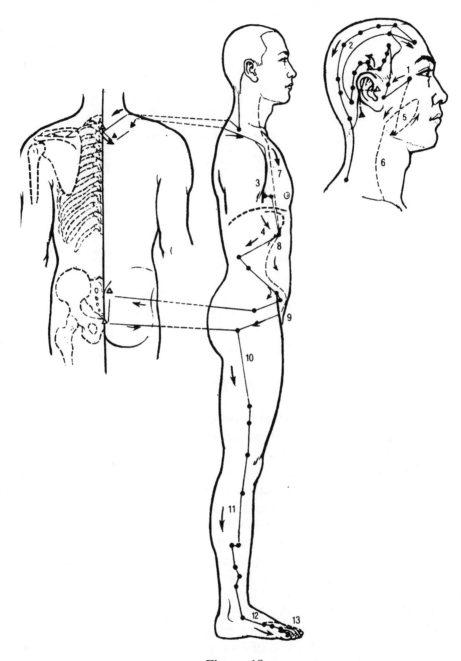

Figura 13

El Meridiano de la Vesícula Biliar

Figura 14

El Meridiano del Hígado
(Zu-jue-yin gan-jing)

El Meridiano del Hígado empieza sobre el dedo gordo del pie y atraviesa la parte superior del pie (1), ascendiendo por delante del tobillo interno y a lo largo de la cara media de la parte inferior de la pierna (2) y rodilla. Circula a lo largo de la cara media del muslo (3) hasta la zona púbica, donde rodea los genitales externos (4) antes de penetrar en la parte baja del abdomen. Asciende internamente (5), comunica con su Órgano correspondiente, el Hígado (6), y con la Vesícula Biliar, y se dispersa bajo las costillas (7) antes de verterse en los Pulmones (8), donde se comunica con el Meridiano del Pulmón (Figura. 3). Aquí se inicia de nuevo un circulo completo del sistema de Meridiano. Reconstituyéndose a sí mismo, el Meridiano asciende por la traquea hasta la garganta (9) y comunica con los ojos (10). Dos ramas parten de la zona ocular: una desciende a través de la mejilla para rodear la cara interna de los labios (11); una segunda rama asciende por la frente (12) hasta alcanzar el vértice de la cabeza.

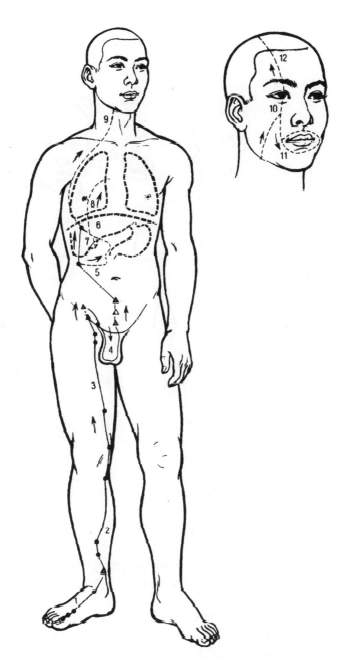

Figura 14

El Meridiano del Hígado

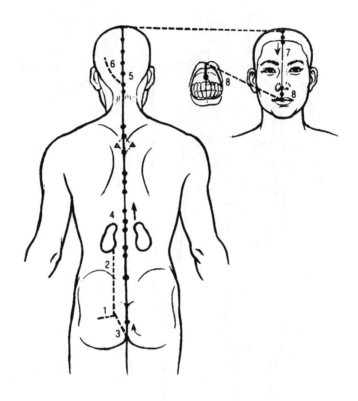

Figura 15

El Vaso Gobernador
(Du-mai)

El Vaso Gobernador se inicia en la cavidad pélvica (1). Una rama interna asciende de ahí hasta el Riñón (2). Otra rama interna desciende para emerger en el perineo (3) y pasa a través de la punta del coxis. Ascendiendo por el centro de la columna vertebral (4), alcanza la cabeza (5) para penetrar en el cerebro (6). La rama principal prosigue hasta la parte superior de la cabeza, desciende por la frente (7) y la nariz para terminar en la encía superior (8).

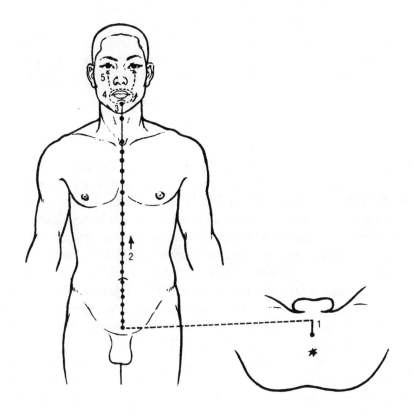

Figura 16

El Vaso de la Concepción
(Ren-mai)

El Vaso de la Concepción empieza en la cavidad pélvica, emerge en el perineo, entre el ano y los genitales externos (1), y avanza hacia la zona púbica. Asciende por el centro del abdomen (2), pecho y garganta hasta la mandíbula inferior (3), donde penetra internamente para rodear los labios (4) y envía una rama a los ojos (5).

Notas

1. "Canal" de hecho es una traducción mejor de *jing-luo* que "Meridiano". La palabra *canal* esta más próxima a la china, y sugiere un conducto tridimensional que contiene una substancia real, mientras que Meridiano implica una reja bidimensional. Sin embargo, en este libro, se utiliza el termino *Meridiano* con el fin de evitar la confusión que representaría utilizar un término nuevo.

2. *Ling Shu* [2], sec. 7, cap. 49, pág. 340.

3. Hasta hace poco la especulación más frecuente decía que los Meridianos eran un constructo hipotético que vinculaba los puntos individuales de acupuntura descubiertos en la antigüedad. Dichos puntos se suponía habían sido probados empíricamente desde la Edad de Piedra. Recientes descubrimientos arqueológicos de manuscritos médicos intactos de la época pre-*Nei Jing*, en la provincia de Hunan, aportaron una luz mayor a la historia médica en general y al desarrollo de los Meridianos en particular. (Dichos libros se conocen colectivamente como *Han Ma-wang, Libros del Túmulo de Seda*. Se ha publicado una colección de los textos mejor conservados que lleva el titulo del manuscrito más extenso, *Recetas para Cincuenta y dos Enfermedades* (Wu-shi-er Bing-fang) [Beijing: Ediciones Wenwu , 1979].)

En los dos textos que se refieren a los Meridianos, solo se mencionan once Meridianos. Dichos Meridianos no están conectados internamente, o al resto, en un sistema sino que parecen estar suspendidos en la superficie del cuerpo. Sus vías y direcciones son distintas de las del *Nei Jing* y no reciben su denominación en relación con los Órganos internos. En uno de los textos, algunos de los meridianos (el texto los llama "mai" o venas) tienen nombres tan sintomáticos como "vena de los dientes", "vena del oído", y "vena de los hombros". En general este antiguo sistema de Meridianos parece primitivo si lo comparamos al recogido en el *Nei Jing* unos cientos de años después.

Esta relación entre Meridianos y puntos recibe un giro interesante en los antiguos textos. No se mencionan puntos, simplemente Meridianos completos que cubren zonas de influencia y que necesitan ser estimulados por moxibustión. Dicha evidencia sugiere que los Meridianos existían antes que los puntos.

Esta nueva perspectiva sobre el pasado es una reminiscencia de la especulación de Sigerist sobre el desarrollo de la medicina en un período antiguo de la historia humana:

"Un individuo se daña su pierna y espontáneamente, sin pensar, la frota .... otro individuo padece de lumbago, se aproxima al fuego y al sentir el calor su dolor se vuelve más soportable ... Podemos imaginarnos al hombre primitivo sufriendo un dolor agudo en el estómago y sintiéndose obligado a hacer algo, presiona su epigastrio con ambas manos, le aplica calor o frío, bebe agua o alguna infusión hasta que se siente mejor. Dicho de otro modo, el dolor, liberaba una serie de reacciones instintivas, algunas de las cuales eran más eficaces que otras. A medida que evolucionó la civilización, los hombres aprendieron a distinguir entre los distintos tratamientos, fueron conscientes de ellos, los recordaron y los transmitieron. [Henry E. Sigerist, *A History of Medicine*, vol. 1, págs. 115-117.]

4. El caracter chino (*ren*) para este Meridiano significa "responsabilidad", probablemente refiriéndose a responsabilidad sobre los Meridianos Yin. La palabra tiene también la connotación de concepción (embarazo), que es de donde suele provenir la traducción usual inglesa.

5. La convención de hablar de catorce Meridianos empieza con la *Elaboración de los Catorce Meridianos* [14] de Hua Shou, publicado originalmente en el 1341 d.C. En dicho tratado, por primera vez, el Vaso Gobernador y el Vaso Concepción están separados de los ocho Meridianos Curiosos y se incluyen en los doce Meridianos regulares.

6. El *Nei Jing* de una forma teórica y abstracta afirma que existen 365 puntos (*Su Wen*, sec. 15, cap. 58, pág. 291), pero en sus exámenes solo menciona por su nombre 160 puntos. El número de puntos de acupuntura regulares se clarificó y aumentó a lo largo de la historia china. El cuadro superior de la pág. 130 resume la progresión histórica (se basa en un cuadro similar, *Study of Acupunture Points* [86], pág. 4, del instituto de Shanghai).

7. Para una presentación fácilmente comprensible de los puntos de los Meridianos-externos véase Hao Jin-kai: *Cuadros Ilustrativos de los Puntos de Acupuntura de los Meridianos Extra* [76].

8. Academia de Medicina Tradicional China, *Un Esquema de Acupuntura China* (Beijing; Ediciones en Lenguas Extranjeras, 1975), pág. 181. Este texto también sitúa el punto del modo tradicional.

9. La más antigua localización de este punto (Vesícula Biliar 31, *Feng-shi*, Mercado Viento) se encuentra en el *Wang shu-chuan, El Clásico de Nutrir la Vida mediante Acupuntura y Moxibustión* [21] (que apareció por primera vez en el 1220 d.C.), pág. 73. La situación más antigua de un punto por regla gene-

(Véase nota 6 pág 129)

Puntos	Fuentes				
	Nei Jing	Clásico Sistemático de Acupuntura (c. 282 d.C.)	Clásico Ilustrado de puntos de Acupuntura tal como Aparecen en el Modelo de Bronce (1.026 d.C.) y Elaboración de los Catorce Meridianos (1341 d.C.)	Clásico de Nutrir la Vida Mediante Acupuntura (1220 d.C.) y Gran Compendio de Acupuntura (1601 d.C.)	Espejo Dorado de Medicina (1742 d.C.)
Puntos Individuales	25	49	51	51	52
Puntos Bilaterales	135	300	303	308	309
Número total de Puntos del Meridiano	160	349	354	359	361

ral aparece en el *Clásico Sistemático de Acupuntura* [15] de Huang-fu Mi, que apareció por primera vez c. 282 d.C. Este texto proporciona la más antigua presentación sistemática de acupuntura que incluye situación de los puntos, pero no incluye Vesícula Biliar 31.

10. La teoría de la puerta fue postulada por Ronald Melzack y Patrick Wall en 1965 (*Science* 150 [1965]: 971-79). Aunque todavía discutido, es un mecanismo plausible para integrar información dispar sobre la percepción del dolor. Como teoría global explica que la sensación de dolor no es producto de un único sistema nervioso, sino que cada parte especializada de todo el sistema nervioso contribuye a la experiencia del dolor. Una de las afirmaciones centrales de la teoría de la puerta control es la de que existe un mecanismo espinal de tipo puerta en la trompa dorsal, la substancia gelatinosa, que regula la cantidad de información transmitida desde las fibras nerviosas periféricas a las células de transmisión de la columna vertebral. Dichas células a su vez activan estructuras del sistema nervioso central como el tálamo, responsable de la expresión del dolor. El mecanismo de puerta se considera que transmite más información sensorial de dolor cuando la proporción de fibras de pequeño diámetro (A delta o C) activas supera la cantidad de actividad de las fibras de gran diámetro (A-beta). Melzack considera a la acupuntura una forma de analgesia por hiperestimulación, en la que el alivio se produciría debido a dicho fenómeno de inhibición del dolor mediante la estimulación de la actividad de fibras grandes. (Véase R. Melzack y S.G. Dennis, "Neurophysiological Foundations of Pain" en *The Psychology of Pain,* com. por R. A. Sternback [New York; Raven Press, 1978].)

11. La primera evidencia de que mediante la acupuntura se liberaran neurotransmisores surgió de un experimento controlado en el que parejas de ratas eran conectadas en serie a través de sus sistemas circulatorios. Una aguja de acupuntura aplicada en el punto del Intestino Grueso 4 *(he-gu)* en una rata elevaba el umbral de dolor en ambas ratas *(American Journal of Chinese Medicine* 2 [1974]: 203). En 1976 se informó que mediante acupuntura eran liberadas substancias bloqueadas por antagonistas de la morfina. En la glándula pituitaria se localizó un grupo de substancias, identificadas químicamente como peptidos y denominadas endorfinas.(*Science* 193 [1976]: 1081-86) El *New England Journal of Medicine* (vol. 296, nº5 [Feb. 3, 1977], págs. 266-271) informó que la más potente de las endorfinas "es de 5.000 a 10.000 veces más potente que la morfina." Además, se afirma que las endorfinas producen la liberación de ADH (hormona Antidiurética) de la pituitaria posterior y facilitan la liberación de FSH (hormona estimuladora del folículo) y ACTH (hormona adrenocorticotrópica) de la pituitaria posterior. Por lo tanto, concluye el artículo, este grupo de substancias químicas parece funcionar a través del eje sistema límbico-hipotalamo-pituitaria.

El doctor Bruce Pomeranz y un grupo de la Universidad de Toronto han estudiado las respuestas de animales a estímulos dolorosos tras recibir tratamiento de acupuntura. Han descubierto que tras un período de inducción de veinte minutos, se reducen los registros de la respuesta de dolor de las células nerviosas de la columna vertebral *(Experimental Neurology* 54 [1977]: 172); se produce un aumento del umbral de dolor, igualado por la analgesia, que puede ser bloqueado por la Naloxona (un antagonista de la morfina), lo que implica la presencia de endorfinas; y que, según la frecuencia de la estimulación, puede implicar a dos distintos sistemas hormonales inducidos (*Life Sciences* 19 [1976]; 1957; 25 [1979]: 1957). Esta relación entre la analgesia de la acupuntura y el sistema de endorfinas ha causado gran sensación en el campo de las investigaciones científicas de la acupuntura. El Dr. Pomeranz ha consolidado en mayor medida la teoría de la relación con las endorfinas experimentando con linajes de ratones con déficit de receptores opiáceos. A diferencia de sus congéneres normales, dichos ratones no desarrollan analgesia mediante la acupuntura (*Nature* 273 [1978]: 675). Una evidencia adicional se produjo utilizando dextronaloxona, el esteroisomero del compuesto activo levonaloxona, que no coincide con el receptor y no bloquea el efecto analgésico de la acupuntura (*Life Sciences* 26 [1980]: 631).

Estudios clínicos de dolor producido experimentalmente en humanos y analgesia mediante acupuntura han confirmado que se produce un aumento del umbral del dolor así como una disminución en el deseo de describir un estímulo como doloroso (D.J. Mayer et. al. En *Brain Research* 121 [1977]: 368; C.R. Chapman et al. en *Pain* 2 [1976]: 265). El efecto de la naloxona para invertir la analgesia por acupuntura en estudios humanos es todavía polémico. (Chapman et al. en *Pain* 9 [1980]: 183).

12. El mecanismo por el que puede funcionar la acupuntura está todavía en las primeras fases de descubrimiento (véase nota anterior). La investigación china moderna que tenemos a nuestra disposición sobre los efectos y aplicación de la acupuntura en términos de bioquímica y fisiología actuales no está muy bien expuesta y está mal diseñada según los estandards occidentales. Carece de controles adecuados y estudios de base, a este tipo de investigación se le podría llamar, con mayor propiedad, observación clínica. A veces roza lo anecdótico. Esta clase de observación-investigación puede, sin embargo, apuntar a una potencial investigación científica útil en occidente. Un resumen de la investigación china aparece en Acupuntura [85], págs. 399-408 del Instituto de Shanghai. La traducción inglesa de este texto a cargo de O'Connor y Bensky (Chicago: Eastland Press, 1981) es magnífica. Esta sección corresponde al capítulo 10. Cataloga estudios llevados a cabo en la china moderna sobre animales y humanos. Los resultados cubren una amplia gama, mostrando cambios en todos los sistemas fisiológicos. A continuación sigue una pequeña muestra de los resultados:

a. Acupuntura mediante agujas en el punto Estómago 36 (*Zu-san li*) refuerza la peristaltis intestinal (contracciones de músculos en animales, duración del transito de bario en humanos). Otros puntos relajan los intestinos.

b. Agujas en el intestino Grueso 4 (He-gu) y Triple Calentador 5 (*Wai-guan*) producen vasodilatación y bajan la tensión. Acupuntura mediante agujas en el Pericardio 6 (*Nei-guan*) producen vasoconstricción, es útil en estados de hipotensión.

c. Se puede regular la frecuencia cardiaca: se puede disminuir un latido rápido, y aumentar uno lento. La tendencia general es disminuir la frecuencia cardiaca y reforzar la contracción muscular cardiaca.

d. Acupuntura en Estómago 36 (*Zu-san-li*) e Intestino Grueso 4 (*He-gu*) aumenta el nivel de 17-hidroxicorticosteroides en la sangre, a veces por un factor de dos o tres. Dichos niveles se mantienen durante un espacio de tiempo considerable.

e. El Instituto científico de Investigación medica de Shenyang, utilizando métodos de medición directos, descubrió que el contenido de ACTH de la sangre de ratas blancas aumentaba mucho tras recibir electro-acupuntura.

f. Los niveles de oxitocina, vasopresina, norepinefrina, hormona estimulante del folículo y prolactina se ven afectados cuando se pinchan diferentes puntos.

g. Se estimula el sistema inmunológico. Los pacientes con disentería causada por bacilos muestran un aumento en fagocitosis tres horas después de aplicarse tratamiento mediante acupuntura, que alcanza su cumbre doce horas después de aplicarse. El efecto era superior con acupuntura eléctrica (una técnica moderna que conecta la aguja a una corriente eléctrica de bajo voltaje), aguantaba menos mediante acupuntura normal e incluso menos utilizando únicamente moxibustión.

En cobayas tratadas con acupuntura aumentaba la cuenta de leucocitos y alcanzaba su cumbre en tres horas.

h. Tras poner agujas en numerosos puntos, aumentaba la concentración de acetilcolina en el cerebro de animales (comparandolo con los controles). Lo que indica un estado de inhibición, parecido a la analgesia y la anestesia.

El resumen reciente más completo de la investigación sobre acupuntura en china es *Desarrollos de la Investigación en Acupuntura* (*Zhen-jiu yan-jiu Jin-zhan*) com. por el Instituto de Investigación en Medicina Tradicional China (Beijin: Prensa del Pueblo, 1981).

13. La herbología se convirtió claramente en la tendencia dominante de la medicina china desde la dinastía Tang (618-907 d.C.) en adelante. El primer período parece más relacionado con la acupuntura. Por ejemplo, el *Nei Jing* solo menciona dos recetas de herbolario.

14. *Enciclopedia de Farmacopea Tradicional China* [32], Nuevo Instituto Médico de Jiangsu.

15. Por extraños que parezcan estos dos materiales derivados de animales, se ha descubierto una base científica para alguna de sus acciones. Lo mismo reza para la mayoría de la materia medica. Estos dos materiales médicos tradicionales tiene efectos muy potentes en el corazón, semejantes al digitalis, así como una amplia gama de usos adicionales verificados por la investigación occidental. Véase, Uso clínico de las Medicinas Chinas [92], págs. 459,456 del Instituto de Zhongshan. Casualmente, la efedrina entró en la moderna farmacopea occidental a través de la investigación llevada a cabo a primeros de este siglo sobre la planta china *Efedra* (C. P. Li *Chinese Herbal Medicine* [Washington, D.C.: John E. Fogarty International Center, U.S. Dept. of HEW, NIH, 1974], pág. 5).

16. Las Figuras 3-16 se basan en diagramas que aparecen en *Un Perfil de Acupuntura China, de la Academia de Medicina Tradicional China* (Beijing: Ediciones en Lenguas Extranjeras, 1975). La descripción más antigua de las vías de los Meridianos, pero sin todos los puntos, se encuentra en el Ling Shu, sec. 3, cap. 10.

Capítulo
5
Orígenes de la Desarmonía:
Tiempo tormentoso

En mis primeros días como estudiante en China, me preocupaba que la percepción de los chinos de la enfermedad –tanto las ideas como el vocabulario– resultaran no solamente inusuales y misteriosos sino simplemente ridículos. Parecía demasiado simple el hablar, como hacen los chinos, de Humedad, Viento, o Calor como factores generadores de enfermedad. Así las cosas, una noche cuando cenaba con la familia china en cuya casa vivía, una mujer se levantó de la mesa con la excusa que tenía un "Viento de cabeza". Aquel incidente me hizo comprender hasta que punto mis percepciones médicas estaban mediatizadas por mi origen cultural. Para mis amigos chinos la idea de un Viento de cabeza no les resultaba extraña en modo alguno, sino que estaba tan afincada en la realidad como lo puede estar el concepto occidental de una gripe. Las ideas chinas representan simplemente un modo diferente de organizar la información sobre la enfermedad y la salud.

La medicina y la filosofía chinas, como ya hemos visto, no se preocupan demasiado de *las* causas y los efectos, o por tratar de descubrir *esta* causa, que en progresión lineal, da lugar a *aquel* efecto. Su preocupación está en las relaciones, en las pautas de los eventos. Por ello su idea de como comienza la enfermedad es muy distinta de la idea que se tiene en Occidente.

De hecho los chinos carecen de una teoría muy desarrollada sobre los orígenes de las enfermedades. Conciben la existencia de ciertos factores que afectan al cuerpo, factores que puedes ser descritos en términos occidentales como causas. Por ello puede resultar tentador para la mente occidental el describirlas como tales, pero para los chinos estos factores generadores no son exactamente causas. Por ejemplo, tomemos el caso de la Humedad. Tanto en China como en Occidente, la gente puede decir que alguien se ha puesto enfermo porque la lluvia le ha mojado o por que se ha mojado los pies o porque vive en un lugar húmedo. Pero para los chinos la humedad provoca un patrón de Humedad; no hay pues distinción entre la enfermedad propiamente dicha y el factor que la causó. La cuestión de la causa se convierte en algo meramente anecdótico. En este sentido, la palabra *causa* es casi el sinónimo de *efecto*. En el "pensamiento por patrones" chino, lo que en un principio podría parecer una causa se convierte en parte del cuadro, inseparable e imposible de distinguir del efecto. El pensamiento por patrones incluye la causa, definiéndola en términos del efecto y convirtiéndola en parte del patrón total. Lo que nosotros en Occidente denominamos una causa tiene poca importancia en el pensamiento chino. Las líneas rectas de la causalidad se doblan en círculos.

Sin embargo, tanto la población china en general como sus médicos, cuando son preguntados acerca de porqué hay una desarmonía, suelen referirse a que hay tres categorías de factores que provocan la enfermedad. Estos factores son el entorno, la condición emocional, y el modo de vida.

La población en general, incluidos los médicos, consideran a veces a dichos factores como causas. La gente supone que la Humedad, por ejemplo, puede "causar" enfermedad a ciertas personas en ciertos momentos. Los amigos, familiares y vecinos, aconsejarán a una persona que se ponga un impermeable o que se marche de una vivienda húmeda. Los profesores, padres y filósofos, junto con los médicos, recomiendan el que se lleven ciertos estilos de vida y desaconsejan el que se realicen actividades pocos sanas. Sugerirán que se cambien ciertas actitudes emocionales o de entorno, a personas que parecen no estar bien o que quieren conservarse sanas. El dar consejos de este tipo no se considera patrimonio exclusivo de los médicos, sino también algo propio de los educadores, líderes y amigos. Las conductas que prescribe la sociedad se supone que son sanas y positivas, y pueden también servir de complemento al trabajo del médico.

En el campo, más limitado, preciso y refinado de la medicina, el pensamiento por patrones de la enfermedad es más pronunciado que en la sociedad en general. Para el médico, el punto de vista de la Humedad, por ejemplo, como causa de enfermedad, es menos importante que las otras dos formas de pensar sobre ello. En primer lugar el médico tomaría nota de la humedad de la vivienda como un dato más, una información más a tener en cuenta entre otros datos. Puede que le diga al paciente que cambie de vivienda (es decir, que considere la Humedad como una causa), pero su principal preocupación estará en situar a este signo en la configuración total de los signos del paciente, incluyendo otros como el color de la cara, el pulso, la lengua, su estado emocional, etc. El médico contemplaría la Humedad como un elemento de la pauta de desarmonía y no la destacaría sobre otras como una causa que necesita un tratamiento. La Humedad es solamente parte del cuadro general. Otras personas que viven en la misma vivienda húmeda puede que no enfermen. Por lo tanto alguna otra cosa pasa que le hace al paciente sensible a la humedad. La mirada del médico se dirige inevitablemente a la muestra completa de signos. Si el paciente no puede cambiar de vivienda, el médico tratará de rearmonizarle para de este modo eliminar su sensibilidad a la Humedad. E incluso si el paciente pudiese cambiar de vivienda, necesitaría de una rearmonización para poder superar la pauta que le hace sensible a la Humedad.

Toda la atención dirigida hacia estas relaciones lleva al médico chino a entender la Humedad de una segunda y más importante forma, como una pauta tanto individual como universal. La persona es un microcosmos de signos que manifiesta la misma configuración de signos que el macrocosmos. La Humedad en el entorno físico se nos presenta como algo mojado, pesado, saturado y difícil de eliminar; la Humedad en el cuerpo convierte a una persona en pesada, hinchada y lenta. Si el patrón interior de una persona es "pantanoso", esta persona puede manifestar signos corporales de este tipo aún cuando nunca haya estado expuesto a una sola gota de humedad exterior. Es importante señalar que la Humedad fuera del cuerpo puede precipitar unos síntomas de Humedad dentro del cuerpo, pero para que esto último se dé no hace falta que el paciente este expuesto a la humedad. No hay por lo tanto necesariamente una relación causal. Es más probable que alguien sufra una enfermedad Húmeda en Londres (que es un lugar relativamente húmedo), pero también es posible que alguien lo haga en Arizona (que es un lugar relativamente seco). La Humedad es reconocible por lo que ocurre dentro del cuerpo, no por el conocimiento de que exteriormente se ha estado expuesto a la humedad. La enfermedad no es causada por la Humedad, la enfermedad es la Humedad.

La causa es el efecto; la línea se convierte en un círculo. El médico percibe el patrón corporal como una miniatura de una imagen natural más general, y dado que las pautas del cuerpo y de la naturaleza son semejantes, ambas comparten una identidad poéticamente equivalente.

A la pregunta de ¿porqué enferma la gente? los chinos pueden responder que los factores que precipitan la enfermedad pertenecen a una de las tres categorías siguientes; el medio ambiente, la emoción, y el modo de vida. Pero aún cuando uno u otro de esto factores pueda estar presente al comienzo de la enfermedad, este factor no se contempla como algo separado de la enfermedad. Forma parte del tejido, es uno de los síntomas y signos con los que el médico chino teje el diagnóstico.

La Seis Influencias Perniciosas *(liu-yin)*

Las seis Influencias Perniciosas representan los factores ambientales (o de entorno) que desempeñan un papel en la enfermedad. Incluyen seis fenómenos climatológicos –Viento, Frío, Fuego o Calor, Humedad, Sequedad, y Calor Veraniego–[1] y son también conocidos como los seis Males *(liu-xie)*.[2]

El cuerpo sano es el resultado de un equilibrio entre el Yin y el Yang. Está sostenido por una malla de actividades de fuerzas complementarias que generan y ponen limite las unas a las otras. Así, el Qi mueve la Sangre, pero al mismo tiempo la mantiene en su sitio; el Corazón almacena el Shen (Espíritu) y también mueve la Sangre; la Vesícula Biliar regula la ascensión, el Estómago regula el descenso; el Hígado regula la distribución y los Riñones regulan el almacenamiento; los Pulmones regulan la circulación y el descenso del Qi; los Riñones gobiernan la fijación del Qi. Cuando el equilibrio se altera, el Yin y el Yang pierden el ajuste y el cuerpo puede entonces ver aumentada su vulnerabilidad a los efectos dañinos de una Influencia Perniciosa. Una Influencia Perniciosa es por supuesto un evento natural. Se convierte en dañina solamente cuando el cuerpo tiene una relación inadecuada con ella.

Cuando el cuerpo se encuentra debilitado por un desequilibrio del Yin y del Yang, un fenómeno climatológico puede invadirlo y convertirse en una Influencia Perniciosa. En este estado el cuerpo se ve sometido a un conflicto entre la Influencia Perniciosa y el Qi Normal. Lo primero con lo que se encuentra la Influencia Perniciosa invasora es con el Qi Protector. Si este es fuerte, la Influencia Perniciosa es expulsada y el individuo se recupera. Pero si el Qi es débil, o la Influencia Perniciosa es muy fuerte, la enfermedad se desarrolla y penetra más profundamente, involucrándose más con los Órganos internos. Las enfermedades generadas por alguna de las Influencias Perniciosas que invaden el cuerpo se producen de una manera súbita. Se caracterizan por presentar una aversión hacia la Influencia concreta que la ha generado (por ejemplo, temor al frío, aversión al viento), fiebre, escalofríos, dolores corporales y malestar general. Se entiende que estos síntomas son el resultado del intento de arrojar a la Influencia que hacen el Qi Normal y el Qi Protector.

Cuando una Influencia Perniciosa invade el cuerpo de este modo, y desde el exterior, se le denomina una Influencia Perniciosa Externa. Una Influencia Perniciosa puede también originarse internamente.[3] En este caso el organismo manifiesta signos y síntomas semejantes. Una diferencia importante reside en que en estos casos la enfermedad no se manifiesta de forma repentina, y a menudo no hay fiebre ni escalofríos. Una Influencia Perniciosa que se desarrolla en el interior del cuerpo se denomina una Influencia Perniciosa Interna. Una Influencia Perniciosa Externa acompaña generalmente a la enfermedad aguda, mientras que una Influencia Perniciosa Interna está más a menudo relacionada con la enfermedad crónica. Sin embargo, todas las Influencias Perniciosas son en realidad modelos o imágenes de procesos corporales que imitan las condiciones climatológicas, y son tratadas de modo similar.

En la descripción de la Influencias que sigue, se tratan tanto los aspectos externos como los internos.

Viento *(feng)*

El Viento en el cuerpo se asemeja al viento en la naturaleza. Es al mismo tiempo movimiento y lo que genera movimiento en aquello que de otro modo permanecería inmóvil. Produce cambio y aceleración en lo que de otro modo es lento y constante, y es el causante de que las cosas aparezcan y desaparezcan con rapidez. El Viento afecta al cuerpo de modo semejante a como mueve las ramas y hojas de un árbol. Consecuentemente, el Viento es un fenómeno Yang.

El Viento esta asociado a la Primavera, pero una desarmonía caracterizada por el Viento (una desarmonía Viento) puede aparecer en cualquier estación. La asociación de una Influencia Perniciosa con una estación es una asociación de potencialidad, es decir que el cuerpo puede ser más susceptible a las Influencias del Viento en la primavera. Aunque existe una conexión entre el cuerpo y el medio ambiente, la dinamica interna del cuerpo puede verse afectada por el Viento en cualquier otra estación y no verse afectada en primavera. La correspondencia entre una Influencia Perniciosa y su estación es poética pero cierta, significa que el microcosmos esta tomando parte en la vida del macrocosmos.

El viento es una de las Influencias Perniciosas que raramente aparece sola. Generalmente viene acompañada por alguna otra Influencia Perniciosa Externa, tal como el Frio o la Humedad. La presencia del Viento permite e incluso ayuda a la invasión del cuerpo por otras Influencias. Por ello el *Nei Jing* dice que "las cien enfermedades se desarrollan a partir del Viento".[4] Debido a que el Viento es "ligero y airoso", el *Nei Jing* dice también que "el daño infligido por el Viento afecta en primer lugar a la parte de arriba".[5] Se piensa que el Viento se manifiesta inicialmente en las partes más altas y más exteriores del cuerpo, especialmente en la cara, la piel y las glándulas sudoríferas, y los pulmones. A veces, las personas afectadas por el Viento, suelen recordar el haber estado expuestas a las corrientes de aire.

Dado que el Viento se asocia al movimiento, se reconoce a menudo por signos como el dolor que se desplaza de un sitio a otro, los picores o las erupciones cutáneas que cambian de lugar, los espasmos, temblores de los miembros, tics, vahídos o la tetanización. Resumiéndolo, el *Nei Jing* comenta: "El Viento es adepto del movimiento y de los cambios frecuentes".[6]

Cuando el Viento es una Influencia Perniciosa Externa, se le denomina Viento Externo. El Viento Externo esta caracterizado por la rapidez con la que aparece, al igual que ocurre con todas las Influencias Perniciosas Externas. A menudo, se acompaña de fiebre (que es un signo de conflicto entre la Influencia Externa y el Qi Normal), temor a las corrientes, sudoración, dolores de cabeza repentinos, vías nasales obstruida, picor o irritación de garganta. Dado que normalmente va acompañado por otra Influencia Perniciosa, contiene los signos de otra Influencia Perniciosa. El Viento Externo se asemeja con frecuencia a lo que la medicina occidental describe como el ataque de una enfermedad infecciosa o contagiosa.

El Viento Interno acompaña usualmente a las desarmonías crónicas. Con frecuencia, pero no exclusivamente, estas desarmonías suelen ser del Hígado. El Hígado es el responsable del movimiento regular en el cuerpo, y por ello es sensible al movimiento irregular, dolencia esta que puede ser descrita como Viento. Los signos del Viento Interno pueden incluir los vahídos, los zumbidos de oídos, la pesadez e insensibilidad de los miembros, los temblores, las convulsiones y la apoplejía.

Bosquejo Clínico: Un paciente sufre de lo que la medicina occidental designa como una infección de las vías respiratorias. Siente frío y tiene la nariz taponada, un poco de fiebre y le duelen la cabeza y todo el cuerpo. El diagnóstico chino podría ser de Viento Externo y Frío invadiendo el cuerpo. El tratamiento iría dirigido a expulsar el Viento, usando puntos de acupuntura tales como Vesícula Biliar 20, cuyo nombre en chino es Pozo del Viento (*Feng-chi*), y ciertas hierbas. El jengibre fresco, por ejemplo, entra en el Meridiano del Pulmón y produce sudor, que expulsa al Viento y al Frío.[7]

Frio *(han)*

El Frío, tanto en el cuerpo como en la naturaleza, es un fenómeno Yin. Esta asociado con el invierno, de igual manera que el Viento esta asociado con la primavera. Pero, igualmente, el Frío no aparece únicamente en la estación con la que guarda correspondencia. Una brisa fresca en el verano pude generar una pauta de Frío Externo, especialmente si la persona esta muy sensibilizada como consecuencia de una desarmonía interna preexistente. El tiempo frío, por lo general, agrava una dolencia de Frío ya existente.

El signo más importante de cualquier Influencia de Frío es que el individuo sienta frío. Una parte o todo el cuerpo, puede estar frío al contacto o puede tener un aspecto pálido y helado. La persona en cuestión manifiesta a menudo una clara aversión al frío y busca el calor, quizás mediante la botella de agua caliente o la prenda extra de lana.

En el cuerpo, el Frío actúa como lo hace en la naturaleza. Contrae las cosas obstruyendo los movimientos normales. Hiela las cosas, produciendo movimientos más lentos, infraactividad e hibernación. El Frío en los Meridianos puede bloquear la circulación del Qi o la Sangre, produciendo un dolor fuerte, agudo y que agarrota y que a veces responde a la aplicación de calor. El Frío en los Meridianos de las extremidades puede producir contracciones y rigideces. Tal como lo menciona el *Nei Jing*, "El Frío penetra los Meridianos y retarda el movimiento.... el Qi no puede penetrar y finalmente se produce el dolor."[8] Las secreciones relacionadas con el Frío son claras o blancas y tienen un aspecto helado, tal como mucosidad o moco claro, esputo, vomito, orina o diarrea con fluido claro o blanco. El *Nei Jing* dice, "El Frío es acuoso, transparente, claro, y fresco."[9]

Las desarmonías del Frío Externo, al igual que las Influencias Perniciosas Externas, pueden sobrevenirle al paciente súbitamente. Generalmente vienen acompañadas de aversión al frío, escalofríos, fiebre baja, dolor de cabeza, y dolores corporales. Generalmente los escalofríos son más fuertes que la fiebre, y la fiebre es interpretada como un esfuerzo del cuerpo para arrojar al exterior a la Influencia Externa. Dado que el Frío obstruye los poros, en general en las desarmonías producidas por el Frío se produce poca exudación.

El Frío Interno se relaciona con un Yang insuficiente. El Yang es Calor y actividad, por ello cuando no lo hay en grado suficiente, el cuerpo estará Frío y lento. Normalmente, el Frío Interno es crónico y está asociado con la infraactividad y la lentitud general. El cuerpo o partes de él, están fríos; la persona necesitará a menudo dormir más de lo normal, y estará suspirando por el calor. Del mismo modo que el Viento Interno está con frecuencia conectado con el Hígado, el Frío Interno está a menudo relacionado con los Riñones, dado que los Riñones tienen la Puerta del Fuego de la Vida y son la fuente del Yang del cuerpo.

Bosquejo Clínico: Un paciente, varón, se queja de dificultad en la micción y de pérdida de orina, problemas que con el paso del tiempo le ocurren cada vez con mayor frecuencia a lo largo de los años. Un médico occidental le diagnostica una dolencia de la próstata (hipertrofia benigna de próstata). El paciente visita a un médico chino, que observa que su cara está pálida y que lleva puestos muchos jerseys. El paciente le cuenta al médico que siempre aborreció mucho al frío y que duerme acurrucado. Estos y otros signos tales como un pulso profundo y lento, y una lengua pálida y húmeda señalan la presencia de una pauta de Frío Interno. El tratamiento podría incluir moxibustión, en puntos como el Vaso Gobernador 4 (*Ming-men,* Puerta de la Vida) y Riñón 2 (*Ranu,* Valle en Llamas) para fortalecer el Qi del Riñón. El médico podría también recetarle algunas infusiones que contuviesen los capullos de seda de la mantis religiosa, ya que penetran el Meridiano del Riñón y fortifican o tonifican el Fuego de la Puerta de la Vida. [10]

Calor *(re)* o Fuego *(huo)*

Las palabras *Calor* o *Fuego* pueden utilizarse de modo indistinto, aun cuando Calor tiene más bien la connotación de una Influencia Perniciosa Externa y Fuego tiene la connotación de una Influencia Perniciosa Interna. El Fuego sin embargo es también una característica normal del cuerpo. Es el aspecto Yang del cuerpo, opuesto al Yin, uno de los dos principios corporales que deben mantenerse en equilibrio. No debe confundirse el Fuego que es el Yang normal de cuerpo con la Influencia Perniciosa Fuego, esta última fuente de desarmonía.

El Calor o Fuego, dada su característica de ser caliente y activo, es un fenómeno Yang. Esta asociado con el verano pero es común a lo largo del año, y sus signos distintivos en el cuerpo se parecen a sus manifestaciones en la naturaleza. Cuando la Influencia Perniciosa Calor está presente, todo el cuerpo o partes de él sienten calor o parecen calientes. La persona afectada por ella siente aversión al calor y muestra preferencia por el frio. El o ella mostrarán signos como fiebre alta, cara roja, ojos enrojecidos, y la orina tendrá un color oscuro y rojizo. El Calor puede también acumularse en pequeñas zonas de la superficie del cuerpo creando el Veneno del Fuego (lo que en Occidente se llamaría inflamación). Sus síntomas son forúnculos, diviesos, úlceras rojizas, u otras lesiones de la piel de color rojo, hinchadas, prominentes y dolorosas. Las secreciones y excreciones relacionadas con las Influencias Perniciosas del Calor y del Fuego suelen ser pegajosas y espesas y ser sentidas como cosas calientes: la tos con mucosidad amarilla y espesa o la deposición de moco y sangre acompañada de sensación de quemazón en el ano. Las Influencias Perniciosas del Calor y del Fuego pueden también secar la materia corporal y consumir los Fluidos. Así, una lengua seca, una sed desacostumbrada, unos excrementos secos, o una micción muy escasa son otros posibles signos de la presencia de esta Influencia.

La Influencia' Perniciosa Calor, por ser un fenómeno Yang, induce el movimiento, al igual que lo hace el Viento. Sin embargo el Viento tiene mayor movilidad, y su movimiento es tembloroso o espasmódico, súbito o abrupto. A su vez, se dice que el Calor induce "movimientos precipitados", especialmente de la Sangre y del Shen. En la Sangre, dichos movimientos producen con frecuencia hemorragias y erupciones rojas en la piel. En el Shen, "el movimiento precipitado" puede ser identificado por el delirio o el hablar de forma confusa, como se produce por ejemplo en un enfermo con fiebre alta. El Calor Externo o las desarmonías del Fuego están caracterizadas por la fiebre alta, el dolor de cabeza (dado que el calor sube), la garganta hinchada e irritada, la boca seca, mucha sed, deseo de cosas frías, el esputo es en ocasiones sanguinolento, erupciones en la piel, irritabilidad, y delirio. Por lo general la fiebre es más alta con Calor que con Frío y apenas se tienen escalofríos, se tienen más dolores de cabeza, y menos dolores corporales. Esto se debe a que el Calor tiende a subir y esto hace que los meridianos se obstruyan menos que con el frío. Al igual que ocurre con otras Influencias Perniciosas Externas, la aparición de la enfermedad es por lo general muy repentina.

El Calor o Fuego Interno se produce como consecuencia de la desarmonía del Yin y del Yang de los distintos Organos.

Bosquejo clínico: A una paciente se le declara de modo repentino una fiebre alta y una irritación muy grande de la garganta. Tiene la cara roja, una tos corta y seca, y no da muestras de temer al frío. Un médico occidental toma una muestra de la garganta y descubre la presencia del *estreptococo* Betahemolitia Grupo B. Se le recetan antibióticos, con buenos resultados. Si el mismo paciente hubiera acudido a un médico chino, éste le hubiera diagnosticado muy probablemente una Influencia Perniciosa de Calor. Le hubiera recetado hierbas tales como el *Coptis* y la *Scutellena*, que dispersan el calor y enfrían el Fuego. Casualmente la investigación moderna ha demostrado que tanto el *Coptis* como la *Scutellena* impiden el desarrollo de los estreptococos. El tratamiento mediante la acupuntura, pinchando el punto Intestino Grueso 4 (*Heu-gu* Valles Adyacentes) para enfriar el Fuego, hubieran aliviado los síntomas y fortalecido la resistencia del cuerpo en este caso, pero hubiera sido menos eficaz que el tratamiento mediante las hierbas. [11]

Humedad *(shi)*

Las Influencias Perniciosas de la Humedad producen síntomas clínicos que se asemejan a las propiedades de la humedad en la naturaleza. Dadas sus características; mojada, pesada y lenta, la Humedad es Yin. Técnicamente se le asocia con lo que los chinos denominan el "verano largo", pero de hecho se le asocia con el tiempo húmedo en cualquier estación. El vivir o trabajar en un ambiente húmedo o el llevar ropas mojadas puede también allanar el camino para que la Humedad invada el cuerpo.

La Humedad es pesada, turbia, y difícil quitársela de encima. Tiende a mover las cosas hacia abajo, por ello el *Nei Jing* dice que " la parte inferior del cuerpo es el área que primero se ve afectada por la Humedad".[12] Por tratarse de un fenómeno Yin, la Humedad es como el Frío, pero sus efectos son distintos de los del Frío. Por ejemplo, el dolor del Frío se caracteriza por retortijones intensos y agudos, mientras que el dolor de la Humedad dura tiempo y produce una sensación de pesadez. Durante una enfermedad de Humedad, se puede sentir la cabeza pesada, "como si estuviese metida en un saco", dicen los chinos. Las extremidades pueden producir una sensación de pesadez y dolor, y el paciente mostrara aversión hacia los sitios y las situaciones húmedas. Las secreciones y excreciones asociadas con la Humedad son copiosas y con frecuencia turbias, poco claras y pegajosas, como "arena" en los ojos, orina sucia, diarreas fuertes, descargas vaginales fuertes, y erupciones cutáneas llenas de líquidos o soltando mucho líquido. La Humedad Externa puede obstruir el movimiento del Qi fácilmente, produciendo una sensación de plenitud en el abdomen y el pecho, así como defecación y micción intermitente o incompleta. La Humedad Externa puede penetrar los meridianos, afectando a las extremidades y produciendo sensación de pesadez, rigidez y articulaciones doloridas. Puede también afectar fácilmente al Bazo. El Bazo regula "la ascensión de lo puro", transformando las esencias puras en Sangre y Qi mediante un proceso de vaporización que requiere de un entorno seco. Un refrán tradicional chino recoge esto del modo siguiente, "Al Bazo le gusta la Sequedad".[13] El Bazo es por consiguiente especialmente sensible a la Humedad. La Humedad puede "afligir" con rapidez el Bazo e interferir con la "ascensión" de los alimento y los fluidos puros. Esto se puede observar en signos tales como la pérdida de apetito, la indigestión, nauseas, diarrea y edema abdominal. Sin embargo, al mismo tiempo, otras desarmonías del Bazo pueden facilitar el que la humedad tarde en abandonar el cuerpo y se convierta en una enfermedad de Humedad Interna, al impedir la ascensión o transformación de los Fluidos.

La diferencia entre la Humedad Externa e Interna se puede reconocer fundamentalmente por la velocidad a la que se manifiesta una y otra. La Humedad Externa será aguda y acompañada por otros signos Externos, pero se podrá convertir con facilidad en Humedad Interna. Una Humedad Interna convertirá a la persona en más propensa a la Humedad Externa. Ambos tipos de Humedad se estancan y se afincan, y pueden durar mucho tiempo.

Bosquejo Clínico: Dos pacientes padecen lesiones vesiculares dolorosas. El primer paciente tiene erupciones en la cara, el segundo las tiene en la parte baja del tronco. Un médico occidental diagnostica a ambos un herpes zoster y les receta analgésicos para el dolor ya que no existe tratamiento de estilo occidental para el virus que causa esta enfermedad. Los pacientes consultan a un medico chino, el cual probablemente identificará dos diferentes pautas de desarmonía. El paciente que tiene erupciones en la cara puede tener una desarmonía Viento-Humedad, mientras que el paciente con las erupciones en la parte baja del tronco padece de una desarmonía Humedad-Calor. Ambas son pautas de Calor dado que las erupciones se presentan rojas, dolorosas e inflamadas. La localización de las erupciones es diferente ya que los factores que las originan, las Influencias Perniciosas, son diferentes. El Viento es ligero, y produce sus manifestaciones en la cara, la Humedad es pesada y por ello hace bajar las manifestaciones que dan como resultado las erupciones hacia la parte baja del tronco.

Para el primer paciente, el médico prescribiría hierbas y acupuntura que expulsen el Viento-Calor, mientras que se prescribirían hierbas y acupuntura que eliminasen la Humedad-Calor para el segundo paciente. Estos métodos de tratar el herpes han demostrado ser eficaces, posiblemente porque algunas de las hierbas empleadas inhiben el crecimiento del virus,[14] al tiempo que la acupuntura ayuda a aliviar el dolor.

Por otra parte, el seleccionar el tratamiento a base de hierbas basándose solamente en los conocimientos occidentales de los virus, hubiera sido menos eficaz que el combinar las hierbas siguiendo el método tradicional.[15]

La Mucosidad (Tan) es una forma de Humedad Interna. Aun cuando en sentido estricto no sea un factor productor de enfermedad, está relacionado con la Humedad y se presenta conjuntamente con una gran cantidad de desarmonías.

El término Mucosidad incluye el significado de la palabra occidental que significa secreción visible de las membranas mucosas, por ejemplo, en forma de flema. Pero tiene también otras características y connotaciones que lo convierten en un concepto diferente del de la fisiología occidental. La Mucosidad se produce con las desarmonías del Bazo o de los Riñones que afectan al movimiento del Agua por el cuerpo. Dichas enfermedades permiten que la Humedad se afinque, y que la Humedad pueda condensarse creando la Mucosidad. La Mucosidad es espesa y pesada, más pesada que la Humedad. Puede producir obstrucciones con mayor facilidad y puede causar bultos, quistes o tumores.

Cuando se acumula Mucosidad en los Pulmones se produce la tos con mucha expectoración. La Mucosidad en el Corazón puede obstruir el Shen, dando lugar a pensamientos confusos, estados de estupor, estados comatosos, conductas caóticas o locura. La Mucosidad en los Meridianos puede producir parálisis o la aparición de quistes y de tumores blandos y móviles. El Tan en la garganta puede producir una sensación de tener un bulto. El examen de la lengua y el pulso indican al médico si la Mucosidad está presente en la desarmonía. Una capa "grasienta" y espesa en la lengua o un pulso "resbaladizo" son los principales indicadores de ello (Vease Capítulo 6). Donde quiera que haya Mucosidad, ello implica que hay Humedad.

Sequedad *(zao)* y Calor Veraniego *(shu)*

La Sequedad y el Calor Veraniego son dos Influencias Perniciosas diferentes, pero menos importantes que el Viento, el Frío, el Calor y la Humedad. Esto se debe a que se les emplea con menor frecuencia como una descripción del entorno interno. En la práctica clínica son aún menos importantes que en la teoría tradicional.

La Influencia Perniciosa de la Sequedad va asociada al otoño y está considerada como un fenómeno Yang. Está también estrechamente asociada con el Calor. La Sequedad y el Calor forman un todo continuo, en el que en el extremo de la Sequedad se enfatiza la deshidratación y en el del Calor la rojez y el acaloramiento. Así, la Sequedad va acompañada de conductos nasales, labios y lengua secos, piel cuarteada y heces secas. La Sequedad Externa interfiere a menudo con las funciones de circulación y descenso de los Pulmones, manifestándose en una tos seca con poca flema, asma, o dolor del pecho así como la aparición súbita de fiebre, dolores en el cuerpo, y otros síntomas característicos de las Influencias Perniciosas Externas. (Las pocas desarmonías que incluyen Sequedad Interna se discutirán en el Capítulo 8).

El Calor Veraniego es únicamente una Influencia Perniciosa Externa que resulta de la exposición a un calor extremado. Sus síntomas incluyen una fiebre alta y súbita y una gran sudoración. El Calor Veraniego daña fácilmente el Qi, produciendo fatiga extrema y produce también el agotamiento de los Fluidos. A menudo ocurre conjuntamente con la Humedad.

Las seis Influencias Perniciosas, Externas e Internas, no pueden ser apreciadas de modo separado, aisladamente, de la observación global del cuerpo. Solamente pueden ser identificadas por los signos y síntomas que les acompañan. Y dichos signos y síntomas forman parte de unas pautas corporales más amplias que cualquiera de las Influencias Perniciosas. La Humedad o el Viento-Frío que inicia una desarmonía forma parte de la desarmonía misma, siendo la propia desarmonía la que contribuye a que aparezca el mal Humedad o Viento-Frío. La idea lineal de causa efecto se convierte en circular en la medicina china, ya que el "pensamiento por patrones" chino engloba todas las piezas del mecanismo en una totalidad de mayor nivel .

La Humedad o el Viento-Frío u otros fenómenos climatológicos representan en última instancia una descripción de estados corporales, de metáforas que relacionan lo que está ocurriendo en el cuerpo con sus complementos en el universo. Considerados como causas se las puede contemplar como muy secundarias dentro de la pauta general. De hecho, en algunos casos, el estar expuestos a la Humedad puede generar una enfermedad de tipo Frío, o el estar expuesto al Frío puede generar una enfermedad de tipo Viento-Calor. Y si alguien ha estado expuesto a Humedad pero manifiesta una pauta de Calor, es el Calor lo que cuenta, y el tratamiento habrá de ser para el Calor y no para la Humedad. En la medicina occidental, resulta muy a menudo imposible tratar la enfermedad si no se conoce la causa; en la medicina china, el tratamiento está siempre dirigido a la enfermedad sin reparar en la causa. La Influencia Perniciosa en tanto que causa de enfermedad, carece de importancia.

Un individuo puede manifestar propensión a ciertos estados –uno es normalmente Frío o Húmedo, mientras otro es Caliente y Seco. Cada uno recibirá una Influencia Perniciosa característica, de forma que se convertirá en parte integrante del cuadro único de esta persona. La Influencia Perniciosa no posee características que no le sean propias y no estén definidas por sus manifestaciones en cada organismo.

La Influencia Perniciosa solo puede influenciar, no puede determinar. Teniendo en cuenta la totalidad de elementos que se toman en consideración en la medicina china, constituye una pieza más, otro signo más que hay que "tejer en la trama".

Las Siete Emociones *(qi-qing)*

Los médicos chinos han reconocido siempre que los factores emocionales juegan un papel importante en la salud y la enfermedad. La vida emocional no puede separarse de la física. La preocupación por el componente psicológico del paciente debe incluirse en el examen que haga el médico, ya que las Sustancias Fundamentales y los Órganos están todos íntimamente ligados con las emociones.

El *Nei Jing* cita siete emociones que afectan particularmente al cuerpo y que todavía son consideradas como las más importantes: alegría, ira, tristeza, pesadumbre, preocupación, miedo, y terror. Las diferencias entre la tristeza y la pesadumbre, y el miedo y el terror parecen ser solo una cuestión de grado y en algunos casos estos pares de emociones se toman como una única emoción. Por supuesto, las características emocionales no son en si mismas patológicas, y todas ellas están presentes en los individuos sanos. El desequilibrio y la enfermedad en el individuo aparecen cuando una emoción es excesiva o insuficiente durante un período de tiempo prolongado, o cuando aparece súbitamente con gran fuerza. Lo recíproco es también cierto; la desarmonía Interna puede generar estados emocionales desequilibrados.

Los estados de deficiencia o exceso de emocionalidad, afectan al Qi y a las demás Sustancias. El *Nei Jing* dice que "el exceso de alegría esta asociado con un Qi lento y disperso; el exceso de ira induce al Qi a subir; el exceso de tristeza y de pesar debilitan el Qi; el exceso de preocupación genera "nudos" o "topes"; el miedo tiene como resultados que el Qi baje; y el terror produce un Qi caótico".[16]

Se estima también que las siete emociones están correlacionadas con los cinco Organos Yin: la alegría con el Corazón; la ira con el Hígado; la tristeza y la pesadumbre con los Pulmones; la preocupación con el Bazo; y el miedo y el terror con los Riñones. Las desarmonías de uno de estos Órganos tiende a producir un desequilibrio en la emoción correspondiente y viceversa.

Los dos Órganos considerados como más susceptibles a los trastornos emocionales son el Corazón y el Hígado. Una de las funciones del Corazón es la de almacenar el Shen. Las emociones no armoniosas pueden producir fácilmente un trastorno del Shen, que resulta en insomnio, pensamientos confusos, llantos o risas fuera de lugar, y en casos extremos, ataques convulsivos, histeria, y locura. El Hígado armoniza las emociones a través de su función "aspersora". Por ello, el que el Qi del Hígado vaya en la dirección incorrecta puede ser el resultado de tener un exceso de ira. El Estancamiento del Hígado puede asociarse con cualquier frustración emocional, o con cambios de humor inapropiados y extremos.

Las siete emociones pueden también afectar a otros Órganos y Sustancias. La alegría excesiva, por ejemplo, puede dispersar el Qi del Corazón dando lugar a que el Shen se vuelva confuso e incontrolado. Cuando el exceso de ira afecta al Hígado, pueden producirse síntomas como mareos, congestión en el pecho, sabor amargo en la boca, y dolor en los costados y en la parte alta del abdomen. El exceso de tristeza o de pesar puede debilitar el Qi de los Pulmones, mientras que el exceso de miedo puede hacer que el Qi de los Riñones descienda, hasta el punto de hacer que la persona pierda el control de la vejiga. El exceso de preocupación puede producir un estancamiento del Qi, con el consiguiente trastorno de la función de transformación de los alimentos del Bazo, produciendo síntomas abdominales como la distensión del estómago y la mala digestión. El Shen puede volverse confuso y agitado como consecuencia del miedo excesivo o del terror.

La correspondencia entre las emociones, el Qi, y los Órganos, es útil para el médico pero en ningún caso debe entenderse de forma rígida ni aplicarse de un modo mecánico. Aún cuando se diga que las siete emociones son factores internos generadores de enfermedades, la medicina china no los considera como causas de enfermedad definidas de modo preciso, si bien las acepta como una fuente adicional de información con la que tejer las pautas de desarmonía.

Bosquejo clínico: Persona que se siente continuamente rabiosa. Considera (ella) que tiene buena salud, aunque se queja de tener mareos de vez en cuando. Un médico occidental encuentra que tiene la presión sanguínea ligeramente alta, pero no observa ningún otro problema. El médico sugiere a la paciente que consulte con un psiquiatra. Cuando la paciente consulta con un médico chino, el examen revela un exceso de actividad del Hígado. El tratamiento prescrito emplea puntos de acupuntura tales como Hígado 2 (*Xing-jian*, Camino entre dos puntos) y Vesícula Biliar 44 (*Qiao-yin*, Apertura del Yin), y hierbas tales como el fruto de la *Gardenia* y la *Genciana*. Todos ellos enfrían y dispersan el exceso de Fuego en el Hígado, mejorando notablemente el estado de la paciente.

El estilo de vida *(bu-nei-wai-yin)*

Esta clase de factores se denominan tradicionalmente como "ni Externos, ni Internos". En otras palabras, incluye aquellos factores que no son ni Influencias Perniciosas Externas ni son emociones(Internas). Para los occidentales estas son cuestiones del dominio del modo de vida de las personas. La vida ideal sería la que estuviese en armonía con el universo. Si esto se consigue, se supone que la persona habrá conseguido también la armonía interior. El Yin y Yang estarán equilibrados, las emociones también estarán equilibradas. Por supuesto, todo esto no es tema exclusivo de la medicina, sino que afecta también a la cultura como un todo. Sin embargo el médico es consciente de esto y se le llama con frecuencia para que de tratamiento a las desarmonías que son el resultado de llevar un estilo de vida inadecuado o para que señale lo que son hábitos no apropiados.

Dieta

En la medicina china la dieta es considerada como algo que influye de modo importante en la salud, y existen muchos libros dedicados a la dieta. Esta preocupación por la dieta no llega a tener el énfasis de Hipócrates. Dado que el Estómago recibe los alimentos y el Bazo es el responsable de su transformación en Qi y Sangre, estos dos son los Órganos más afectados por la dieta.

La irregularidad tanto en la cantidad como en la calidad de la comida ingerida o en el momento en que se hacen las comidas pueden perturbar la armonía corporal. La comida en cantidades insuficientes o la falta de la comida adecuada puede traducirse en que llegue al Bazo insuficiente materia prima. Entonces se dará Insuficiencia de Qi y de Sangre en la totalidad del cuerpo o en ciertos Órganos. El exceso de comida que obstruye la "maduración" del Estómago y la "Transformación" del Bazo se denomina "Comida Estancada" y puede conducir a síntomas tales como la distensión, eructos agrios, o la diarrea.

Una predilección por ciertos tipos de alimentos puede también generar desarmonía. Los chinos dicen que demasiada comida cruda puede sobrecargar el aspecto Yang del Bazo y generar Humedad Fría Interna que se pone de manifiesto en síntomas como dolor abdominal, diarrea o debilidad. Las comidas aceitosas o con mucha grasa, el alcohol y los dulces pueden producir Humedad y Calor. La comida que no ha sido limpiada adecuadamente puede dañar la digestión.

Los chinos conocen muchos tipos de comida, de combinaciones de alimentos y a veces ciertos métodos de preparación de la comida son prescritos en la literatura médica así como indicados por el médico mismo. Muchos de los conceptos dietéticos chinos no son transferibles a la cultura occidental, salvo que los mismos sean desarrollados en restaurantes chinos. La dieta, más que cualquier otra terapia, está estrechamente ligada a los usos y costumbres de una sociedad.

Ningún libro chino puede indicar a los occidentales lo que tienen que desayunar. Posiblemente los occidentales no podrían hallar los ingredientes o sabrían prepararlos, y la mayoría de ellos no querrían comer el resultado. Los chinos no podrían dar nunca una opinión razonada, basada en la experiencia empírica, de cuando comer o no una lasagna. Además, y lo que es más importante, los médicos chinos, al igual que sus homólogos de otras culturas, suelen ser ignorados cuando dan consejos dietéticos. Por desgracia, muy a menudo, tanto el doctor como el paciente tienen la sensación de que la dieta, aunque es útil en el marco de la prevención y la recuperación, no es suficientemente potente o específica para corregir muchas desarmonías graves, por lo que se le da poca importancia en medicina.

Actividad sexual

En los textos médicos chinos se considera que la actividad sexual excesiva es un factor que provoca la enfermedad. Se dice que el exceso daña el Jing del Riñón, lo cual tiene como consecuencia la aparición de lumbago, vahídos, y una disminución general de la vitalidad. El tener muchos partos debilita el Jing y la Sangre, produciendo problemas en la menstruación. En los textos chinos se hace mención a la actividad sexual como los "asuntos de alcoba", y no se define con claridad lo que se entiende por actividad "excesiva". Los convencionalismos sociales y la posición social han tenido tanta importancia como las consideraciones puramente médicas a la hora de determinar el nivel de actividad apropiado. Si se considera que un paciente es excesivamente activo en materia sexual, el doctor puede sugerir una mayor continencia. Pero también puede tratar de rearmonizar al paciente para que sea físicamente capaz de mantener un aumento de la actividad sexual. Utilizando patrones de pensamiento se puede equilibrar de distintas formas la configuración.

La actividad física

Esta categoría incluye la actividad de la vida normal. Toda actividad, según los chinos, debiera tener como finalidad la de vivir en equilibrio armonioso con el cosmos, las estaciones y su propia constitución, y la etapa de la vida en la que se encuentra uno. Los momentos y épocas Yang, tales como la mañana, la primavera y la juventud, debieran ser los momentos de mayor actividad en la vida de un ser humano; los momentos y épocas Yin, el atardecer, el invierno y la vejez, debieran ser épocas de quietud. El *Nei Jing,* por ejemplo, menciona que en invierno uno debiera "acostarse temprano y levantarse tarde" y permanecer dormido "como el que ha visto satisfechos sus deseos".[17]

La actividad física es importante para armonizar el flujo del Qi y de la Sangre y para desarrollar la fuerza del cuerpo. El trabajar en exceso puede, por otra parte, forzar la capacidad del Bazo para producir Qi y Sangre, provocando la deficiencia de estas Substancias. El cuerpo debe descansar, pero la pereza excesiva puede dañar la vitalidad del Qi y de la Sangre. El uso excesivo de una parte del cuerpo, como sería la mano en el caso de un barbero o la voz por el cantante, pueden traer fatiga y desarmonía. En algunos casos el médico sugerirá un cambio en el estilo de vida, pero esto resulta con frecuencia imposible. En el caso del cantante, por ejemplo, el médico prescribiría tratamientos que impidiesen que el uso continuo de la voz desequilibrase el cuerpo; el médico trataría de crear un equilibrio dentro de una situación dada.

Un estilo de vida inadecuado puede a la vez ser generador de desarmonía y manifestación de una desarmonía. Una persona que "no para" puede drenar el Qi de varios Órganos o bien puede tratarse de una manifestación de la hiperactividad de esos Órganos. Alguien que se pasa el día sentado, puede hacer que el Qi y la Sangre se estanquen o bien puede tratarse de una manifestación de una actividad deprimida de esos Órganos.

Los médicos chinos se muestran siempre preocupados por mantener la salud. *El Nei Jing* dice poéticamente: "El administrar medicamentos después de que se ha iniciado una enfermedad es.... como cavar un pozo después de estar sediento o arrojar las armas cuando la batalla ha comenzado". Con frecuencia se instruye a los pacientes en los principios de una dieta correcta, las actitudes válidas y los estilos de vida saludables. La preocupación central reside en el equilibrio, el ritmo y la armonía. Por ejemplo, los alimentos deberían ser preparados y consumidos en forma equilibrada, las verduras de hoja verde, una sustancia Yin, debieran prepararse con jengibre, que es Yang. El ejercicio del T'ai Chi produce un movimiento rítmico y controlado. Se supone que los adolescentes tienen actitudes emocionales distintas de los mayores. La gente de constitución débil debiera hacer trabajos menos fuertes que los de constitución fuerte.

Factores mixtos

Los chinos admiten también la existencia de otros factores que provocan enfermedades y que extrañamente se incluyen entre la categoría de factores "ni Externos, ni Internos". Entre estos se incluyen las quemaduras, mordeduras, los parásitos y los traumas. Aun cuando estos factores pueden fácilmente ser identificados como causas, los médicos chinos deben tener en cuenta cómo se relacionan con otros signos y síntomas, y deben tratar de discernir el patrón que hay que rearmonizar. Ni siquiera una mordedura o una quemadura pueden aislarse del resto del ser de una persona. La literatura médica tiene en cuenta los factores mixtos, pero estos no tienen ninguna característica que les distinga dentro de la medicina china, ni su estudio resulta esencial para entender el punto de vista médico chino.

Todos los factores que provocan enfermedad tratados en este capítulo se considerarían como causas en occidente. Pero hay que señalar una vez más que en la medicina china una causa separada y diferenciada no tiene importancia, que lo crucial son las relaciones dentro de una pauta. El paciente considerado como un todo no es tratado por una causa concreta sino por la configuración de signos y síntomas que le son propios. La idea de causalidad en la medicina china es finalmente un medio para identificar y cualificar las relaciones entre entorno, carácter, estilo de vida personal, salud y enfermedad.

NOTAS

1. Distintos períodos históricos han acentuado diferentes Influencias Perniciosas en la teoría y en la práctica clínica. El *Nei Jing*, por ejemplo, trata en profundidad el Viento pero poco el Fuego. El Frío, en este primer período, se considera por regla general el origen de enfermedades febriles. Períodos posteriores acentúan el Calor. Para un examen véase la *Breve Historia de la Medicina China* de Jia De-dao [95], 1979, págs 66-69, 194.

2. Además de las Influencias Perniciosas, existe el concepto de Pestilencias –*li-qi o yi-qi*. La Pestilencia se considera una Influencia Perniciosa Externa adicional. Se menciona por primera vez en el *Su Wen* (Sec. 21, cap. 71), pero la idea no se desarrolló plenamente hasta que Wu You-xing escribió su *Examen de las Epidemias de Calor* [25] en el 1642 d.C. En dicha obra, examina las "epidemias Calor" o "pestilencia" como algo separado de las condiciones climáticas, pero capaz de afectar a los cuerpos más sanos con gran virulencia. Sin embargo, los métodos de tratamiento adecuados todavía se basan en la determinación de cual de las seis Influencias Perniciosas se parece a la Pestilencia.

3. La comprensión de los aspectos Externos e Internos de una Influencia Perniciosa varían según el período histórico. Un magnífico examen de este problema en relación con el Viento y la apoplejía aparece en *Notas de Lectura de Medicina Tradicional China Interna* [54], pág. 162 del Instituto de Shanghai.

4. *Su Wen* [1], sec. 12, cap. 42, pág. 238.

5. Ibid., sec. 8, cap. 29, pág. 180.

6. Ibid., sec. 12, cap. 42, pág. 236.

7. Informes como el *Análisis de la Eficacia de la Medicina Herbaria Tradicional China en 150 Casos de Gripe y Análisis preliminar de 1006 Casos Utilizando Acupuntura para el Tratamiento de la Gripe,* en la *Revista de Medicina Tradicional China (JTCM),* Febrero de 1960, indican que los métodos de tratamiento tradicionales pueden ser más eficaces que los de la medicina moderna.

8. *Su Wen*, sec. 11, cap. 39, pág. 218.

9. Ibid., sec. 22, cap. 74, pág. 539.

10. Para un interesante informe clínico de cómo la medicina china contempla y trata una próstata inflamada, véase *Experiencia Preliminar Combinando Medicina Tradicional China y Medicina Occidental para Tratar Próstata Inflamada en Setenta y Cinco Casos, JTCM,* Febrero de 1980, págs 34-35. En este grupo de pacientes se descubrieron cuatro patrones principales: un patrón Calor-Humedad; un patrón Yin Deficiente; un patrón Yang Deficiente (como en el ejemplo dado); y un patrón Qi Bazo Deficiente. Utilizando únicamente medicinas chinas a base de hierbas, los resultados, fundados en informes subjetivos, muestran que cuarenta pacientes recuperaron el orinar normal, once mejoraron, y nueve no manifestaron cambios. (El tratamiento occidental incluía el uso de un catéter cuando hacia falta.)

11. Para un examen de los efectos antibióticos de las dos hierbas mencionadas, véase el *Manual Clínico de Medicinas Antimicrobianas* [82], págs. 77-78, del Primer Hospital Medico de Shanghai. El posible mecanismo del papel de la acupuntura en enfermedades infecciosas no está tan bien descrito en la literatura como el probable mecanismo por el que actúan las hierbas. Sin embargo, hay informes de algunas investigaciones como en *Papel de la Inmunidad Humoral en Disentería Aguda por Bacilos Tratada Mediante Acupuntura, JTCM,* Abril de 1980. Este estudio informa que la acupuntura en los humanos produce un aumento destacado en el nivel de la inmunoglobina, complemento total, anticuerpos específicos, SIgA fecal y las propiedades bactericidas del plasma. El mismo artículo informa que según análisis de la lisolina del suero y la fagocitosis de las células reticuloendoteliales del hígado de los conejos, la acupuntura parece estimular y reforzar la inmunidad humoral.

12. *Su Wen*, sec. 8, cap. 29, pág. 180.

13. *Bases* [38], pág. 57, Instituto Beijing.

14. Esta ilustración se basa en el incidente mencionado en la Introducción. Un magnífico examen del herpes zoster aparece en *Selección de Experiencias Clínicas de Zhu Ren-kang: Dermatología* [73], págs. 70-76, del Hospital Guanganmen. Solo una de las recetas recomendadas para el herpes zoster no incluye algunas hierbas recogidas como inhibidoras del crecimiento de virus en la *Farmacología de Chen Xin-qian,* Nueva Edición [71], págs 121-131. Las hierbas principales son: *Baphicacanthes cusia, Taraxacum mongolicum, y Portulaca oleracea.* Dichas hierbas se consideran de utilidad para enfriar el Calor.

15. El hospital que compiló los casos del Dr. Zhu (véase nota 14) informó que en 144 casos de herpes zoster tratados por métodos tradicionales entre Enero de 1974 y Junio de 1975, se observó una disminución significativa del alcance de la enfermedad y de la intensidad del dolor comparándola con casos tratados con métodos occidentales o aquellos que no recibían tratamiento *(Selección de Experiencias Clínicas de Zhu Ren-kang: Dermatología* [73], pág. 76).

16. *Su Wen*, sec. 11, cap. 39, pág. 221.

17. Ibid., sec. 1, cap. 2, pág. 11.

18. Ibid., pág. 14.

Capítulo
6
Los Cuatro Exámenes:
signos y síntomas

Los cinco primeros capítulos han planteado el vocabulario y las ideas que subyacen el tejido de los patrones chinos. Ahora es el momento de concretar las teorías de las Substancias Fundamentales, Órganos, Meridianos e Influencias Perniciosas. ¿De qué modo funcionan estas ideas cuando se aplican a un paciente concreto? ¿De qué forma permiten a un médico diagnosticar un patrón de desarmonía? ¿Qué ha de buscar el médico, y cuáles son las pistas básicas que se distinguen de las que tienen menos importancia? ¿Cómo empieza al doctor a manejar todos los signos y síntomas que presenta el paciente?

En este capítulo, seguiremos los procedimientos que utiliza un médico con un nuevo paciente. Veremos el modo en que los médicos chinos examinan al paciente, qué buscan, cómo juzgan el significado de lo que ven, cómo interpretan los signos y los síntomas. Estas piezas, o elementos de patrones de desarmonía, pueden incluir una gama amplia de datos: forma de moverse, sensaciones de calor, dolor, color facial, humor, cualidades de la lengua y el pulso, y muchas otras señales. Cuando estos fragmentos de información se reúnen, crean la imagen de una desarmonía.

Pero el mismo proceso de examinar los fragmentos de un patrón plantea un problema: ¿Qué hacemos de un fragmento en un sistema que nos dice que solo el todo puede determinar el significado del fragmento? Antes de pasar al examen, por lo tanto, debemos volver a la filosofía que conforma la medicina china de modo que nuestro habitual punto de vista occidental no interfiera con nuestra comprensión.

Como ya hemos señalado, la filosofía y medicina china se basan en la consciencia taoísta [1] y en la teoría del Yin-Yang, que implica una cosmovisión muy diferente a la occidental. La China nunca podría producir un aristotélico, le costaría mucho aceptar la famosa ley de contradicción aristotélica: "Existe un principio en las cosas, sobre el cual no podemos equivocarnos, sino que, por el contrario, del cual siempre hemos de reconocer la verdad, por ejemplo: la misma cosa no puede ser y no ser al mismo tiempo, o admitir cualquier par de opuestos semejante." [2] Este principio, que A no puede ser no A, es la piedra de toque de la lógica occidental. Pero pocas trazas de él podemos hallar en el taoísmo o en los escritos médicos chinos.

Un espíritu muy distinto conforma la visión china del conocimiento y del ser. Lao Tzu, el más antiguo sabio taoísta, formuló esta comprensión de la naturaleza de la realidad:

Estar inclinado es volverse recto.
Estar vacío es estar lleno.
Estar decrepito es estar renovado.
Tener poco es poseer. [3]

Chuang Tzu, el filosofo taoísta, dijo:

Cuando hay vida hay muerte, y cuando hay muerte hay vida. Cuando hay posibilidad hay imposibilidad, y cuando hay imposibilidad hay posibilidad. A causa de lo justo, existe lo injusto, y a causa de lo injusto, existe lo justo... El "esto" es también el "aquello". El "aquello" es también el "esto"... ¿Existe en realidad una diferencia entre "esto" y "aquello"?... Cuando "esto" y "aquello" no tienen opuestos, estamos ante el verdadero eje del Tao. [4]

El cambio y la transformación son para los chinos las únicas constantes; las cosas (A *no* A. "esto" y "aquello") pueden simultáneamente ser y no ser. Yin y Yang se producen el uno al otro, se enredan el uno con el otro, y por último son el otro.

Existía por lo menos un filosofo occidental presocrático, Heráclito, que parece haber desarrollado una visión del universo comparable a la de los taoístas. Los fragmentos de sus escritos que nos han llegado plantean estas ideas:

La sintonía del mundo estriba en la tensión de los opuestos, como la del arco y el arpa. [5]
El camino de bajada y el de subida es uno y el mismo. El principio y el fin son comunes. [6]
Lo que es una variante consigo mismo está de acuerdo consigo mismo. [7]
Las cosas frías se tornan calientes, las calientes frías, lo húmedo se seca, lo seco se humedece. Se dispersa y se reúne, va y viene. [8]

La noción heraclitiana del flujo primitivo está muy próxima a la del Tao. Pero Heráclito solo representa un hilo del pensamiento occidental. Las ideas dominantes eran las de Aristóteles y sus seguidores, para los que la consideración básica era como emergían las cosas de dicho flujo y conseguían una existencia propia. El flujo tenía que diferenciarse, esculpirse en categorías distintas, antes de que pudiera ser la realidad tal como la concebía Aristóteles. El acento aristotélico en las formas deriva de esta preocupación.

Los chinos, sin embargo, nunca pensaban en el Tao, o el flujo, como una maligna resaca de la cual las cosas debían liberarse y distinguirse. Para ellos, el flujo es una vasta armonía que comprende todas las cosas. No preguntan a una entidad como lo hace para llegar a la forma pura prescrita para ella, sino cual es su relación con las otras entidades. No es importante o incluso necesario que cada entidad alcance una forma pura, sino que cada entidad tenga su lugar en el abovedado patrón de la existencia.

En el siglo XIX, Hegel, finalmente, se enfrentó con, y negó, la ley de contradicción de Aristóteles y desarrolló la teoría que se ha conocido como dialéctica hegeliana. Para Hegel, las complejidades de las relaciones superaban la preocupación aristotélica de que A *no* se confundiera con no A. A podía, de hecho, ser distinta a A, según fuera su lugar en el esquema global. Dichas ideas se parecen tanto a las de la filosofía china que el pensamiento hegeliano y el chino han sido comparados a menudo. [9]

Pero la filosofía china y taoísta no son exactamente iguales a la dialéctica hegeliana. Los chinos, por ejemplo, nunca elaboraron su intuición del proceso dialéctico en una filosofía de la razón como hizo Hegel. No fueron más allá del simple refinamiento de la teoría del Yin-Yang. No intentaron nunca domar las elusivas y cambiantes cualidades del *Tao*. La palabra tao, aunque a veces se traduce como "la vía", realmente no puede traducirse satisfactoriamente a una lengua occidental, e incluso su significado en chino frustra los intentos de atraparla. "El Tao que puede ser nombrado no es el Tao. El nombre que puede ser nombrado no es el nombre constante." [10] Por lo tanto los chinos han desarrollado modos de aludir al Tao; en forma de aforismos, parábolas y cuentos más parecidos a la poesía que a las presentaciones sistemáticas del pensamiento occidental.

Pero el Tao tampoco es poesía; verlo como tal es también perderlo. El Tao, como realidad última, puede ser comprendido –en medicina, por ejemplo– pero dicha comprensión debe tener lugar en el seno del contexto del flujo, intercomunicación, y dinamismo. El Tao representa algo que no niega la razón, pero que siempre consigue permanecer fuera de sus garras.

El acento chino en la interelación y el cambio toma un carácter específico en el contexto de la medicina. Cuando el médico chino examina a un paciente, él o ella planean observar muchos signos y síntomas y hacer un diagnóstico; ver en ellos un patrón. Cada señal no significa nada por sí misma y solo adquiere sentido en su relación con las otras señales del paciente. Lo que significa en un contexto no es necesariamente lo que significa en otro.

Cuando en este capítulo se hacen afirmaciones, por lo tanto, siempre se ven modificadas por la palabra "normalmente". Ello se debe a que ningún afirmación será especificamente verdadera y aplicable a cada caso. En un paisaje pintado, una montaña *normalmente* denota Yang porque es grande y dura; pero en una pintura que se centra en un océano, las montañas pueden aparecer en la distancia, denotando Yin porque son relativamente pequeñas y pasivas. El significado de las montañas lo determina el contexto.

Lo mismo reza para el cuerpo. Un pulso "rápido", por ejemplo, se considera una señal de Calor. La correspondencia entre un pulso rápido y el Calor es una de las correspondencias más estrictas en el contexto de la medicina china. Pero hay casos en los que incluso un pulso rápido puede tener un significado distinto e incluso hasta opuesto. Un paciente puede estar estirado indiferente en su lecho, cubierto por muchas mantas. Tiene la respiración entrecortada, el rostro pálido, y su cuerpo hinchado. Carece de apetito, sus heces son poco consistentes, y tiene una lengua pálida, húmeda y tumefacta. Dichos síntomas plantean un patrón de Deficiencia/Desarmonía Frío, una desarmonía Yin; aunque su pulso sea de 120 pulsaciones por minuto. En este caso, el pulso anómalamente rápido, normalmente una señal de Calor extremo, o Yang, significa debilidad extrema, o Yin. A normalmente es A pero a veces es *no* A.

En medicina china, así como en filosofía china, no podemos entender el todo hasta que conocemos las partes y no podemos comprender las partes sin conocer el todo. Comprender un detalle A, por ejemplo, no tiene un gran valor hasta que se ha recorrido todo el circulo de la medicina china, y entonces A se mostrará rica y útil. La parte solo puede ser conocida cuando el todo es aparente. Esta dialéctica, esta circularidad, es una especie de *Trampa-22,* pero es también un aspecto central del arte medico. El juego chino del todo y las partes no se presta a la interpretación libresca; la forma lineal y secuencial del libro solo puede intentar aproximarse a las complejidades del sistema chino. Pero la naturaleza de la dificultad, por lo menos, puede hacerse explicita.

Los Cuatro Exámenes *(si-jian)*

El médico chino lleva a cabo una inspección del paciente que divide en cuatro fases. Las cuatro fases se denominan los Cuatro Exámenes,[11] puesto que cada uno de ellos se centra en un modo distinto de reconocer los signos de un paciente. Los Cuatro Exámenes son: Observar, Escuchar y Oler (estas dos palabras son equivalentes en chino), Preguntar y Tocar. El médico completa cada uno de los Exámenes, recopilando signos para tejer el diagnóstico final.

Los signos en sí mismos pueden apuntar claramente a un mismo lugar, señalando de un modo inequívoco a una desarmonía concreta. O puede parecer que se contradigan el uno con el otro, exigiendo que el médico los interprete muy minuciosamente antes de tomar una determinación. Algunos signos –como los del pulso o los de la lengua– son más importantes que otros y se les otorga una gran importancia. Llevan la atención al paisaje corporal. Algunas señales –como los dolores de cabeza o la sangre en la orina– se consideran más como lamentos tras los que se esconde una desarmonía y tienen poco peso en el diagnóstico. Dichas lamentaciones exigen una interpretación y clarificación de otras señales y síntomas. Una queja es el problema que hace que una persona acuda al médico; el paciente normalmente menciona su queja.

Una señal o signo, sin embargo, es algo que el doctor examina pero que el paciente no conoce o habla de él necesariamente. Existe un número incalculable de posibles señales, síntomas, y quejas; este planteamiento se limita a aquellas señales más características de la diagnosis china, y que hacen la mayor contribución al patrón de discernimiento.[12]

Una señal o síntoma individual pueden señalar a un Órgano concreto o a una cualidad de la desarmonía. Este capítulo describe señales que apuntan a las cualidades de los patrones que encontramos con más frecuencia, las texturas y sombras básicas. Las cualidades principales, evidentemente, son el Yin y el Yang. Las desarmonías siempre implican desequilibrios del Yin y del Yang. Para una mayor claridad los arquetipos del Yin y el Yang a veces se subdividen en sub-categorias: Insuficiencia y Exceso, y Frio y Caliente. Cuando se hace referencia a la proporción de Substancias, la Insuficiencia es el aspecto Yin y el Exceso el aspecto Yang. Los términos *Frio* y *Caliente*, evidentemente, designan aspectos normales del cuerpo, así como factores ambientales (Influencias Perniciosas) y cualidades de desarmonía. Su significado en una situación dada solo puede distinguirse por el contexto en el que las palabras se utilizan, pero en este capítulo serán consideradas como calidades de desarmonía.*

Observar *(wang-zhen)*

La primera fase de los Cuatro Exámenes es Observar. En el Examen de Observar, el médico se concentra en las cuatro características visibles al ojo. La primera es el aspecto general, incluyendo la forma física del paciente, sus modos, la forma en que se comporta a lo largo del Examen y el estado del Shen del paciente. La segunda es el color del rostro. La tercera característica es la lengua, incluyendo el material de ésta, su revestimiento, y su forma y movimiento. La cuarta son las secreciones y excreciones corporales. Dichas características son presentadas en el orden de observación por el médico. Según la importancia que tienen para el médico –o sea, el peso que se les da cuando el doctor empieza a discernir patrones– sin embargo son: lengua, color facial, secreciones y excreciones, y aspecto.

Aspecto

La forma física del paciente es una señal de su salud. Una persona cuyo aspecto es fuerte y robusto se supone que tiene fuertes Órganos. Cuando se producen desarmonías en dicha persona, suelen ser las de Exceso. Una mirada débil, un individuo frágil se supone que tendrá Órganos débiles y por lo tanto tendrá desarmonías relacionadas con la Deficiencia.

Alguien con exceso de peso a menudo tiene tendencia a una Insuficiencia Qi, mucho más si tiende a la palidez y la hinchazón. La gordura puede ser una señal de tendencia hacia el Exceso de Mucosidad o Humedad. Una persona delgada, en especial con una complexión pálida, estrecha de pecho, y piel seca –con aspecto de ciruela seca– es propensa con frecuencia a una Insuficiencia Yin o Sangre. Una gran pérdida de carne en el curso de una larga enfermedad sugiere que el Jing está agotado.

---

* La razón para esta aparente falta de precisión en la terminología está en la naturaleza del lenguaje chino. En este lenguaje ideográfico, existen relativamente pocas palabras y cada caracter tiene una gran amplitud semántica. Una palabra puede ser sustantivo, adjetivo o verbo según sea el contexto. No hay tiempos ni modos verbales. El significado real de una palabra está determinado por el contexto. Por lo tanto una palabra como Calor puede utilizarse para referirse al calor normal del cuerpo, puede ser una Influencia Perniciosa, una calidad de desarmonía, o el nombre de un patrón de desarmonía. Aunque en el lenguaje chino existe ambigüedad, sin embargo, también existe la posibilidad de expresar matices sutiles y evasivos así como fusiones de sentido.

Los signos de la forma están, en general, entre los aspectos en que menos se debe confiar de la apariencia del paciente. Apuntan a lo que podríamos denominar tendencias constitucionales o predisposiciones a ciertas clases de desarmonía.

El *Nei Jing* afirma: "El Yang es movimiento, el Yin quietud."[13] Esta es la clave a la hora de examinar los modos y emociones del paciente. Una persona que está agitada, es extrovertida, habladora, agresiva e irritable normalmente manifiesta una tendencia Yang. Una pasiva, introvertida, y tranquila es normalmente Yin. Los movimientos fuertes, forzados, pesados, típicamente forman parte de una desarmonía de Exceso; movimientos débiles y frágiles normalmente indican una Deficiencia. El movimiento rápido forma normalmente parte de un patrón de Calor; movimientos lentos y deliberados son por regla general parte de un patrón Frío. Si el paciente, cuando está en la cama, estira sus pies, se destapa, o se aleja del calor, puede estar sufriendo de una desarmonía de Calor. Si, por otro lado, el paciente se enrosca en la cama, desea que lo tapen, o quiere estar cerca del calor, el doctor deberá sospechar de una condición Fría.

La observación del Shen o espíritu significa observar la expresión facial del paciente, su postura, su habla, su simpatía, la mirada y el brillo de sus ojos, lo apropiado de sus reacciones, su claridad mental. Es una de las primeras señales que debe observar un medico chino y es una parte tan importante del Examen como observar la lengua o oscultar el pulso. Si los ojos carecen de brillo o el rostro está nublado, el Shen puede estar agotado o en condición de desarmonía. Si la personalidad es vital, y los ojos vivos, entonces el Shen es armonioso.

Puesto que el Shen se nutre del Qi y de la Sangre, evaluar el Shen es una pista sobre la fuerza relativa de dichas Substancias. Los médicos chinos hablan de "tener Shen", "carecer de Shen" y "falso Shen". El falso Shen normalmente es propio de una enfermedad grave o terminal, cuando un paciente de repente está alerta aunque los otros signos apuntan a un deterioro grave. Este Shen falso o temporal, es contemplado como la última llama de una vela que se apaga.

Color Facial

El color del rostro y su humedad están estrechamente relacionados al Qi y la Sangre del organismo. El *Nei Jing* afirma que: "el Qi y la Sangre de los Meridianos suben al rostro."[14] El color facial normal y saludable evidentemente dependen del origen étnico y racial de la persona, las condiciones climáticas y la ocupación. Normalmente, no obstante, un rostro saludable es húmedo y brillante. Si una persona está enferma, pero el rostro tiene un aspecto saludable, indica que el Qi y la Sangre no son débiles y la enfermedad no es grave. Un rostro macilento denota debilidad de las Substancias vitales, así como un pronóstico menos favorable. Los colores faciales anormales tienen un importante significado clínico. El blanco se asocia con desarmonías de Deficiencia o de Frío. Un rostro blanco y brillante con un aspecto hinchado y entumecido es signo de Insuficiencia Qi o Insuficiencia Yang. Si el rostro blanco carece de brillo y está marchito, denota Insuficiencia Sangre. A veces el rostro es blanco cuando hay dolor. El rojo aparece relacionado con Calor y Fuego. Cuando el conjunto del rostro es rojo, es un signo de Exceso de Calor. Las palabras Calor y Fuego hacen referencia al mismo fenómeno, pero la palabra Calor normalmente se utiliza para referirse al Calor externo, mientras que el Fuego se utiliza para hablar del *Calor* generado internamente. El amarillo indica Humedad o Deficiencia, Un rostro amarillo se relaciona particularmente con la Humedad Interna producida por un Bazo débil que no "hace subir los fluidos puros". Cuando todo el cuerpo, incluidos los ojos, es amarillo el síntoma suele contemplarse como una indicación de condición Húmeda. Si el tono amarillo tiende hacia el naranja brillante, la Humedad es también Caliente y se denomina ictericia Yang; si el amarillo es pálido, se trata de un signo de Humedad Fría y se le denomina ictericia Yin. Un rostro amarillo pálido sin brillo puede ser una señal de Insuficiencia Sangre.

El Qing es un color importante en la cultura y medicina chinas. Los chinos lo describen como "el color de las escamas del dragón." Suele traducirse como "azul-verde" aunque connota muchos matices entre el azul y el verde. Azul-verde denota estancamiento u obstrucción de la Sangre y el Qi (Estasis de Sangre y Qi Estanco). Normalmente se asocia con patrones de Exceso. Puesto que el Hígado gobierna el fluir y la propagación, y puesto que el Viento está asociado con las desarmonías del Hígado. Quing también aparece cuando hay desarmonías del Hígado o Viento. En caso de obstrucción extrema, el Qing puede adoptar un tono purpura.

La Oscuridad o el color Negro se asocia con Insuficiencia en Riñones y Sangre Coagulada. Este color a menudo se presenta tras una enfermedad crónica prolongada. Lo negruzco puede ser particularmente evidente bajo los ojos. Una complexión exageradamente oscura indica por regla general que la enfermedad será de tratamiento complejo.

Lengua

Observar la lengua es uno de los pilares básicos de los Cuatro Exámenes;[15] el otro es tomar el pulso. Un anciano medico chino, maestro del autor, describía la lengua como un fragmento de papel tornasol que revela las cualidades básicas de desarmonía. Muchos signos pueden interpretarse solo cuando toda la configuración está a la vista, pero la interpretación de la lengua es siempre básica. A menudo es la indicación más clara de la naturaleza de una desarmonía y su patrón, fiable aún cuando otros signos sean vagos o contradictorios.

Cuando hablan sobre la lengua, los médicos chinos hacen una distinción entre el material de la lengua y el revestimiento de ésta. La palabra china para el revestimiento de la lengua tiene una mejor traducción como saburra. El tejido de la lengua y la saburra de ésta se tratan como dos elementos separados del examen de la lengua.

El tejido de la lengua puede tener distintos tonos de rojo y varios grados de humedad. Una lengua normal es rojo pálido y algo húmeda. El característico color saludable es el resultado de Sangre abundante que es llevada a la lengua por el movimiento suave del Qi. Si la lengua mantiene a lo largo de una enfermedad su color normal, se trata de una señal de que el Qi y la Sangre no se han visto dañados, y el pronóstico es muy favorable.

Una lengua pálida es menos roja que una lengua normal, y es un indicio de Insuficiencia Sangre, Insuficiencia Qi o Exceso de Frío.

Una lengua roja es más rojiza que una lengua normal, y apunta a una condición de Calor.

Una lengua escarlata es aun más roja y apunta a un estado de calor extremo. En una desarmonía caracterizada por Calor Externo, indica que el Calor ha penetrado en los niveles más profundos del cuerpo.

Una lengua morada normalmente es un indicio de que el Qi y a Sangre no se desplazan de forma armónica y que existe un patrón de Qi Estancado o Sangre Coagulada. Una lengua morado pálido significa que el obstáculo esta relacionado con el Frio; el morado rojizo es una señal de una lesión de Calor relacionada con la Sangre o los Fluidos. Por regla general, si la falta de fluido se debe al Frío, la lengua aparecerá húmeda. Si se debe al Calor, ésta aparecerá seca. Una lengua morada también puede asociarse con un fallo del Hígado a la hora de fluir o propagar de un modo adecuado. Una lengua con un tono oscuro implica cierta forma de estancamiento.

El revestimiento, o saburra, en la superficie de la lengua es el resultado de la actividad del Bazo. A lo largo de su evaporación de esencias puras, el Bazo también hace que asciendan pequeñas cantidades de substancias impuras como humo. Dichas substancias se presentan en la lengua. Cierta literatura médica, de hecho, se refiere a la saburra de la lengua como "humo". Por lo tanto la saburra se relaciona muy estrechamente con la digestión y puede reflejar el estado del sistema digestivo. Otras actividades del cuerpo también dejan huella en la saburra –una evidencia de los estados corporales– que son visibles para el médico.

La saburra de la lengua cubre toda la superficie o trozos de la superficie de la lengua. Puede variar en grosor, color, textura, y aspecto general. En un individuo sano la densidad de la saburra es relativamente uniforme, aunque puede ser ligeramente más espesa en el centro de la lengua. La saburra es delgada, blanquecina, y húmeda, y se puede ver a través de ella el material de la lengua.

Una saburra delgada puede ser normal, pero a lo largo de una enfermedad puede representar un signo de Deficiencia. Una saburra muy espesa es casi siempre un signo de Exceso.

La saburra que está encharcada con humedad es un signo de Exceso de Fluidos normalmente debidos a Insuficiencia Yang (o Fuego, el Calor interno del cuerpo) pero es también un posible signo de otros patrones, como Humedad.

La saburra muy seca o de textura de papel de lija es un signo de Exceso de Yang o Fuego, o de Fluidos Deficientes. Una saburra firmemente implantada en el cuerpo de la lengua, como hierba que crece del suelo, significa fuerte Qi del Bazo y el Estómago. La saburra que da la sensación de flotar en la superficie de la lengua es un signo de debilidad del Qi del Bazo y el Estómago.

Una saburra grasienta aparece como una espesa película aceitosa que cubre la lengua o parte de ella. Puede parecer una capa de gelatina blanca o mantequilla, y es un signo de Mucosidad o Humedad en el cuerpo. Una saburra pastosa, que es grasienta pero algo espesa (los chinos dicen que asemeja la amalgama resultante de mezclar aceite y harina), significa Mucosidad o Humedad extrema. La saburra grasienta es un signo importante a la hora de discernir patrones de desarmonía.

Cuando la saburra parece haber sido eliminada de modo que la lengua o un fragmento de ella aparece lustroso, se denomina "lengua pelada" —se describe en los textos chinos como semejante a la carne de un pollo despellejado antes de cocinar. Una lengua pelada puede ser un Signo de Fluidos o Insuficiencia Yin, o de un Qi del Bazo demasiado débil para levantar humo.

La saburra blanca, aunque también es el color normal de la saburra, puede aparecer en enfermedades. Puede significar Frío, en particular si hay excesiva humedad en el material de la lengua. Pero si la saburra blanca parece queso campestre (o como dicen los chinos, tofu informe), significa Calor en el Estómago.

Una saburra amarilla apunta al Calor: cuanto más profundo es el amarillo, mayor es el Calor.

Una saburra negra o gris es un signo ya sea de Calor o Frío extremo — Calor extremo si el material de la lengua es rojo, Frío extremo si es pálido.

También se tiene en cuenta la forma y el movimiento de la lengua. Una lengua normal nunca es demasiado grande o demasiado pequeña para la boca, ni tiene un aspecto tumefacto ni arrugado. Se moverá de un modo flexible pero no incontrolado, y no se inclinará hacia ninguna dirección en particular. La lengua normal será una pieza de carne lisa sin fisuras, y aunque pueda haber formado papillas, no debe tener granos rojos o erupciones.

La lengua tumefacta está hinchada con festones afilados, como si estuviera marcada por los dientes. El origen habitual de una lengua tumefacta es Insuficiencia Qi o Exceso de Fluidos. Inhabitualmente sin embargo, puede ser parte de un patrón de Exceso de Calor, en cuyo caso el cuerpo de la lengua será también muy rojo.

Una lengua delgada es menuda; más pequeña que una lengua normal, y normalmente es un signo de Sangre o Fluidos Deficientes.

Una lengua dura carece de flexibilidad y parece, como dicen los chinos, "un trozo de madera". Esta clase de lengua normalmente tiene que ver con una Influencia Perniciosa de Viento o Mucosidad que obstaculiza el Qi del Corazón.

Una lengua trémula da la sensación de culebrear de forma incontrolada. Cuando este tipo de lengua es pálida, es un signo de que el Qi es insuficiente para regular el movimiento adecuado. Si la lengua es rojiza, el diagnóstico es normalmente Viento Interno que mueve la lengua.

Una lengua semejante a la de un perro jadeante es a menudo un signo de Calor. Una lengua contraída que no puede sacarse suele verse en situaciones graves. Cuando el color que acompaña a la lengua es pálido o purpura, posiblemente el Frío esté contrayendo el cuerpo. Si una lengua contraída es tumefacta, suele significar Mucosidad o Humedad. Si el material perteneciente a una lengua contraída es rojo, se trata de un signo de que el Calor ha dañado los Fluidos.

Las grietas en la lengua son comunes y se consideran normales si son de nacimiento. Si, sin embargo, se desarrollan a lo largo de una enfermedad, son signos de una enfermedad crónica grave. La interpretación exacta depende del color de la lengua. Las grietas en una lengua roja son habitualmente un signo de Calor que daña los Fluidos o de Insuficiencia Yin; las grietas en una lengua pálida significan Insuficiencia Sangre y Qi.

Erupciones rojas, pústulas, o irritaciones semejantes a espinas, más rojizas que las papillas de la lengua normal, son habitualmente signos de Calor o Estasis de Sangre.

Dichos signos se producen a menudo solo en ciertos fragmentos de la lengua. Por ejemplo, solo el centro de la lengua puede estar cubierto espesamente, o solo ser rojos los lados de la lengua, o aparecer una grieta en la punta. En dichos casos se dice que áreas particulares de la lengua corresponden a Órganos concretos. La figura 17 ilustra dichas correspondencias, las cuales son útiles pero nunca *deben* considerarse absolutas.

Figura 17
Areas de la Lengua y Órganos Correspondientes

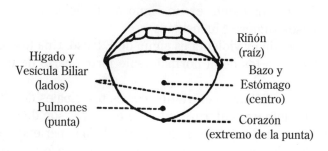

Riñón
(raíz)

Hígado y
Vesícula Biliar
(lados)

Bazo y
Estómago
(centro)

Pulmones
(punta)

Corazón
(extremo de la punta)

Secreciones y Excreciones

Las principales secreciones y excreciones son esputos, vómito, orina, y heces. Puesto que la saliva y el vómito pueden ser contemplados por el médico, se consideran parte del Examen de Observación. La orina y las heces se discuten normalmente con el paciente y se cubren por lo tanto en el Examen de Preguntas.

Esputos limpios y delgados exudados por la nariz y la garganta, normalmente forman parte de un patrón de Frío. Si el esputo es amarillento y pegajoso, se trata de un signo de Calor. Una gran cantidad de esputos que se tosen fácilmente normalmente indican Humedad. Los esputos sangrientos son habitualmente un signo de Calor que está dañando los Pulmones.

Un vómito, de poca consistencia, aguado y limpio, normalmente suele indicar un patrón de Frío e Insuficiencia Qi del Estómago, como lo hace el vómito de comida no digerida que no produce gusto amargo en la boca. El vómito de regusto amargo habitualmente indica Calor de Estómago. El vómito amarillento, con gusto amargo es un signo de Calor de Hígado o Calor de Vesícula Biliar.

Escuchar y Oler *(wen-zhen)*

Este examen atañe a un número de signos comunes, todos ellos de igual importancia a la hora de establecer un diagnóstico.

Los primeros son la voz y la respiración. Una respiración recia y fuerte puede significar Exceso. Respiración débil o entrecortada, acompañada de una voz baja y débil y pocas palabras, sugiere Deficiencia. Una perdida de voz repentina sugiere una Influencia Perniciosa Externa, mientras que una pérdida de voz crónica normalmente es un signo de Deficiencia. El jadeo en la mayoría de los casos sugiere Mucosidad.

Tos fuerte o repentina y violenta es signo de Exceso. Una tos seca sugiere Calor o Sequedad. Una tos débil normalmente forma parte de un patrón de Deficiencia.

La medicina china distingue entre dos clases principales de olores corporales presentes durante una enfermedad. Dichos olores son de difícil descripción, y por lo tanto el medico chino se fía mucho de la experiencia a la hora de interpretarlos. Uno de los olores se caracteriza como asqueroso, pútrido y nauseabundo, como el olor de carne rancia o de huevos podridos. Dicho olor denota Calor. El segundo olor es menos nauseabundo pero más acre, como de pescado, y puede dar la sensación de agredir a la nariz. Es semejante al olor de los humos de blanquear, e indica Frío y Deficiencia.

Preguntar *(wen-zhen)*

En el tercero de los cuatro Exámenes, el médico hace preguntas, tal como haría el doctor occidental, para descubrir información importante pero no muy aparente. Evidentemente se pueden hacer muchísimas preguntas, pero solo discutiremos las más comunes y las que son básicas al patrón de percepción. Estas cubren los siguientes aspectos: sensaciones de frío o calor, sudor; dolores de cabeza y mareos; calidad y localización del dolor; orina y heces; sed; apetito y sabores; sueño; cuestiones ginecológicas; e historia médica.[16] Las preguntas sobre calor y frío, dolor, e historia médica son por regla general las más importantes. Los otros signos descubierto mediante el Preguntar pueden contribuir con sombreados a un patrón, pero pocas veces lo determinan.

Sensaciones Frío y Calor

Por regla general, para los desordenes que se generan internamente, el Frío corresponde al Yin y el Calor al Yang. Sensaciones subjetivas de Calor, sentir calor al tacto, o disgustarse por un clima caluroso o lugares cálidos puede ser un signo de Calor. Lo opuesto denota al Frío –escalofrios constantes o una preferencia por lugares cálidos, por ejemplo.

La fiebre aguda de origen externo recae en una categoría especial de enfermedad febril. Hasta hace muy poco, dichas enfermedades siempre se consideraban una amenaza vital y de hecho eran la causa principal de muerte. Las fiebres son por lo tanto un foco central de la mayoría de los textos médicos chinos, como lo son en los escritos de Hipócrates y en otras antiguas tradiciones médicas. (Las enfermedades febriles son el tema del Apéndice A).

Cuando un paciente tiene una fiebre repentina acompañada de escalofríos, ello indica que el Qi corporal está intentando expulsar una Influencia Perniciosa Externa; no es necesariamente un signo de Frío. Si persiste la fiebre pero desaparece el escalofrío, se dice que la enfermedad ha ido más hondo y la fiebre es un signo de Calor. Una fiebre de pocos grados que se aprecia particularmente al atardecer o calor que se experimenta solo en la palma de las manos, las plantas de los pies, y el esternón (conocidos colectivamente por los chinos como los "cinco corazones") indican un Yin insuficiente.

Si el paciente no tiene fiebre pero recela del Frío, normalmente sufre de Insuficiencia Yang o Insuficiencia Qi, en particular si la condición es crónica. El que el uso de mantas o la falta de ellas proporcione algún calor al paciente es de mucho interés como ayuda para una distinción diagnóstica. Si las mantas aumentan el calor del paciente, la desarmonía probablemente está en una Deficiencia Interna de Yang. Si no, el desorden puede ser una invasión de una Influencia Perniciosa Externa de Frio Sudor

El sudor se produce cuando los poros están abiertos, pero no cuando están cerrados. Ambas condiciones se ven afectadas por distintas desarmonías. Si un paciente suda durante el día, incluso si su actividad física es mínima o nula, (sudor espontaneo), ello denota que el Qi de Protección no está regulando los poros adecuadamente y que puede existir un patrón de Insuficiencia Yang o Insuficiencia Qi. El sudor excesivo durante el sueño (sudor nocturno), significa sin embargo Insuficiencia Yin –un relativo exceso de Calor corporal que hace que se abran los poros.

Si no se producen sudores a lo largo de una enfermedad acompañada de fiebre y otros signos de una Influencia Externa Perniciosa, probablemente la Influencia Perniciosa sea Frío que ha obstruido los poros. Si a lo largo de esta enfermedad se produce sudor, ello sugiere Calor Externo que abre los poros, o tal vez una Insuficiencia de Qi que impide la regulación adecuada de los poros. Elegir entre ambas posibilidades se basará en otros signos. Si desaparece la fiebre tras el sudor, la Influencia Perniciosa ha sido expulsada.

Dolor de Cabeza y Mareos

El dolor de cabeza pueden acompañar cualquiera de los patrones de desarmonía, pero puede ser útil distinguir de un modo general entre los distintos tipos de cefaleas. Dolores de cabeza repentinos aparecen a menudo con Influencias Perniciosas Externas, que trastornan el Yang o el Qi de la cabeza. Los dolores de cabeza crónicos la mayoría de las veces acompañan desarmonías Internas. Jaquecas graves pueden ser un signo de Exceso, mientras que cefaleas leves, molestas, son por regla general signos de Insuficiencia. El Órgano más asociado con las jaquecas es el Hígado, puesto que el Qi del Hígado sube a menudo cuando el Hígado está en desarmonía. Un médico tiene que considerar la localización exacta de una jaqueca, puesto que corresponde al Meridiano que pasa por dicha parte de la cabeza y por lo tanto al resto del sistema comunicado por dicho Meridiano.

Los mareos, como los dolores de cabeza, pueden ser parte de cualquier patrón de desarmonía. Aunque aparecen con más frecuencia en patrones de Insuficiencia Yin o Sangre, las interpretaciones siempre dependen del resto de la configuración.

Dolor

Después del Frío y el Calor, es el tema más importante en el Examen de Preguntar. De hecho el dolor, es a menudo la queja principal del paciente, lo que le ha llevado a la consulta del médico. El dolor que se manifiesta en un lugar concreto del cuerpo indica una desarmonía en la zona. Dolor en el pecho, por ejemplo, indica desarmonía en el Corazón o los Pulmones; el dolor en un costado y costillas indican desarmonía en el Hígado y la Vesícula Biliar; el dolor en el epigastrio (plexo solar) indican desarmonía del Bazo y los Intestinos; dolor abdominal alrededor y bajo el ombligo indica desarmonías de los Intestinos, Vejiga, Utero, o Riñón; dolor en la ingle, área genital, e hipo-gastrio (bajo abdomen) indican desarmonía en el Meridiano del Hígado; y dolor en la parte baja de la espalda indica desarmonía de Riñón.

El médico chino se preocupa también por la descripción que hace el paciente de la calidad exacta de su dolor. El Cuadro 2 resume el significado y el tipo de desarmonía asociado con algunas cualidades comunes del dolor.

Cuadro 2

Significado de la Cualidades del Dolor

Cualidad del Dolor	Significado
Disminuye con el calor	Frío
Disminuye con el frío	Calor
Se alivia con el tacto o la presión	Deficiencia
Se agrava con el tacto o la presión	Exceso
Disminuye tras comer	Deficiencia
Disminuye tras comer	Exceso
Disminuye con el clima húmedo	Humedad Qi Estanco
Está acompañado por hinchazón o sensación de plenitud	Sangre Coagulada
Agudo y aguijoneador, por regla general en lugar concreto	Humedad
Va de un lado a otro	Viento o Qi Estanco
Ligero y acompañado de cansancio	Insuficiencia Qi o Humedad

Orina y Heces

Los médicos chinos por regla general no toman muestras de orina o heces para examinarlas; logran la información que necesitan a partir del Examen de Preguntar.

Un paciente cuya orina es clara normalmente tiene un patrón Frío, mientras que la orina amarillo oscuro o rojiza denota Calor. La orina abundante y orina nocturna frecuente sugiere que los Riñones no vaporizan adecuadamente el Agua y apunta a una Insuficiencia Qi del Riñón. La orina escasa normalmente es un signo de algún tipo de Exceso, como Humedad o Calor que obstruye el Qi de la vejiga, aunque también puede ser signo de Fluidos Deficientes. Un orinar frecuente, escaso y doloroso, denota Humedad y Calor en la vejiga. La incapacidad de completar el acto de orinar, goteo, o falta de fuerza a menudo significa Insuficiencia Qi, Frío o Humedad.

Heces poco frecuentes, secas o duras normalmente forman parte de una configuración de Exceso de Calor, pero, según los signos que las acompañen, pueden también significar Insuficiencia de Fluidos o Insuficiencia Qi. Heces frecuentes, liquidas o inconsistentes por regla general significan Insuficiencia Yang, Insuficiencia Qi o Humedad. Diarrea precipitada, en particular cuando es amarillenta y se ve acompañada por una sensación de quemazón en el ano, es un signo de Calor. Las heces que primero son secas y luego blandas sugieren Insuficiencia. Comida sin digerir en las heces a menudo significa Insuficiencia Yang del Bazo.

Sed, Apetito y Sabores

Los médicos chinos suelen preguntar al paciente si tiene sed. Ello se debe a que con frecuencia la sed es signo de Calor, mientras que su ausencia suele significar Frío. La sed sin ganas de beber es un signo de Insuficiencia Yin o de Humedad.

La falta de apetito normalmente denota una desarmonía de Estómago o Bazo fruto de Insuficiencia Qi o Humedad. El apetito voraz es un signo de Exceso de Fuego del Estómago.

Gustos inhabituales en la boca también pueden ser signo de desarmonía. Un gusto amargo sugiere Calor, la mayoría de las veces a causa de la condición del Hígado o la Vesícula Biliar. Un gusto dulce pastoso sugiere Calor Húmedo en el Bazo. El mal sabor a menudo significa Calor de Hígado o Estómago, mientras que sensación de gusto salado pueden ser indicativo de desarmonía del Riñón. La incapacidad de distinguir los sabores es por regla general parte de un patrón de Insuficiencia Qi del Bazo.

Sueño

Manteniendo su acento en el equilibrio, los chinos creen que las personas deben dormir lo suficiente. Dormir poco o dormir mucho indica desequilibrio y desarmonía.

El insomnio se describe en los textos chinos como "Yang incapaz de penetrar el Yin"–lo activo incapaz de volverse pasivo– y "Shen inquieto". Lo que por regla general significa que la Sangre o el Yin, o ambos, son Deficientes e incapaces de alimentar el Shen almacenado en el Corazón. Existe por lo tanto un exceso relativo de Yang, que no está equilibrado y es incapaz de calmarse. El Exceso de Yang o Fuego en cualquier otro Órgano puede también trastornar el Shen y producir insomnio. Las ganas constantes de dormir, o dormir en exceso, son a menudo un signo de Insuficiencia Yang, Insuficiencia Qi, o Humedad.

Cuestiones Ginecológicas

Los médicos chinos de forma rutinaria preguntan a sus pacientes femeninos sobre asuntos ginecológicos. Si los periodos menstruales de una mujer llegan antes de lo normal, puede significar que el Calor está produciendo un movimiento precipitado de la Sangre o que una Insuficiencia Qi no puede gobernar la Sangre. Los signos adjuntos pueden facilitar llegar a una distinción: una lengua roja significará Calor, una lengua pálida significará Insuficiencia Qi. Periodos tardíos sugieren Insuficiencia Sangre o Frío que produce Estancamiento. Una menstruación irregular es a menudo un signo de que el Qi del Hígado no se desplaza armoniosamente.

El flujo menstrual excesivo puede significar Calor en la Sangre o Insuficiencia Qi. Un flujo insuficiente o falta de menstruo (excepto durante el embarazo) puede significar Insuficiencia Sangre, Frío que obstruye la Sangre, o Estasis de Sangre. Sangre menstrual pálida o ligera apunta a una condición de Insuficiencia. Una sangre muy negra sugiere Calor, y una sangre púrpura, en particular si está coagulada, puede ser indicio de Estasis de Sangre.

Descargas abundantes, claras o blancas, (Leucorrea) por regla general significan Insuficiencia y Humedad. Descargas espesas y amarillentas, o que se ven acompañadas de escozor o dolor en la vagina, son a menudo signos de Calor y Humedad.

Historia Médica

El médico chino quiere tener una historia médica completa de cada paciente. Ello se debe a que los patrones pueden reaparecer de vez en cuando, señalando a varias irregularidades o actividades corporales, y debido a que anteriores desarmonías pueden estar afectando a la salud del paciente. El historial del paciente es un signo adicional para el diagnóstico. La regla general del médico es la de que las enfermedades agudas están asociadas con patrones de Exceso, y las enfermedades crónicas con patrones de Insuficiencia. La gente mayor tiene tendencia a tener patrones de Insuficiencia, mientras que los jóvenes se inclinan hacia el Exceso.

Tocar *(qie-zhen)*

El último de los cuatro Exámenes normalmente se considera el más importante. Parte de él implica tocar distintas partes del cuerpo y diferentes puntos de acupuntura. Es otro modo de conseguir información que a veces se descubre haciendo preguntas como: ¿La piel está fría, cálida, húmeda o seca? ¿Aumenta o disminuye el dolor al presionar? Pero el corazón del Examen de Tocar es palpar el pulso, un procedimiento mucho más complejo del que conocemos en el occidente moderno.

El tomar el pulso es una característica tan importante de la medicina china que los pacientes chinos a menudo hablan de ir al médico diciendo: "voy a que me tomen el pulso." En realidad, la toma del pulso alcanza cotas de complejidad que lo aproximan a un arte. Requiere un entrenamiento muy duro, una gran experiencia, y el don de la sensibilidad. Cuando el médico toma el pulso, está alerta ante un gran abanico de sensaciones que debe ser comprendido hábilmente y ordenado como unidad –la "sensación" de un pulso individual.

Aunque un pulso puede sentirse en distintas partes del cuerpo, la medicina china hace hincapié en tomarlo en la arteria radial cerca de la muñeca.[17] Lo ideal es que tanto el médico como el paciente estén relajados. *El Nei Jing* sugiere que a primera hora de la mañana, cuando el cuerpo está más calmado, es la mejor hora para tomar el pulso. El médico coloca su dedo medio paralelo a la prominencia inferior de la cara posterior del radio (eminencia radial). El dedo índice cae entonces de un modo natural cerca de la muñeca, y el dedo anular caerá cerca del dedo índice (Véase Figura 18). El pulso puede entonces sentirse en tres posiciones en cada muñeca: el dedo índice toca el cuerpo en la primera posición, el dedo medio en la segunda posición y el dedo anular en la tercera posición.

Figura 18

Toma de Pulso, Estilo Chino

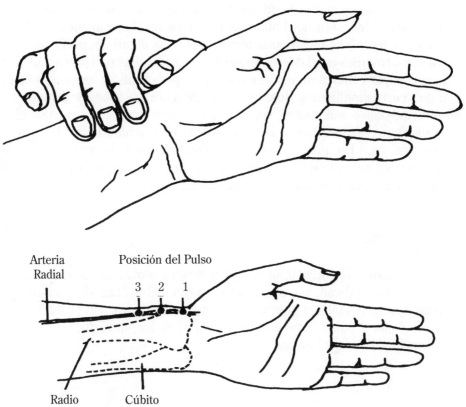

La teoría china del pulso da significado al pulso tal como se siente en cada posición de la muñeca, pero por el momento asumiremos que los tres dedos sienten lo mismo y que el pulso es el mismo en cada muñeca. El pulso se palpa en tres niveles de presión: superficial, medio y profundo. En el primer nivel o nivel superficial, la piel se toca ligeramente; en el segundo nivel o nivel medio, se aplica un moderado aumento de presión; en el tercer nivel o nivel profundo, el médico presiona bastante fuerte.

Un pulso normal o armoniosamente equilibrado se siente principalmente a nivel medio. La velocidad normal está entre cuatro y cinco latidos en una respiración completa (una inhalación y una exhalación), que suman unos setenta o setenta y cinco latidos por minuto. La calidad de un pulso normal es elástica y "vivaz", ni fuerte y firme, ni flácida y vaga. Un pulso normal se dice que está "vivo." Sin embargo el pulso normal puede variar: el pulso normal de un atleta puede ser lento; el pulso de una mujer es normalmente más suave y ligeramente más rápido que el de un hombre; los pulsos de los niños son más rápidos que los de los adultos; el pulso de una persona obesa tiende a ser lento y profundo, mientras que el de una persona delgada es más superficial.

Las desarmonías en el cuerpo dejan una clara huella en el pulso. Los textos chinos clásicos reflejan un esfuerzo de siglos por clasificar los pulsos básicos con sus correspondientes desarmonías. Las codificaciones y debates citan entre veinticuatro, veintisiete, veintiocho o treinta tipos de pulso.[18] En el examen siguiente, se presentan e ilustran, según el orden tradicional, veintiocho pulsos clásicos.[19] Dichos tipos son en realidad categorías generales que raras veces corresponden exactamente al pulso de un individuo concreto, el cual la mayoría de las veces es una combinación de tipos.

Tipos de Pulso

Los primeros dieciocho tipos de pulso, descritos más adelante, son los más importantes e indican las desarmonías principales. Las distinciones más comunes entre los pulsos que hacen los médicos chinos son profundidad (el nivel en el que el pulso es perceptible), velocidad, amplitud, fuerza, forma global y cualidad, ritmo y longitud.

Profundidad

Un pulso *flotante* (*fu mai*) es más "elevado" de lo normal; o sea, aunque distinto en un nivel ligero o superficial de presión, es menos perceptible cuando se palpa en los niveles medio y profundo. Esta clase de pulso significa una Influencia Perniciosa Externa, que sugiere que la desarmonía está en las partes superficiales del cuerpo donde el Qi de Protección está combatiendo la Influencia Externa. Un pulso flotante se clasifica como Yang debido a que su exterioridad corresponde a una característica básica Yang. Un pulso flotante con frecuencia se produce sin otros signos que sugieran Influencias Externas. En dicho caso, si también carece de fuerza, el pulso flotante denota Insuficiencia Yin. Ello se debe a que el pulso es activo o "danzarín", un signo de Exceso relativo de Yang y por lo tanto de Insuficiencia Yin. Si el pulso es flotante pero posee fuerza, y no existen Influencias Externas, puede ser un signo de Viento Interno.

Un pulso *hundido* o *profundo* (*chen mai*) solo se distingue en el tercer nivel, cuando se aplica una presión fuerte. Indica que la desarmonía es Interna o que hay obstrucción. Por lo tanto se clasifica como Yin.

Velocidad

Un pulso lento (*chi mai*) es aquel que tiene menos de cuatro latidos por

Figura 19

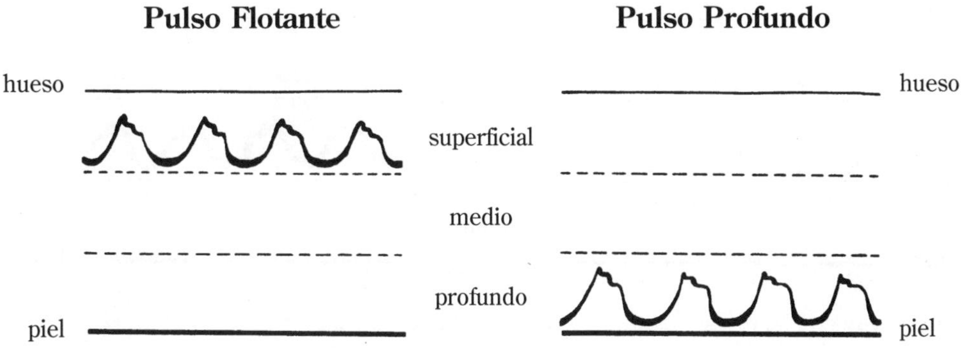

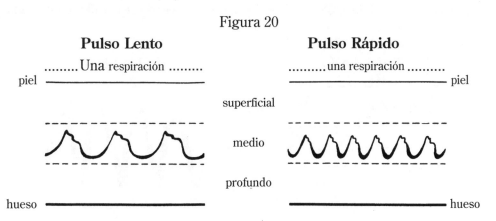

repiración. Se trata de un signo de Frío que retrasa el movimiento o de Qi insuficiente para causarlo. Se describe como Yin.

Un pulso *rápido* (*shu mai*) es aquel que tiene más de cinco latidos por respiración. Indica que el calor está acelerando el movimiento de la Sangre. Por lo tanto se trata de un pulso Yang.

Figura 20

Amplitud

Un pulso *fino* (*xi mai*) se siente como un delgado hilo pero es claro y distinto. Se trata de un signo de Insuficiencia Sangre e incapaz de llenar el pulso adecuadamente. A menudo hay también Insuficiencia de Qi. Este pulso se considera Yin.

Un *gran* pulso (*da mai*) es amplio en diámetro y muy claro, y sugiere Exceso. Normalmente se siente cuando el Calor está presente en el estómago o los Intestinos, o en ambos. Se trata de un pulso grande o Yang.

Figura 21

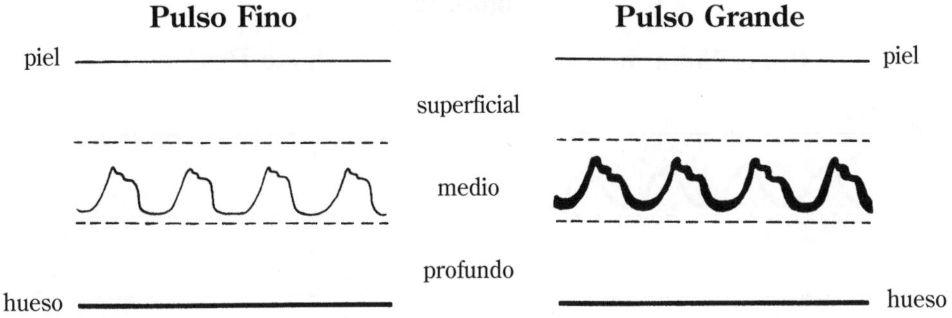

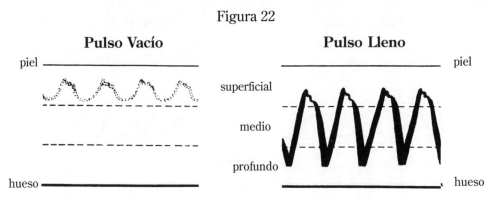

Fuerza

Un pulso *vacío* (*xu mai*) es grande pero carece de fuerza. Se siente débil y blando como una pelota parcialmente llena de agua. Normalmente se siente a nivel superficial y a veces es más lento de lo normal. Denota una Insuficiencia Qi y Sangre, y se considera un fenómeno Yin.

Un pulso *lleno* (*shi mai*) es grande y también fuerte, golpea fuerte los dedos en las tres profundidades. Se trata de un signo de Exceso y se clasifica como Yang.

Figura 22

Forma

Un pulso *resbaladizo* (*hua mai*) es muy fluido. Se siente suave, como un balón cubierto por un fluido viscoso. Los textos clásicos lo comparan a "sentir perlas en una taza de porcelana". Un médico chino contemporáneo dice que "se desliza como una serpiente." Se trata de un signo de Exceso, por regla general Humedad o Mucosidad. Este pulso se produce a menudo en las mujeres a lo largo del embarazo, cuando se precisa Sangre extra para alimentar el feto. Se considera "Yang dentro de Yin." (Este tipo de clasificación se comentará en el capítulo 7.)

Un pulso *rugoso* (*se mai*) es lo opuesto de un pulso resbaladizo. Es desigual y áspero, y en ocasiones irregular en fuerza y plenitud. Los textos chinos lo comparan a un "cuchillo raspando bambú o a un gusano de seda enfermo comiendo una hoja de mora." Cuando dicho pulso se describe también como ligero, es un signo de Insuficiencia de Sangre o Insuficiencia Jing. Puede ser también signo de Sangre Coagulada. A veces un pulso rugoso es de ritmo irregular. En dicho caso se denomina "el tres y cinco desajustados" –que significa que se producen a veces tres pulsaciones por respiración y a veces cinco. Normalmente se trata de un pulso Yin.

Un pulso *tenso* (*xuan ma*i) se siente tirante, como una cuerda de guitarra o violín. Es fuerte, rebota ante la presión a todos los niveles, y golpea los dedos de modo parejo. Pero carece de fluidez o calidades ondulantes. Denota estancamiento en el cuerpo, normalmente asociada a una desarmonía que empeora el fluir y el despliegue de las funciones del Hígado y la Vesícula Biliar. Se trata de un pulso Yang.

Un pulso *tirante (jin mai)* es fuerte y parece saltar de un lado a otro como una cuerda tensa. Es pleno y más elástico que el pulso tenso. Vibrante y premioso, parece más rápido de lo que es. Dicho pulso se asocia con Exceso, Frío y Estancamiento. Se considera Yang dentro de Yin.

Figura 23

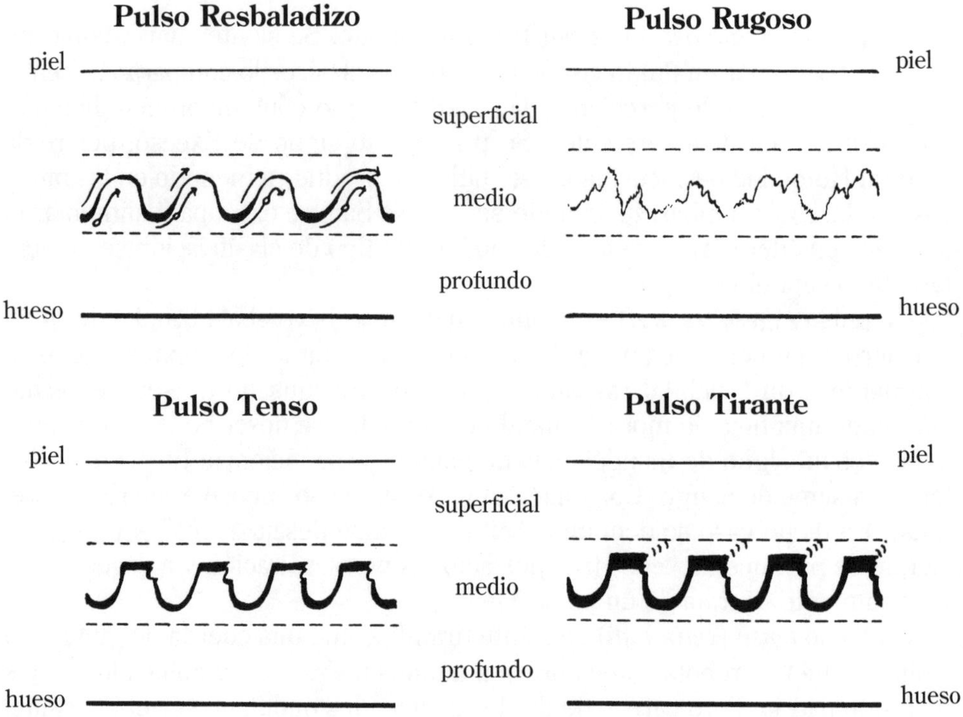

Pulso Resbaladizo   **Pulso Rugoso**

piel _____   _____ piel

superficial

medio

profundo

hueso _____   _____ hueso

Pulso Tenso   **Pulso Tirante**

piel _____   _____ piel

superficial

medio

profundo

hueso _____   _____ hueso

Longitud

Un pulso *corto (duan mai)* no llena los espacios bajo los tres dedos y generalmente solo se siente en una posición. A menudo es un signo de Insuficiencia Qi y se clasifica como Yin.

Un pulso *largo (chang mai)* es lo opuesto de un pulso corto. Es perceptible más allá de la primera y tercera posición; o sea, sigue sintiéndose cerca de la mano o por encima del codo. Si su fuerza y velocidad son normales, no se considera un signo de desarmonía. Pero si también es escaso y tenso, apunta al Exceso y se considera un pulso Yang.

Figura 24

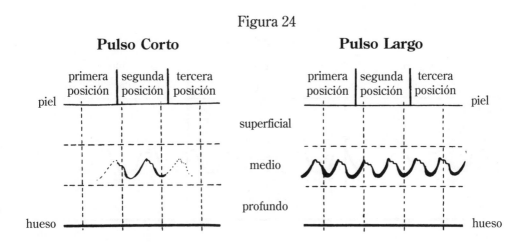

Ritmo

Un pulso *nudoso (jie mai)* es un pulso lento e irregular que bate de un modo irregular. Se trata de un signo de Frío que obstruye el Qi y la Sangre, aunque también puede indicar Insuficiencia Qi, Sangre o Jing. Este pulso a menudo es un signo de que el Corazón no regula adecuadamente la Sangre, y cuantas más interrupciones de ritmo hay, más grave es la condición. Un pulso nudoso se clasifica como Yin.

Un pulso *apresurado (cu mai)* es un pulso rápido que bate de un modo irregular. Por regla general es un signo de calor que agita el Qi y la Sangre y, se considera un pulso Yang.

Un pulso *intermitente (dai mai)* por regla general da más pulsaciones que los dos pulsos citados anteriormente, pero lo hace siguiendo un patrón regular. A menudo se asocia con el Corazón, denotando una desarmonía grave, o puede ser una señal de un estado de agotamiento de todos los Órganos. Se trata de un pulso Yin.

Los pulsos nudoso, apresurado e intermitente en ocasiones son congénitos, en cuyo caso no son necesariamente signos de desarmonía.

Figura 25
Pulso Nudoso

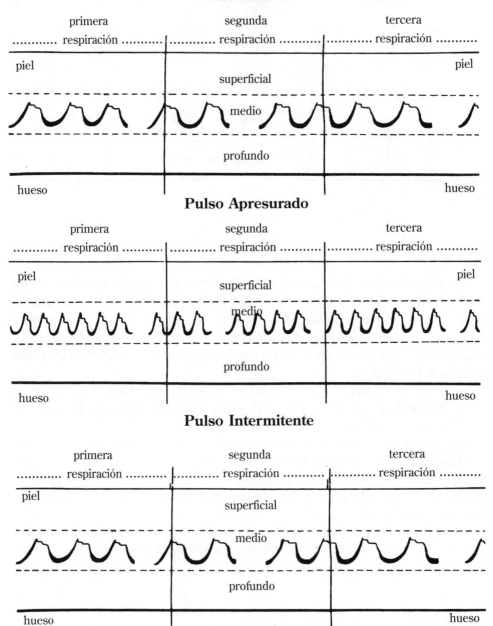

Pulso Apresurado

Pulso Intermitente

Pulso Moderado

Un pulso *moderado (huan mai)* es el pulso saludable, perfectamente equilibrado –con una profundidad, velocidad y amplitud normales. Es poco frecuente, y el examen del pulso lo considera secundario. Para que un médico chino obtenga una nota clara de salud, un paciente no tiene que tener un pulso de estas características. De hecho, las personas saludables no suelen tenerlo. La "normalidad" o "equilibrio" de cada persona tiene una cierta disposición constitucional, vinculada con la edad, hacia las desarmonías Yin o Yang, y el pulso "normal" de cada persona mostrará estas predisposiciones. A la hora de percibir desarmonías, el sentido de un pulso moderado estriba en el modo en que se combina con otros signos. Si están presentes signos de humedad, por ejemplo, dicho pulso, que en ocasiones se considera ligeramente inestable, puede reforzar un diagnóstico de Humedad.

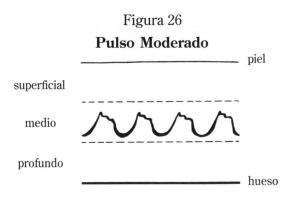

Figura 26

Pulso Moderado

Otros Pulsos

Los otros diez tipos de pulso clásicos son combinaciones y matizaciones de los dieciocho anteriores y por regla general se consideran de menor importancia. Son, sin embargo, fácilmente perceptibles por un médico experto y son útiles a la hora de determinar matices precisos de importancia para el diagnóstico.

Un pulso *inundado (hong mai* Fig. 27) se presenta con la fuerza de un gran pulso para golpear a los dedos en las tres profundidades, pero deja los dedos con menos fuerza, como una ola que retrocede. Lo que significa que el Calor ha dañado los Fluidos y el Yin del cuerpo. Se considera Yin dentro de Yang.

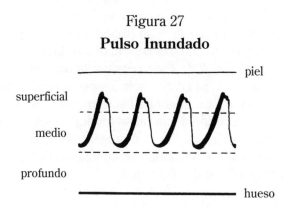

Figura 27
Pulso Inundado

Un pulso *nimio (wei mai,* Fig.28) es muy leve y blando, pero carece de la claridad del pulso fino. Es muy poco perceptible y parece que va a desaparecer. Dicho pulso significa Deficiencia extrema y se clasifica como Yin.

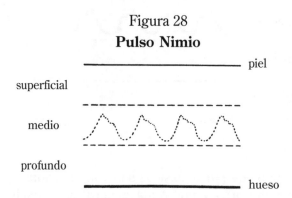

Figura 28
Pulso Nimio

Un pulso *frágil (ruo mai,* Figura 29) es blando, débil y algo leve. Normalmente se siente en el nivel profundo. Es como un pulso vacío invertido, pero denota una condición de Insuficiencia Qi más extrema puesto que el Qi ni siquiera puede elevar el pulso. Un pulso frágil es un pulso Yin.

Figura 29
Pulso Frágil

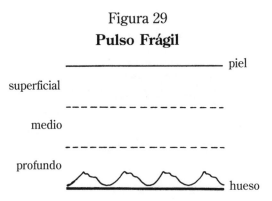

Un pulso *esponjoso (ru mai,* Fig. 30) es una combinación de pulso fino, vacío y fluctuante. Es muy blando, y menos nítido que un pulso fino, y solo se percibe en la posición superficial. La mínima presión lo hace desaparecer. Un pulso esponjoso se siente como una burbuja que flota en el agua. Es un signo de Sangre o Insuficiencia Jing y a veces de Humedad. Se trata de un pulso Yin.

Figura 30
Pulso Esponjoso

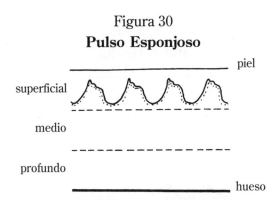

Un pulso *cuero (ge mai,* Fig. 31) es una combinación de los pulsos tenso y fluctuante, con aspectos del pulso vacío. Se siente como la estirada piel de la superficie de un tambor. Se trata de un signo de Sangre o Insuficiencia Jing, y se clasifica como un pulso Yin.

Figura 31
Pulso Cuero

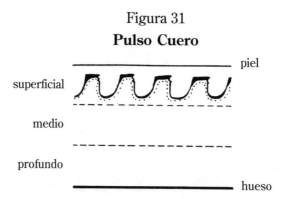

Un pulso *oculto (fu mai,* Fig. 32) es una forma extrema de pulso *profundo.* Hay que aplicar mucha presión para percibirlo. Si un pulso oculto es fuerte, por regla general se trata de un signo de Frío que obstruye los meridianos. Si es débil, denota Insuficiencia Yang que no puede elevar el pulso. Los pulsos ocultos se describen como Yin.

Figura 32
Pulso Oculto

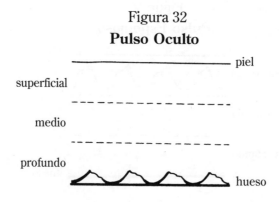

Un pulso *confinado (lao mai,* Fig. 33), también conocido como pulso prisión, es lo opuesto del pulso de cuero y es una forma de pulso oculto. Es muy profundo y tenso, y normalmente largo y fuerte. Se trata de un signo de obstrucción debida al Frío, y se considera Yang dentro de Yin.

Figura 33

Pulso Confinado

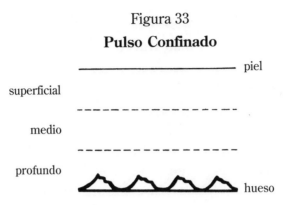

Un pulso *agitado (dong mai*, Fig. 34) es una combinación de pulsos corto, escaso, inestable y rápido. Solo se siente en una posición, y de él se dice que "es incompleto, sin una cola y cabeza, como una habichuela." Denota una condición extrema y es muy infrecuente. Normalmente se produce en casos de palpitaciones de corazón, grandes sustos, fiebre o dolor. Se trata de un pulso Yang.

Figura 34

Pulso Agitado

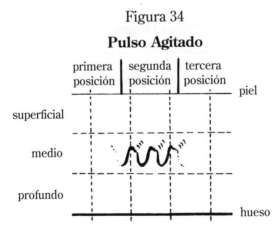

Un pulso *hueco (kong mai,* Fig. 35) se siente como el tallo de una cebolla verde –sólido externamente pero totalmente vacío en el interior. En ocasiones se trata también de un pulso fluctuante. Un pulso hueco denota Insuficiencia Sangre y en ocasiones se observa tras una gran pérdida de Sangre. Se considera Yin.

Figura 35

Pulso Hueco

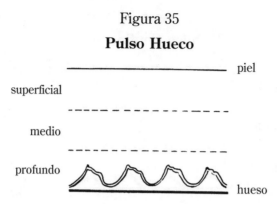

Un pulso *disperso (san mai*, Fig. 36) es semejante a un pulso vacío debido a que es fluctuante, grande y débil. Sin embargo, es más amplio y menos detectable que el pulso vacío, y tiende a percibirse básicamente a medida que retrocede. Es un signo de desarmonía grave –Yang del Riñón agotado y "desperdigado". Un pulso disperso se clasifica como Yin.

Figura 36

Pulso Disperso

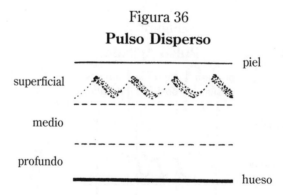

Para el propósito de esta descripción general de los pulsos, hemos asumido que los tres dedos sienten el mismo pulso. Sin embargo, en la práctica, cada dedo siente algo ligeramente distinto. Ambas muñecas pueden proporcionar también diferentes lecturas. Se considera que las tres posiciones del pulso en las dos muñecas corresponden a ciertos Órganos, indicando desarmonías en ellos. Aunque en China no hay unanimidad sobre las correspondencias exactas, el Cuadro 3 ilustra el sistema actualmente más utilizado en China (Véase el apéndice D para un repaso histórico de las opiniones sobre la correspondencias de la posición de los pulsos.) Las correspondencias, por regla general se dice que son las mismas en los tres niveles de presión, aunque según un punto de vista más sofisticado, el nivel superficial se relaciona con los Órganos Yang, mientras que el nivel profundo se relaciona con sus Órganos Yin emparejados (Véase Cuadro 1 en el Capítulo 3).

Cuadro 3

Correspondencias de la Posición de los Pulsos

	Muñeca Izquierda	Muñeca Derecha
Primera posición	Corazón	Pulmones
Segunda posición	Hígado	Bazo
Tercera Posición	Yin Riñón	Yang Riñón (Puerta de Fuego de la Vida)

Los veintiocho pulsos básicos pueden sentirse en tres niveles, tres posiciones, y dos muñecas. El sentir un pulso es de por si complicado. Pero cuando nos damos cuenta de que los veintiocho pulsos la mayoría de las veces se encuentran en combinación más que en forma pura, y que las características de un solo tipo de pulso pueden variar de posición a posición o de muñeca a muñeca, es evidente que el sistema es muy complejo, y capaz de matices infinitos. El diagnóstico por el pulso es un arte muy sofisticado. El discernir la importancia relativa de cada variable y hacer a partir de ellas un diagnóstico preciso e inteligente exige una gran sutileza y sabiduría por parte del médico con el fin de tejer un patrón útil.

Este capítulo ha descrito algunos de los signos y síntomas más comunes utilizados por el médico a la hora de percibir un patrón. Hemos de insistir en que solo hemos descrito los fragmentos de los patrones, y que para el pensamiento y la medicina chinas los fragmentos no tienen sentido fuera del todo. Cualquiera de los signos que hemos mencionado pueden tener un sentido distinto, según sea el resto de la configuración. Por ejemplo, el signo de sed o una lengua seca apunta a Insuficiencia Calor o Yin. Dicho signo tiene este sentido porque normalmente aparece en una configuración con otros signos de Calor. Pero si una persona con una boca seca, tiene frío, está pálida, cansada, débil, emocionalmente plana, tiene un tono bajo, su lengua tiene un tono pálido y un pulso lento y débil, la sequedad varia de sentido: se torna un signo de

Insuficiencia Extrema con una incapacidad de producir Agua. El contexto define el fragmento. El ver la parte a la vez que el todo es un aspecto de la maestría de la medicina china. No existen líneas rectas, no hay "esto" significa "aquello", solo patrones como nubes que van cambiando constantemente de forma.

Notas

1. "La medicina china... ha sido nutrida y llevada a su madurez por lo que, a falta de un término más adecuado, podríamos llamar "consciencia taoísta" Manfred Porkert, "Chinese Medicine: A Traditional Healing Science," en *Ways of Health*, Comp. por David S. Sobel (New York: Harcourt Brace Jovanovich, 1979), p. 150.

2. Aristóteles, "Metaphysics" en *The Basic Works of Aristotle,* Comp. por Richard McKeon, libro 11, Cap. 5, p. 856.

3. Cap. 23 del *Tao-te Ching*, en Chan, *Chinese Philosophy,* p. 151.

4. Chuang Tzu en Chan, *Chinese Philosophy*, p. 183.

5. Jones, *Hippocrates and Heracleitus with an English Translation*, vol. 4, p. 489.

6. Ibid., p. 493.

7. Ibid., p. 485.

8. Ibid., p. 483.

9. Véase, por ejemplo, Needham, *Science and Civilization,* vol. 2, pp. 201, 291, 303, 466, 478; chan, *Chinese Philosophy*, pp. 173, 183; Fung Yu-lan, A *History of Chinese Philosophy*, vol. 1, p. 185 y vol. 2, p. 212.

10. Cap. 1 del *Tao-te Ching*, en Chan,*Chinese Philosophy*, p. 139.

11. La referencia más antigua a un método de Cuatro Exámenes se encuentra en la biografía del legendario médico Bian Que que aparece en los

Archivos Históricos (*Shi Ji*) escritos en la temprana dinastía Han. Esta biografía, en parte real y en parte ficción, sucede durante el periodo de los Estados Guerreros del siglo V a.C. y contiene información valiosa sobre la medicina china que puede ser incluso anterior al *Nei Jing*. La primera referencia a un claro procedimiento de Cuatro Exámenes está en "Dificultad 61" del *Nan Jing* [3].

12. Una de las recopilaciones más completas de signos y síntomas es el volumen, de más de mil páginas, denominado el *Diccionario de los Orígenes de la Enfermedad* [35] por Wu Ke-qian. Véase Bibliografía para otras recopilaciones.

13. *Su Wen* [1], sec. 2, cap. 7, p. 53.

14. *Ling Shu* [2], sec. 1, cap. 4, p. 39.

15. Referencias dispersas a varios tipos de lenguas y su significado existen en todos los antiguos escritos médicos chinos. El *Nei Jing* menciona muchas clases de lenguas pero no las presenta de un modo ordenado. Zhang Zhong-jing en su *Examen de los Desordenes Causados por el Frío* [27] y *Prescripciones Básicas del Pecho Dorado* (que se trataba originalmente de un libro escrito en el 219 d.C) menciona muchos tipos adicionales de lengua. En algunos casos basa tratamientos completos en cambios de la lengua. (Véase Apéndice A para un examen de Zhang Zhong-jing.). Autoridades médicas posteriores como Chao Yuan-fang (c. 600 d.C) y el gran médico Sun Si-miao (590-682 d.C.) contemplan más a fondo los exámenes de la lengua. La primera presentación sistemáticas de lenguas se encuentra en las *Reflexiones Doradas de los Desordenes Provocados por el Frío de Ao* (*Ao-shi Shang-han Jin-jing Lu*), que apareció en el 1341 d.C y recopila treinta y seis clases de lenguas con ilustraciones. Toda la literatura posterior sobre las lenguas es una elaboración del trabajo de Ao. Uno de los textos más importantes es es el *Espejo de la Lengua para los Desordenes Provocados por el Frío* (*Shang-han She-jian*) de Zhang Deng, una obra de 1688 d.C. que contiene 120 ilustraciones de diferentes lenguas. Para un estudio del desarrollo del examen de lenguas y una presentación completa del examen mismo, véase Instituto Beijing, *Examen Tradicional Chino de la Lengua* [70]. Véase también un trabajo similar con el mismo título y también publicado por el Instituto Beijing [69].

16. Existe un numero infinito de preguntas que pueden hacerse con refe-rencia a cualquier aspecto de la salud y de la enfermedad de una persona. Cualquier detalle puede diseccionarse en posteriores aspectos Yin y Yang. En la dinastía Ming se consideraban necesarias para un patrón de discernimien-to un mínimo de "diez preguntas". La primera lista de diez preguntas parece haber sido trazada por el gran codificador Zhang Jie-bing en su *Libro Completo* (*Jing-yue Quan-shu*, 1624 d.C.). Su lista incluye (1) frío y calor, (2) sudor, (3) cabeza y cuerpo, (4) orina y heces, (5) comida y bebida, (6) pecho, (7) sorde-ra, (8) sed, (9) causa, pulso y color, (10) olor, Espíritu y vista (los números 9 y 10 incluyen Tocar, Observar y Oler). Posteriormente Chen Shou-yuan en su *Medicina Práctica y Fácil* (*Yi-xue Shi-yi*), publicado en 1804 d.C., establece sus propias diez preguntas, incluyendo las preguntas de la 1 a la 8 de Zhang y luego (9) antigüedad de la enfermedad y (10) causa. El texto moderno utiliza-do como fuente principal para este libro, *Fundaciones* [53], del Instituto de Shanghai, recoge las diez preguntas siguientes: (1) frío y calor, (2) respira-ción, (3) cabeza y cuerpo, (4) heces y orina, (5) comida, bebida y sabores, (6) pecho y abdomen, (7) oídos y ojos, (8) sueño, (9) antigüedad de la enferme-dad e historia, (10) pensamiento, emoción, estilo de vida, hábitos y trabajo. Para obtener más información, ver la lista de las "diez preguntas" en el *Concise Dictionary of Traditional Chinese Medicine* [34], p. 3, del Instituto de Investigación Médica Tradicional China.

17. Debemos mencionar también que existe otro método de tomar el pulso que aparece en el *Nei Jing* junto al sistema de palpación de la arteria radial. Se dedica un capítulo completo (*Sun Wen*, sec. 6, cap. 20) a este otro método, que implica palpar varias arterias a lo largo de todo el cuerpo, cada una de las cua-les se dice que corresponde a un Órgano interno o a una parte concreta del cuerpo. El método de tomar el pulso en la arteria radial solo se hizo clara-mente dominante en el periodo del *Nan Jing*. Véase Apéndice D, Nota 1.

18. El *Nei Jing* menciona más de veinte tipos de pulsos, pero el significado de algunos nombres de los pulsos es confuso. A pesar de ello, es el origen de las posteriores y más desarrolladas teorías del examen del pulso. El texto más antiguo dedicado exclusivamente al examen del pulso es el *Clásico del Pulso* de Wang Shu-he, que apareció hacia el 280 d.C y que describe veinticuatro tipos de pulsos básicos. Esta obra combina la propia experiencia clínica de Wang Shu con información sobre los pulsos hallada en el *Nei Jing,* el *Nan Jing*, y los escritos de clínicos como Zhang Zhong-jing y Hua Tou. Li Shi-zhen, en sus *Estudios del Pulso del Maestro de la Orilla del lago* (publicado por primera vez en 1564 d.C), da un listado de veintisiete tipos de pulsos. En *Las Lecturas Fundamentales sobre Medicina* (*Yi-zhong Bi-du*), publicado en el 1637 d.C., Li Zhong-zi examina veintiocho pulsos "clásicos". Otros textos mencionan más tipos de pulsos. Los textos modernos, sin embargo, por regla general se refieren a veintiocho pulsos.

Todas las descripciones de los pulsos de este libro se basan en las de los *Estudios de Pulsos* de Li [16]; *Fundaciones* [53], Instituto de Shanghai; Archivos del Comité de Investigación de Medicina China de la Ciudad de Shanghai, *Selecciones del Examen de Pulsos* [17]; y *Clásico del Pulso* [22] de Wang Shu-he.

Hay que señalar que el examen del pulso tiene un papel importante en toda literatura tradicional de los sistemas médicos. En los *Edwin Smith Surgical Papyrus* egipcios (1600 a.C.) el examen de los pulsos era ya una práctica establecida. Galeno de Pérgamo (129-200 d.C) hizo dieciocho tratados sobre el pulso que incluían detalles de percepción más sutiles que los que encontramos en el *Clásico del Pulso* de Wang Shu-he. Galeno elaboró más de cien tipos de pulso distinguiendo el tamaño, la fuerza, la velocidad, la duración de la diástole y/o la sístole, frecuencia, y dureza o suavidad. Su atención al ritmo y la calidad generaron categorías de pulso tan conocidas como el gacelear, arrastrar de hormiga, gusanear y cola de ratón que siguieron utilizándose en Occidente hasta el siglo XVIII.

19. La mayoría de los diagramas de los pulsos se basan en los de El *Examen de Pulsos* de Liu Guan-jun [61].

Capítulo
7

Los Ocho Patrones Principales:
Los Rostros del Yin y del Yang

La medicina china reconoce muchos patrones de desarmonía. Todos ellos, sin embargo, pueden agruparse de un modo inicial en lo que se conoce como los Ocho Patrones Principales.

Distinguir los Ocho Patrones Principales
(ba-gang bian-zheng)

El discernir los Ocho Patrones Principales con los signos y síntomas presentados por el paciente es una de las tareas principales del médico.

Los Ocho Patrones Principales están compuestos de cuatro pares de opuestos polares: Yin/Yang, Interior/Exterior, Insuficiencia/Exceso y Frío/Calor. Estos Ocho Patrones Principales son en realidad una subdivisión concreta del Yin y del Yang en seis subcategorias. Dicha división permite un enfoque sistemático más claro de la teoría y la práctica del Yin y del Yang en la medicina china. El Yin y el Yang conservan su primacía a causa de su naturaleza amplia y global, mientras que los otros seis patrones se someten finalmente a los patrones Yin-Yang.

Una vez llegado aquí el lector ha recibido dos tipos de información: una descripción abstracta del cuerpo humano orientada alrededor de la teoría del Yin y del Yang, y una detallada lista de distintos signos de desarmonía. En este capítulo, ambas categorías de información empieza a surgir, puesto que cada individuo se define por una relación única entre sus signos corporales y el movimiento global del Yin y del Yang.

Los Ocho Patrones Principales son el modelo fundamental para mediar entre ambos ámbitos: son básicamente rostros del Yin y del Yang. Permiten al médico penetrar en los principios abstractos del Yin y del Yang, principios que son muy sencillos, pero muy difíciles de atrapar puesto que presumen ser las leyes generales de la totalidad, de todo lo que nos rodea y de aquello que está en nuestro interior, en nuestros cuerpos, en nuestras mentes, y en nuestros espíritus. Los Ocho Patrones Principales sirven, por lo tanto, como matriz básica que permite al médico organizar las relaciones entre el Yin y el Yang y signos clínicos particulares.

Conceptualizar y distinguir los Ocho Patrones Principales es el primer paso para distinguir la composición básica y esbozar el paisaje clínico. Antes de que los distintos signos y síntomas recogidos por los Cuatro Exámenes puedan ser comprendidos totalmente, deben ser percibidos dentro de este esquema.

Debemos explicar la traducción de la expresión *ba-gang* como "Ocho Patrones Principales". Ba significa ocho. *Gang*, originalmente un termino para el cabo de una red de pesca, puede tener también el sentido de principios, bases o parámetros gobernadores. En la tradición médica, *gang* connota la matriz básica que gobierna cualquier distinción clínica.

Bian-zheng, que traducimos por "distinguir patrones", es uno de los términos más comunes de la literatura médica china. *Bian* significa distinguir, reconocer, o clarificar, mientras que *zheng* puede significar evidencia, prueba o símbolo y, de un modo distinto, síntoma o molestia.

Desde una perspectiva occidental moderna, es tentador traducir las palabras chinas como "diferenciar síndromes", pero dicha traducción distorsionaría la validez singular y potencial de la idea china.[1] "Síndrome" es un término puramente descriptivo, que sugiere una agrupación arbitraria de signos y síntomas que carece de sentido sin una causa subyacente. El "síndrome" implica que falta algo. Para occidente, "es necesario el conocimiento de la causa para elevar a una entidad clínica o un síndrome a la categoría de enfermedad."[2]

Pero el medico chino nunca abandona el ámbito de los signos y de los síntomas para buscar una causa independiente a *priori*, o mecanismo susceptible de ser aislado y tratado. A lo largo de los Cuatro Exámenes, el médico simultáneamente recoge, interpreta y organiza signos –una percepción sutil y compleja que conduce a una comprensión de los acontecimientos fisiológicos que tienen lugar en el cuerpo del paciente.

La tarea del medico chino, por lo tanto, es la de distinguir patrones, no síndromes, reconociendo el estado de desarmonía corporal en el seno del ámbito de los signos y de los síntomas. El proceso de la medicina china es el proceso de urdir juntos los elementos y reconocer un patrón en millares de signos. Para los chinos, los patrones son suficientes y son la guía definitiva para el diagnóstico y el tratamiento.

El constructo de los Ocho Patrones Principales permite al médico empezar a reconocer como las tendencias Yin y Yang del cuerpo pueden estar en desarmonía.[3] Permite al médico distinguir patrones del tipo más amplio y más general. De entrada, es todo lo que se necesita para iniciar el tratamiento. En la mayoría de los casos, sin embargo, se requiere matizar más el patrón con el fin de descubrir las características propias de un desorden particular y por lo tanto establecer un tratamiento apropiado. Puesto que la medicina china nunca abandona los síntomas, nunca busca lo que hay detrás de un fenómeno persiguiendo una causa, sino que simplemente busca una configuración. Gran parte del resto de este libro está constituido por una serie de listas o colecciones de signos y síntomas. Como sucede con cualquier habilidad, el adiestrar a la mente para ver los patrones requiere una repetición frecuente. Pero la recompensa de la paciencia y de la perseverancia es el descubrimiento del esfuerzo poético y artístico de la medicina china al tratar de capturar la esencia de un organismo humano en desarmonía.

Patrones de Desarmonía Interior (li-zheng) y Exterior (biao-zheng)

La distinción Interior/Exterior es relativamente sencilla, y anterior a los otros principios. Otorga al cuadro clínico del Yin/Yang una localización espacial básica al señalar el lugar de una desarmonía.

Los patrones interiores se generan básicamente por desarmonías Internas; los patrones Exteriores por Influencias Externas. Estos términos recordarán al lector el examen de la Influencias Perniciosas del Capítulo 5, en el que las enfermedades asociadas con desarmonías Internas Yin/Yang se distinguían de aquellas caracterizadas por el conflicto de Influencias Externas y Qi Normal. Sin embargo, "Interior" y "Exterior" se utilizan aquí para describir, más que su generación, la localización y características de una desarmonía.

El trenzar juntos alguno de los signos siguientes sugiere un patrón de desarmonía Exterior: enfermedad aguda que se presenta de modo repentino;

escalofríos y/o aversión al frío, viento, calor, etc.; fiebre; dolor o calor corporal; la saburra de la lengua delgada; pulso flotante.

Las desarmonías Interiores son todas aquellas que no se consideran Exteriores. Las desarmonías Interiores se asocian a menudo con condiciones crónicas y pueden distinguirse por signos como dolor o incomodidad en el tronco, vómitos, cambios en la orina y las heces, fiebre alta sin temor al frío, cambios en el material de la lengua, y pulso deslizante.

Hemos de ver que los signos de un Patrón de desarmonía Exterior son idénticos a los que indican una Influencia Perniciosa Externa, mientras que los signos de una desarmonía Interior son los de una desarmonía Interna Yin/Yang.

Patrones de Deficiencia *(xu-zheng)* y Exceso *(shi-zheng)*

Si una enfermedad se caracteriza por un Qi, Sangre, u otras substancias insuficientes, o por la baja actividad de cualquiera de los aspectos Yin o Yang de los Órganos, el patrón será probablemente uno de Insuficiencia. Signos generales de deficiencia son: movimiento frágil y débil; rostro ceniciento, pálido o lívido; respiración superficial; dolor que se alivia mediante la presión; sudor espontáneo; orina abundante o incontinencia; material de la lengua pálido con poca o ninguna saburra; un pulso vacío, leve o débil. Los patrones de insuficiencia por regla general son de naturaleza crónica, y pueden contemplarse como un paisaje clínico disperso, yermo y desolado.

Hablando en términos generales se dice que un patrón es de Exceso cuando una Influencia Perniciosa ataca al cuerpo, cuando la función corporal de una persona se sobreactiva, o cuando una obstrucción produce una acumulación inadecuada de substancias como el Qi y la Sangre. Se sugiere el patrón de Exceso cuando alguno de los signos siguientes se entretejen juntos: movimientos pesados y poderosos; una voz especialmente alta y plena; respiración pesada; dolores abdominales o en el pecho que se agravan con la presión; orinar escaso; saburra de la lengua espesa; pulso fuerte (cuerda, deslizante o lleno). En general, los patrones de Exceso tienen tendencia a ser agudos, y pueden contemplarse en el ojo de la mente como un paisaje clínico desordenado.

Patrones de Frío *(han-zheng)* y Calor *(re-zheng)*

El patrón de desarmonía de Frío por regla general se manifiesta cuando el Qi Yang del cuerpo es insuficiente, o cuando están presentes Influencias Perniciosas de Frío. Un patrón de Frío se ve descrito por una combinación de los siguientes signos: movimiento lento y deliberado; comportamiento retraído; rostro pálido; temor al frío; miembros fríos; dormir en posición enroscada; dolor que mengua con el calor; heces diluidas; orina clara; secreciones y excreciones delgadas y blancuzcas; falta de sed o deseo de líquidos calientes; material de la lengua pálido y tumefacto con saburra blanca o húmeda; y pulso lento. Los signos de frío indican que el perfil fundamental de la desarmonía corporal esta "nublado", a semejanza de un oscuro invierno helado.

El patrón de desarmonía de Calor se asocia ya sea con una Influencia Perniciosa de calor, hiperactividad de las funciones Yang del cuerpo, o Yin o Fluidos insuficientes, que conducen a una relativa preponderancia del Yang. Una desarmonía de Calor se identifica por los signos siguientes: movimiento rápido y agitado; delirio; un comportamiento hablador y extravertido; ojos y rostro rojos; todo el cuerpo o parte de él cálido al tacto (o al paciente le parece cálido); fiebre alta (que puede estar relacionada o no con la fiebre de una expulsión de una Influencia Perniciosa); irritabilidad; sed y deseo de líquidos fríos; estreñimiento; orina oscura; secreciones y excreciones oscuras, espesas y putrefactas; material de la lengua rojo con saburra amarilla; y pulso rápido. Los signos de calor sugieren que el perfil básico de la desarmonía del cuerpo es "brillante" y su humor es "saltarín". El cuadro 4 resume los signos asociados con Deficiencia y Exceso y los signos asociados con desarmonías de Frío y Calor.

Cuadro 4

**Resumen de los Principales Signos
Exceso/Deficiencia / Calor/Frío**

Signos Generales	Lengua	Pulso
Patrones de Exceso Movimiento pesado, respiración pesada y tosca; la presión y el tacto aumentan la incomodidad	saburra espesa	Fuerte (lleno, cuerda, deslizante, etc.)

Cuadro 4 *(cont.)*

Resumen de los Principales Signos
Exceso/Deficiencia / Calor/Frío

Signos Generales	Lengua	Pulso
Patrones de Deficiencia Movimiento frágil y débil; cansancio; respiración entrecortada; la presión alivia la incomodidad; apariencia inactiva, pasiva; voz baja; vértigo; poco apetito	material pálido; saburra delgada	débil (vacío, hundido, imperceptible, etc.)
Patrones de Calor Rostro rojizo; fiebre alta; rechazo del calor; el frío disminuye la incomodidad; movimiento rápido; ademanes exteriorizados; sed o deseo de bebidas frías; orina oscura; estreñimiento	material rojo; saburra amarillenta	rápido
Patrones Fríos Rostro pálido y blanco; miembros fríos; temor al frío; el calor reduce la incomodidad; movimiento lento; comportamiento retraído; ausencia de sed, o deseo de bebidas cálidas; orina clara; heces poco consistentes	material pálido; saburra blanca	lento

Patrones de desarmonías Yin *(yin-zheng)* y Yang *(yang-zheng)*

Las desarmonías Yin y Yang son los patrones más comunes y globales de la medicina china. En realidad, todas las cuestiones pueden reducirse definitivamente a si el patrón de un individuo es Yin o Yang.

Los patrones Yin son una combinación de signos asociados con Interior, Deficiencia y Frío, mientras que los patrones Yang se urden a partir de signos adecuados a Exterior, Exceso y Calor. Dichas relaciones se enumeran en los Cuadros 5 y 6.

Evidentemente, pocas enfermedades humanas pueden caracterizarse como puro Yin o puro Yang. Si el diagnóstico fuera tan sencillo, la tarea del médico chino sería sencillamente la de catalogar síntomas, un ejercicio que produciría un paisaje clínico semejante a una pintura cubista. La mayoría de los pacientes exhiben una compleja mezcla de signos y síntomas Yin y Yang. Por ejemplo, una personalidad extravertida y agitada (Yang) puede ser también frágil y débil de nervios (Yin). Una personalidad lenta, obsesiva, calculadora y meticulosa (Yin) puede ser también agresiva y beligerante (Yang). Un individuo con un grave dolor abdominal de contracción que empeora mediante la presión (Exceso y Yang) puede, al mismo tiempo, aliviarse con un baño caliente (Frío y Yin) y puede tener un pulso lento (Frío y Yin). Sin embargo, un solo síntoma puede tener diversos significados puesto que pueden estar presentes aspectos de más de un patrón. Por ejemplo, los calambres menstruales aliviados por el Calor (Frío y Yin) pueden responder con incomodidad al tacto (Exceso y Yang) o un pulso puede ser a la vez rápido (Calor y Yang) y tenue (Deficiente y Yin).

Cuadro 5

El Yin y El Yang Utilizados para Resumir los Otros Seis Principios

Yin = Interior + Insuficiente + Frio
Yang = Exterior + Exceso   + Calor

Cuadro 6

Signos de los patrones Yin y Yang

Examen	Signos Yin	Signos Yang
Observar	tranquilo; retraido; lento; aspecto frágil; el paciente está cansado y débil, le gusta estirarse enroscado; carece de espíritu; las excreciones y secreciones son poco consistentes y ligeras; el material de la lengua es pálido, hinchado y húmedo; la saburra es amarilla y espesa.	aspecto agitado, activo e inquieto; movimiento rápido y poderoso; rostro rojizo; al paciente le gusta estirarse cuando se acuesta; el material de la lengua es rojo o escarlata, y seco; la saburra de la lengua es amarillenta y espesa
Escuchar y oler	voz baja y sin potencia; pocas palabras; respiración poco profunda y débil; respiración entrecortada; olor agrio	voz recia, áspera y fuerte; el paciente es hablador; respiración plena y profunda; olor putrefacto

Cuadro 6 (cont.)

Signos de los patrones Yin y Yang

Examen	Signos Yin	Signos Yang
Preguntar	siente frío; poco apetito; falta de gusto en la boca; desea calor y tacto; orina clara y abundante; la presión alivia la incomodidad; menstruos escasos y pálidos	el paciente siente calor; le molesta el calor o el tacto; estreñimiento; orina oscura y escasa; boca seca; sed
Tocar	pulso hundido, imperceptible, filiforme, vacío o en cualquier modo débil	lleno, rápido, deslizante, cuerda, flotante, o de cualquier modo potente

Por lo tanto, los Ocho Patrones Principales en su forma pura son por regla general descripciones poco apropiadas de la realidad clínica. Proporcionan una guía preliminar para un futuro perfeccionamiento del diagnóstico

El primer nivel de perfeccionamiento es combinar los Ocho Patrones Principales para permitir una aproximación más ajustada a la realidad clínica y un perfil más preciso del cuadro de la desarmonía. El modo en que se combinan los Ocho Patrones Principales, reforzados o modificados, ilustra como los patrones complejos se desarrollan a partir de patrones simples. El método es básico para el proceso por el cual el Yin y el Yang se combinan para abarcar la realidad.

Combinaciones de los Ocho Patrones Principales

El Patrón de Exceso/Calor *(shi-re-zheng)*

Cuando se combinan los patrones de Exceso y Calor, se mezclan dos patrones Yang, creando un claro Patrón Yang puro. Una configuración típica de los signos de este nuevo patrón sería la siguiente.

Signos	Movimiento	Cualidades del Dolor	Lengua	Pulso
Exceso (Yang)	fuerte	aumenta con la presión	saburra espesa	Lleno y potente
+	+	+	+	+
Calor (Yang)	rápido	se alivia con el frío	roja con saburra amarillenta	rápido

El Patrón de Deficencia/ Calor (*xu-re-zheng*)

Si se mezclan patrones de Insuficiencia y Calor, la combinación resultante tiene tanto aspectos Yin (Insuficiencia) como aspectos Yang (Calor) que se modifican los unos a los otros. El paciente acostumbrará a manifestar los siguientes signos.

Signos	Movimiento	Cualidades del Dolor	Lengua	Pulso
Insuficiencia (Yin)	débil y frágil	se alivia con la presión	pequeña o sin revestimiento	Filiforme
+	*pero*	*pero*	*pero*	*pero*
Calor (Yang)	rápido	se alivia con el frío	roja	rápido

El equilibrio normal Yin/Yang del cuerpo, así como los patrones de Exceso/Calor (Exceso Yang) e Insuficiencia/Calor (Insuficiencia Yin), se esbozan esquemáticamente en forma de diagrama en las Figuras 37, 38 y 39. (Al tratarse de cuadros, estos diagramas se basan en una linearidad ajena a la información que presentan. Sin embargo, hecha esta precisión, pueden ser útiles.)

Figura 37

Equilibrio Normal Yin/Yang

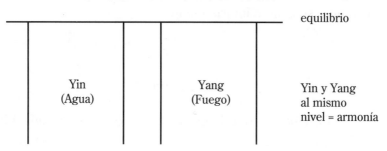

equilibrio

Yin (Agua)   Yang (Fuego)   Yin y Yang al mismo nivel = armonía

Los patrón de Exceso/Calor (denominado también Exceso Yang, Figura 38) realmente tiene demasiado Fuego (Yang). El factor que lo precipita es a menudo Externo. Puesto que se trata de un patrón puramente Yang, todos los signos serán signos Yang. Por ejemplo, el movimiento del paciente puede ser rápido y poderoso como el de un luchador, el pulso lleno y rápido, y la lengua generalmente roja, con un espeso revestimiento amarillo.

Figura 38

Patrón de Exceso/Calor o Exceso Yang

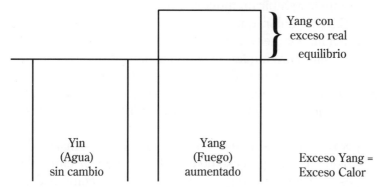

} Yang con exceso real

equilibrio

Yin (Agua) sin cambio   Yang (Fuego) aumentado   Exceso Yang = Exceso Calor

El patrón de Insuficiencia/Calor (Figura 39) tiene algunas cualidades Yang (Fuego), pero los síntomas en realidad aparecen a causa de Yin insuficiente

(Agua).* Los signos de Fuego son la "aparición del Calor", también denominado "Fuego vacío" *(xu-huo)*, y constituye una combinación de Yin y Yang. Este patrón de Insuficiencia/Calor se conoce también como Insuficiencia Yin y normalmente se genera internamente.

Figura 39

Patrón de Insuficiencia/Calor o Insuficiencia Yin

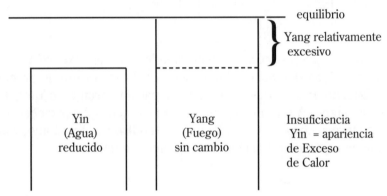

El paciente puede exhibir un movimiento y actividad menos brusco que el asociado con Exceso/Calor, que adopte en este caso la forma de insomnio, agitación, elevación, risa nerviosa, o ansiedad galopante. Pueden producirse sensaciones de calor, pero a diferencia de las fiebres del Exceso, solo las palmas de las manos y las plantas de los pies se calientan, o la fiebre es baja, o solo se produce por la tarde. La lengua es roja (Yang), la saburra delgada (Yin), y el pulso rápido (Yang) pero filiforme (Yin). Dichos signos en ocasiones se describen como "el Yin incapaz de abarcar el Yang": O sea, el Agua es insuficiente para controlar el Fuego normal, y el Yang normal se descontrola.

La comprensión de este proceso de establecer un lugar entre el puro Yin y el puro Yang es el primer atisbo de como se percibe la complejidad clínica.

*El Fuego o el Calor representan el aspecto de la vida que está activo, son Yang. El Frio por regla general será el aspecto Yin contrario al Fuego, pero el Frio implica la cesación de la vida. Por lo tanto, el Agua se considera el aspecto Yin que equilibra el Fuego en el aspecto vital.

Los Patrones de Exceso/Frío *(shi-han zheng)*

Los patrones de Exceso y Frío también combinan aspectos Yin y Yang. Un paciente con este tipo de patrón manifestará la siguiente configuración de signos:

Signos	Movimiento	Cualidades del Dolor	Lengua	Pulso
Exceso (Yang)	potente	no se alivia con la presión	saburra espesa	tenso, cuerda, lleno, o sino fuerte
+	*pero*	*pero*	*pero*	*pero*
Frío (Yin)	lento	responde al calor	pálido	lento

Este patrón normalmente es de origen Externo, aunque puede presentarse también a causa de desequilibrios Internos. Los signos de Exceso/Frío son modificaciones de los signos de sus dos aspectos primarios: los movimientos y emociones del paciente son poderosos pero lentos, semejantes a los de un robot; el paciente puede experimentar calambres dolorosos y no desear moverse; la zona dolorosa siente molestias al ser tocada, pero siente alivio cuando se le aplica un paño caliente; el pulso será lento y lleno; y la orina clara pero escasa. Debido a que el patrón de Exceso/Frío describe la presencia de demasiado Frío, también se conoce como el patrón de Exceso Yin (Véase figura 40, pág. 206).

El Patrón de Insuficiencia/Frío *(xu-han-zheng)*

Como en el caso del patrón Exceso/Calor, el patrón Insuficiencia/Frío es relativamente sencillo puesto que dos conjuntos de signos Yin se refuerzan el uno al otro para producir un patrón puramente Yin. Lo que mostrará los siguientes signos.

Signos	Movimiento	Cualidades del Dolor	Lengua	Pulso
Insuficiencia (Yin)	frágil/débil	se alivia mediante la presión	poca o ninguna saburra	vacío, filiforme, o de
+	+	+	+	+
Frío (Yin)		responde al calor	pálida	cualquier modo débil

Figura 40

Patrón de Frío/Exceso o Exceso Yin

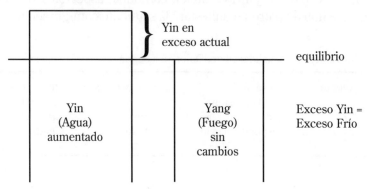

Este patrón por regla general es el fruto de una desarmonía Interna. En el patrón Frío ambos aspectos Yin se refuerzan el uno al otro de modo que los movimientos y emociones del paciente son lentos y frágiles, como los de una persona anciana, débil y enferma crónica, y el pulso es a la vez lento y vacío. Otros signos serán también claramente Yin como una orina clara y copiosa.

El patrón de Frío/Insuficiencia es generado por una deficiencia relativa de Fuego, de modo que el frío es solo la "apariencia de Frío" más que un auténtico exceso de Frío. Por lo que este patrón es también conocido como de Insuficiencia Yang (véase figura 41).

Las combinaciones básicas de patrones de Insuficiencia y Exceso con patrones de Frío y Calor se resumen en el Cuadro 7.[4]

Cuando un patrón es puramente Yin (Insuficiencia y Frío, Yin dentro de Yin) o puro Yang (Exceso y Calor, Yang dentro de Yang)), los distintos signos se entremezclan y se refuerzan unos a otros. Cuando un patrón tiene tanto aspectos de Yin como de Yang (Exceso y Frío o insuficiencia y Frío) el médico debe distinguir que aspecto Yang predomina –o sea, si el patrón es de Yin dentro de Yang, o si predomina el Yin y el patrón es Yang dentro de Yin.[5]

La naturaleza de estos patrones puede clarificarse si consideramos la causa de que los patrones de Insuficiencia Yin y sus signos (insomnio y

Figura 41

Patrón de Frío/ Insuficiencia Yang

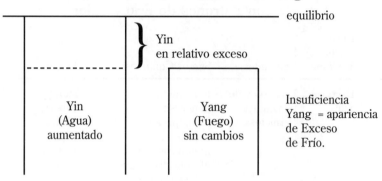

Cuadro 7

Combinación de Patrones de Insuficiencia y Exceso
con Patrones de Frío y Calor

	Designación Yin-Yang	Factor Generador	Signos Comunes	Lengua	Pulso
Exceso de Calor	Exceso Yang	Calor recogido por Influencia Perniciosa	fiebre alta; movimientos rápidos y fuertes; delirio; la presión intensifica la incomodidad; el paciente desea frío; orina escasa y oscura; estreñimiento	saburra espesa y amarilla; material rojo	rápido y lleno
Insuficiencia Calor	Insuficiencia Yin	Fluidos Yin agotados, Yin que no abarca Yang, Yin insuficiente produce apariencia de "Fuego vacío"	fiebre por la tarde; movimiento débil, rápido y nervioso; sudores nocturnos; calor en las palmas y plantas de los pies; insomnio; vértigos; orina oscura	poca saburra; lengua rojiza	rápido y filiforme

Cuadro 7 *(cont.)*

Combinación de Patrones de Insuficiencia y Exceso con Patrones de Frío y Calor

	Desig-nación Yin-Yang	Factor Generador	Signos Comunes	Lengua	Pulso
Exceso de Frío	Exceso Yin	Frío recogido por Influencia Perniciosa	movimiento poderoso, lento, pesado; aversión al frío; miembros fríos; el calor disminuye la incomodidad, pero la presión la intensifica; orina clara y escasa	saburra espesa, blanca, húmeda; material pálido	lento y fuerte (tenso, cuerda, etc.)
Insufi-ciencia Frío	Insufi-ciencia Yang	Yang insuficiente produce apariencia de Frío	movimientos frágiles, débiles, lentos; aversión al frío; el calor y la presión alivian la incomodidad; orina abundante y clara; afecto plano; falta de Espíritu	saburra delgada; material pálido, entumecido	Lento y débil (filiforme, imperceptible, hundido y débil, etc)

sudores nocturnos) se produzcan durante la noche, y los patrones de Insuficiencia Yang y sus signos (sueño constante y sudores diurnos) se produzcan durante el día. La noche es un momento de inactividad y tranquilidad, pero si un paciente tiene un patrón de Insuficiencia Yin, tendrá dificultades a la hora del descanso al no haber suficiente Yin para controlar el Yang. Esta actividad relativamente excesiva no se notará durante el día cuando es normal estar activo. Sin embargo, por la noche, el exceso de actividad será evidentemente inadecuado y se manifestará como un estado de desarmonía. Un paciente con un patrón de Insuficiencia Yang tendrá tendencia a ser poco activo, y aunque está falta de actividad es apropiada a la serenidad propia de la noche, durante el día se hará notar.

Patrones de Calor Verdadero /Frío Ilusorio
(zhen-re jia-han-zheng);
Frío Verdadero/Calor Ilusorio
(zhen-han jia-re-zheng)

A veces, y normalmente en desarmonías muy graves, pueden aparecer algunos signos que en realidad son ilusorios. Por ejemplo, en el curso de una desarmonía de Calor grave (o sea, una desarmonía en la que el paciente está afectado por signos asociados con el Calor), el paciente puede sufrir delirios, una sensación de quemazón en el pecho y abdomen, y mucha sed de líquidos fríos. La saburra de la lengua será amarilla y seca, y el pulso muy rápido y lleno. De repente los miembros del paciente se enfrían, mientras que otros signos siguen igual (En el shock, que es algo distinto, también pueden cambiar otros signos). Este signo de miembros fríos se denomina Frío ilusorio. También se dice que hay Yin ilusorio puesto que es el resultado de mucha energía Yang que fuerza al Yin hacia las extremidades. El patrón que señala se denomina Calor Verdadero/Frío Ilusorio.

Por otro lado, en una desarmonía Frío muy grave en la que los miembros están fríos, el pulso es imperceptible, y las heces están llenas de comida sin digerir, el paciente puede agitarse en lugar de permanecer tranquilo y retraído, como podría esperarse. La agitación produce la apariencia de Calor, aunque el patrón es uno de auténtico Frío. Este patrón se denomina Frío Verdadero/Calor Ilusorio. Se produce debido a que el Yang es tan débil que flota hacia la superficie del cuerpo "como el último destello de una vela que se apaga." Las figuras 42 y 43 (págs. 211 y 212) ilustra la dinámica de este fenómeno de signos ilusorios.

Patrones de Interno/Externo, Insuficiencia /Exceso, Frío/Calor

Existe la posibilidad de que patrones opuestos existan de un modo simultáneo. Por ejemplo, una persona puede tener un patrón crónico de Deficiencia/Frío, con signos como miembros fríos, heces poco consistentes y una lengua entumecida y pálida. De repente, una Influencia Perniciosa Calor/Viento invade el cuerpo y produce fiebre, temor a las corrientes de aire, jaqueca, garganta roja y llagada, y lengua sedienta y seca, mientras los primeros signos permanecen. Se trata de una desarmonía Interior/Insuficiencia/Frío que existe a la vez que una desarmonía Exterior/Calor. Otros posibles signos del patrón completo pueden variar mucho, dependiendo del patrón dominante en un momento dado.

Figura 42

Patrón de Calor Verdadero/Frío Ilusorio

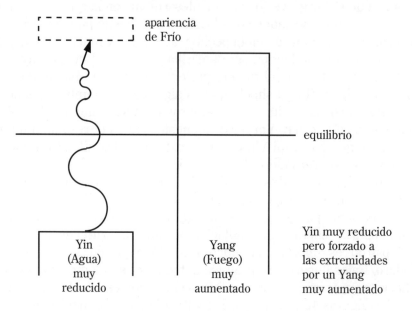

Además, un patrón de desarmonía puede a menudo transformarse en otro patrón. Por ejemplo, un Bazo débil puede ser incapaz de vaporizar agua. Un patrón de Insuficiencia que afecte al Bazo puede producir entonces Humedad. Pero la aparición de Humedad, con síntomas como edema y los cambios correspondientes en el pulso y en la lengua, pueden crear entonces un patrón de Exceso. O, lo que es más frecuente, se puede producir un patrón que es a la vez de Insuficiencia y Exceso, con muchas posibles variantes y combinaciones de síntomas. De un modo semejante el calor se puede transformar en Frío o viceversa. Una enfermedad de Exceso/Calor con fiebre alta puede convertirse en un patrón de Frío/Insuficiencia. Lo que puede manifestarse en miembros fríos, un rostro muy pálido, pulso profundo y débil, o incluso un shock. O puede aparecer un patrón de Insuficiencia/Calor de irritabilidad, boca seca, y un pulso rápido y filiforme. Un paciente puede también empezar con un patrón Exterior/Frío de una Influencia Perniciosa Frío con signos como escalofríos, fiebre, dolor corporal, saburra de la lengua blanca y exigua y pulso flotante y tenso. Luego pueden desaparecer los escalofríos y el resto de los signos transformarse en fiebre alta, sed, irritabilidad, saburra de la lengua amarilla, y pulso rápido -o sea, un cambio desde un patrón Frío a un patrón Calor. Los especialistas chinos ven constantemente esta continua variación de múltiples patrones.

Figura 43

Patrón de Frío Verdadero/Calor Ilusorio

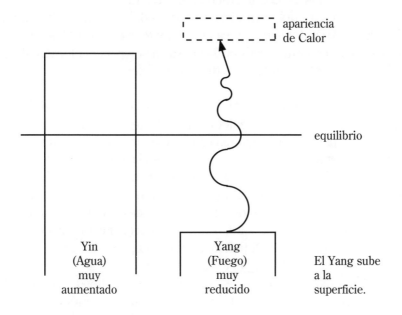

Los Ocho Patrones Principales son las categorías básicas en las que se agrupan los patrones de desarmonía. Para los chinos se trata de las guías, las redes que ayudan a capturar la realidad humana. Definen una desarmonía del modo más general, pero como hemos demostrado, pueden combinarse y refinarse hasta el infinito para describir de un modo más preciso una desarmonía.[6]

211

NOTAS

1. Esta traducción es ahora común. Por ejemplo en el *Chinese English Dictionary* (impreso en el Instituto de Lenguas Extranjeras de Beijing [Beijing: Commercial Press, 1978], p. 9) define *ba-gang* como los "ocho síndromes principales."

2. Owsei Temkin, "Health and Disease," en *The Double Face of Janus and other Essays in the History of Medicine* (Baltimore: Johns Hopkins University Press, 1977), p. 436. El Dr. Temkin también señala que el impulso de definir una enfermedad por una causa, en su forma moderna, se debió a la influencia del monumental descubrimiento de Koch del bacilo de la tuberculosis en 1882 y el espectacular efecto de la bacteriología y la teoría de los gérmenes sobre los conceptos modernos de la enfermedad en general.

Evidentemente, esta noción moderna de causalidad es muy distinta de la idea metafísica de Aristóteles de causas *finales* y *formales*. En el sistema científico una explicación significa reducir las cosas a sus partes elementales, y el concepto de cambio solo en términos de causa *eficiente*.

3. El esfuerzo por concretar el Yin y el Yang en los Ocho Patrones Principales es la historia de la medicina china sistematizándose a sí misma. Combinaciones de parejas de patrones se mencionan con frecuencia en todos los textos antiguos y se acentúan como aspectos clave de la enfermedad y el tratamiento. El *Nei Jing*, por ejemplo, tiene muchas referencias del tipo: "El Yang es Qi Celestial y gobierna el Exterior, el Yin es Qi Terrestre y gobierna el Interior: por lo tanto la vía del Yang es Exceso y la vía del Yin es Deficiencia" (Su Wen, sec. 8, cap. 29, p. 179); "La presencia de las cien enfermedades está en su Exceso o Deficiencia" (*Su Wen*, sec. 17, cap. 62, p. 334); o "El Yin gobierna el Frío, el Yang el Calor" (*Ling Shu*, sec. 11, cap. 74, p. 505). También se mencionan muchos otros conceptos, todos ellos aspectos del Yin y el Yang —Sangre, Qi, Crónico, Agudo, Descendente, Ascendente, Húmedo, Seco, Leve, Grueso, Blando, Duro, Superior, Inferior, Tan, Fuego, Sereno, Mobil, etc. A lo largo de la historia de la medicina china se han hecho intentos de proporcionar a los millares de movimientos del Yin y el Yang una forma menos abstracta y más sistemática. Por ejemplo, Kou Zhong-shi, en su *Farmacopea Elaborada* (*Ben-cao Yan-yi*) de 1116 d.C., codifica los Ocho Esenciales, que denomina Exceso, Insuficiencia, Frío, Calor, Influencia Perniciosa, Qi Normal, Interior y Exterior. Según su punto de vista se trata de los aspectos básicos del Yin y del Yang que necesitan ajustarse cuando están en desarmonía. En 1565 d.C., Lou Ying en su Esbozo de Medicina (*Yi-xue Gangmu*), afirma que con el fin de volver a armonizar el Yin y Yang del cuerpo, el médico debe determinar en primer lugar si la desarmonía es del Qi o de la Sangre, Exterior o Interior, de la zona Superior o Inferior del cuerpo, y luego en que Órgano Yin o Yang. Entonces debemos precisar si el desequilibrio es Insuficiencia, Exceso, Frío o Calor. El gran codificador de la Dinastía Ming, Zhang Jie-bing, en su Libro Completo, 1624 d.C., afirma que el Yin y el Yang son los principios generales y que Exterior/Interior, Exceso/Insuficiencia, Calor/Frío son los aspectos básicos. Para los chinos la forma de organización real del Yin/Yang es de menor importancia que la habilidad subyacente de ver al Yin/Yang con muchos posibles aspectos y movimientos. Para un examen completo del desarrollo histórico de la sistemización de la teoría Yin/Yang, véase Jia De-dao, *Historia Concisa* [95], p.p. 231-234.

4. La matriz básica de este cuadro se define en el *Nei Jing*: "Insuficiencia Yang por lo tanto Frío exterior, Insuficiencia Yin luego Calor Interno [identificado con Fuego vacío], Exceso Yang luego Calor externo, y Exceso Yin luego Frío interno" (*Su Wen*, sec. 17. cap. 62, p. 341). La sintomatología de los cuadros, y en realidad de todo este capítulo y el próximo, se basa en última instancia en el Nei Jing tal como lo sistematizó la tradición. El *Nei Jing* no siempre es consistente en su presentación, pero a veces aparecen sentencias como: "Pulso abundante, piel cálida, distensión abdominal, falta de orina y heces, e hinchazón con presión se denominan los Cinco Excesos. Un pulso tenue, piel fría, falta de Qi, diarrea u orina frecuente, e incapacidad de comer se denominan Cinco Deficiencias" (*Su Wen*, sec. 6, cap. 19, págs. 128-129).

5. Por ejemplo, en un Patrón Insuficiencia Yin (Insuficiencia/Calor), la matriz de los signos puede acentuar el Calor más que la Insuficiencia (por ejemplo, si el pulso es muy rápido pero solo algo tenue, o el movimiento del paciente es muy rápido pero solo ligeramente débil). En este caso, predomina el Yang y el patrón es Yin dentro de Yang. En otro patrón Insuficiencia Yin, el pulso puede ser algo rápido pero muy filiforme, y el movimiento del paciente muy frágil pero solo ligeramente rápido. En este caso, el patrón será uno de Yang dentro de Yin. Tendrá que producirse un proceso de evaluación para determinar si un patrón Exceso/Frío (Exceso Yin) es Yin dentro de Yang o Yang dentro de Yin. El puro Yin se denomina también Yin dentro de Yin, y el puro Yang se denomina Yang dentro de Yang. Dichos patrones y sus combinaciones se resumen en el siguiente cuadro.

Designación Yin-Yang	Combinación de Patrón	Combinación Yin-Yang	Pulso como Signo Muestra
Exceso Yang	Calor/Exceso	Yang dentro de Yang (puro Yang)	rápido y lleno
Insuficiencia Yang	Frío/Insuficiencia	Yin dentro de Yin (puro Yin)	lento y débil
Exceso Yin	básicamente Frío con algún Exceso	Yang dentro de Yin	lento y ligeramente tenso
	básicamente Exceso con algún Frío	o Yin dentro de Yang	tenso, fuerte, y ligeramente lento
Insuficiencia Yin	básicamente Calor con alguna Insuficiencia	Yin dentro de Yang	rápido y ligeramente filiforme
	básicamente Insuficiencia con algún Calor	o Yang dentro de Yin	tenue y ligeramente rápido

En la práctica clínica, los pacientes entran en los espacios entre las categorías puras descritas. La mayoría de los pacientes tienen simultáneamente Insuficiencia Frío (Insuficiencia Yang) con algún Exceso Frío (Exceso Yin), o algún Exceso Calor (Exceso Yang) con Insuficiencia Calor (Insuficiencia Yin). El proceso de evaluación es el mismo –apreciar las proporciones predominantes. Para un ejemplo, véase Capítulo 8, pág. 218.

6. La codificación de la dinastía Song (960-1279 d.C.) de la teoría del Yin-Yang en categorías que se convirtieron en los Ocho Patrones Principales se parece mucho a la sistemización de la medicina griega desarrollada por la civilización islámica. Ambas clarificaciones de la antigua tradición médica coinciden en el tiempo, y la forma y el contenido de ambas es sorprendentemente similar.

La síntesis Greco-Arabe, como la china, fue polar. Sus temperamentos Cálido y Frío eran los polos básicos activos, mientras que Seco y Húmedo eran los polos pasivos secundarios. Los cuatro humores, sabores, órganos predominantes, épocas del año etc., entraban en un esquema dinámico de correspondencia con los cuatro temperamentos. Avicena (Ibn Sina, 980-1037 d. C.), "principe y soberano de los médicos," dejó escritas descripciones de los signos para cada uno de los cuatro temperamentos, que son vagamente equivalentes a los Ocho Patrones Principales.

Para Avicena, una abundancia de Calor presenta alguno de los signos siguientes: sentirse incomodamente caluroso; gusto amargo en la boca; ademanes rápidos; excitabilidad; viveza; sed excesiva; sensación de quemazón en la región epigástrica; pulso rápido; intolerancia a la comida caliente; el frío alivia los síntomas; los síntomas empeoran en verano. Esto se parece mucho al patrón chino de Exceso de Calor. El temperamento Frío de Avicena tiene alguno de estos signos: inapetencia de fluidos; deficiente capacidad digestiva; falta de excitabilidad; ademanes lentos; articulaciones flácidas; la fiebre, si hace acto de presencia, es del tipo flemático; las cosas frías molestan con facilidad y las calientes son beneficiosas; pulso pequeño, lento, perezoso; los síntomas empeoran en invierno. Esto se puede comparar con facilidad con el patrón chino de Insuficiencia Frío. La abundancia de Humedad de Avicena se asemeja a la Humedad o Exceso Frío: hinchazón; excesiva salivación mucoide y secreción nasal; diarrea; parpados hinchados; digestión difícil; cansancio; las dietas o artículos jugosos son dañinos; pulso blando y amplio. Por último, la abundancia de Sequedad de Avicena se asemeja a la Insuficiencia Yin: insomnio; alerta; piel dura y seca; el agua caliente y los aceites los absorbe fácilmente la piel; los síntomas empeoran en otoño. Véase O. Cameron, *The Canon of Medicine of Avicena,* parte 1, tesis 3, par. 452-500, págs 257-278, esp. p. 273.

Avicena estaba relacionado con la causalidad en un sentido aristotélico y en ocasiones llegaba tan lejos como para encontrar un montón de material y causas eficaces, formales y finales de una enfermedad. Pero a pesar de esta diferencia radical del estilo chino, la medicina greco-arabe (como toda medicina humoral) relacionaba todos los fenómenos observables de un ser humano en una imagen derivada del entorno natural. Esta imagen describía un microcosmos humano que se parece al macrocosmos universal. La red fruto de esta metodología producía en ocasiones una sorprendente confluencia de ideas.

Semejanzas con el modelo chino se encuentran incluso en sistemas no-bipolares, como en el sistema ayurvédico hindú. Por ejemplo, *pitha*, responsable de la producción del calor, se parece al Fuego chino; *vata*, cuya presencia se ve indicada por fenómenos como la respiración, la circulación y la excreción, se asemeja al Qi chino; y *kapha*, que protege a los tejidos de ser consumidos por los fuegos internos de *pitha*, se asemeja mucho al Yin chino o Fluidos. En patología funciona este método de configuración de imagen. Por ejemplo el tipo de dolor de cabeza Pitha se "asocia con sensación de quemazón en varias zonas de la cabeza y sangrar por la nariz. Normalmente se agrava al medio día y las estaciones de verano y otoño." El dolor de cabeza del tipo *kapha* producen "pesadez en la cabeza, lagrimeo, inflamación del oído medio, mucosidad [e] inflamación de la membrana mucosa de la nariz." Véase

Bhagwan Dash, *Ayurvedic Treatment for Common Diseases,* págs 94-95. Para un examen general de la medicina ayurvédica véase la *Introduction to Kayachikista* de C. Dwarkanath. Cuando trabajé en un hospital ayurvédico hace unos años en India, descubrí que mi base en medicina china me permitió en un periodo de tiempo muy corto predecir categorías que los médicos ayurvédicos utilizaban para describir a sus pacientes.

La relación y la importancia relativa de la casualidad en el seno de la medicina Greco-arabe y la medicina ayurvédica son comparadas por V.K. Venkataswami en, "Humoral Theory and Modern Medicine," en *Theories and Philosophies of Medicine,* comp. por el Departamento de Filosofía de Medicina y Ciencia.

Capítulo
8
Los Patrones del Paisaje del Cuerpo

Los Ocho Patrones o Síndromes Principales, como hemos visto, definen el cuadro básico de las desarmonías corporales. Aunque las cualidades generales delineadas por dichos patrones a veces permiten al médico seleccionar los puntos de acupuntura o las hierbas adecuadas, o una combinación de ambos, que reequilibraran la desarmonía, lo más frecuente es que el cuadro clínico tenga que ser matizado. Este refinamiento se consigue utilizando los Ocho Patrones Principales como matriz básica y también observando o poniendo el acento en signos que se relacionan con las Substancias Fundamentales, las Influencias Perniciosas o los Órganos.

La primera sección de este capítulo trata de los patrones que describen desarmonías del Qi y la Sangre. La segunda sección se refiere las Influencias Perniciosas, no como factores generativos o localizables, sino como categorías de cuadros clínicos. La tercera sección reexamina los paradigmas médicos de Oriente y Occidente, y la cuarta describe los patrones generales que presentan los Órganos desarmónicos. Dichos patrones son las unidades básicas de diagnóstico de la medicina china.

Patrones de Qi y Deficiencia Yang
Patrones de Sangre y Deficiencia Yin

El Qi y la Sangre son las Substancias Fundamentales que están más asociadas con las armonías y desarmonías del cuerpo. El Qi está asociado con todos los Órganos y tiene una relación especial con el Hígado, los Pulmones y el Bazo. La Sangre es guiada por el Corazón, gobernada por el Bazo, y almacenada en el Hígado. Otras Substancias Fundamentales como Jing (básicamente asociada con los Riñones) y Shen, que se vincula al Corazón, son también importantes pero más específicas y menos generales. Como resume el *Nei Jing*: "Las desarmonías de la Sangre y el Qi producen cambios en las cien enfermedades."[1] Lo que sigue es un breve bosquejo de los patrones más comunes de desarmonía del Qi y la Sangre.

Patrones de Qi Deficiente *(qi-xu-zheng)* y Yang Deficiente *(yang-xu-zheng)*

El Qi Deficiente es un patrón de Insuficiencia que implica muy íntimamente al Qi. Los siguientes signos obtenidos en los Cuatro Exámenes, cuando se urden juntos, sugieren Insuficiencia Qi: debilidad general o letargo; rostro pálido y brillante; respiración superficial; voz baja y suave; pocas ganas de hablar; aversión al movimiento; sudores espontáneos; material de la lengua pálido; un pulso vacío, hundido, o en cualquier caso débil. El más fiable de estos signos son el rostro pálido y brillante y el pulso débil.

Si el patrón de Insuficiencia Qi es generalizado y afecta a todo el Qi normal del cuerpo, el médico no tiene que proseguir con el diagnóstico y puede iniciar el tratamiento apropiado. El patrón, sin embargo, puede también asociarse con un Órgano Qi particular o un tipo particular de Qi (por ejemplo, Qi Protector). En dichos casos, se desplegarán signos adicionales específicos de un tipo particular de desarmonía del Qi.

Es importante distinguir los Patrones de Qi Deficiente de los de Yang Deficiente. La Insuficiencia Yang incluye Insuficiencia Qi. El Qi al ser dinámico es un fenómeno Yang. Si el Qi es Deficiente, por lo tanto, algún aspecto del Yang también será Deficiente. Por ello, puesto que la Insuficiencia Yang se acompaña de Insuficiencia Qi, si hay Insuficiencia Yang a la Deficiencia le seguirá que el Qi, así como otras funciones Yang, serán deficientes. Yang Deficiente implica una disminución de Fuego, que lleva a un relativo Exceso de Frío o la "apariencia de Frío". Por lo tanto, la Insuficiencia Yang muestra los signos de Insuficiencia Qi así como signos de Frío Interior, como miembros fríos, aversión al frío, lengua entumecida, y pulso lento. A menudo los signos son más graves. Yang Deficiente es, en dos sentidos, una categoría más amplia de Insuficiencia que Qi Deficiente; es más limitador, y afecta al cuerpo en niveles más profundos.

Patrones de Qi Estancado *(qi-zhi-zheng)*

El Qi Estancado es un patrón de Exceso que se produce cuando el suave fluir del Qi esta trabado en un Órgano particular, un Meridiano u otra parte del cuerpo. Dicho patrón normalmente requiere más elaboración a la hora de ser localizado. El Qi Estancado puede ser el fruto de desequilibrios emocionales o dietéticos, Influencias Perniciosas Externas o traumas. Cuando hay Insuficiencia Qi —o sea, cuando no hay suficiente Qi en una parte concreta del cuerpo para mantener el Qi por si solo en movimiento——puede presentarse también Qi Estancado. Se trata del caso de un patrón de Insuficiencia que se transforma en uno de Exceso.

Un síntoma básico de Qi Estancado es la distensión y/o daños y dolor. (Lo que no quiere decir, sin embargo, que todo dolor y distensión sean fruto de un Qi Estancado.) La distensión o dolor asociados con el Qi Estancado normalmente cambian de lugar y gravedad y pueden ser una respuesta a cambios emocionales puesto que el Hígado se vincula tanto al el flujo del Qi como a las emociones. Si hay bultos palpables, normalmente son blandos y aparecen y desaparecen. Una lengua oscura o púrpura y un pulso estanco, del tipo tenso o escaso, constituyen también signos claros de este patrón.

Patrones de Sangre Deficiente *(xue-xu-zheng)* y Yin Deficiente *(yin-xu-zheng)*

Un patrón de Sangre Deficiente es fundamentalmente un patrón de Insuficiencia que hace hincapié en la Sangre. Dicho patrón puede estar precedido por pérdida de Sangre, Qi del Bazo Insuficiente para producir Sangre, o Sangre Coagulada que impide se forme nueva Sangre. Los signos siguientes, cuando se urden juntos, señalan al patrón general de Insuficiencia Sangre: vértigos; cuerpo demacrado y delgado; manchas en el campo visual o en cualquier caso mala visión; miembros entumecidos o temblores débiles en ellos; pelo o piel secos; menstruación escasa; rostro y labios poco brillantes y pálidos; material de la lengua pálido y pulso filiforme. De éstos, los signos más decisivos son el rostro pálido y sin brillo y el pulso filiforme. La Insuficiencia Sangre, como la Insuficiencia Qi, puede afectar a un Órgano concreto, exigiendo una mayor matización del patrón en base a signos adicionales.

La Insuficiencia Sangre y la Insuficiencia Yin tiene una relación similar a la que existe entre la Insuficiencia Qi y la Insuficiencia Yang –están en un continuum. La Insuficiencia Yin sin embargo ni es más extrema en calidad, ni más profunda, que la Insuficiencia Sangre. Se distingue de la Insuficiencia Sangre solo por la "apariencia de calor" —un exceso relativo de Yang nos habla de una falta de Yin, o Agua. La Insuficiencia sangre y la Insuficiencia Yin a menudo muestran signos semejantes, en particular una apariencia demacrada, mareos, manchas en el campo visual y pulso filiforme. La Insuficiencia Yin, puede también mostrar signos de Calor: comportamiento agitado, mejillas rojas, plantas de los pies y palmas de las manos calientes, sudores nocturnos, material de la lengua rojo y pulso rápido y filiforme.[2]

Patrón de Sangre Coagulada *(xue-yu-zheng)*

Se trata de un patrón de Exceso de Sangre y es el ejemplo más importante de esta categoría. Puede estar precedido por un trauma, una hemorragia, Qi Estancado (que no puede mover la Sangre), o Frío que Obstruye la sangre. El signo básico de Sangre Coagulada es el dolor. Este dolor es distinto del Qi Estancado puesto que tiende a permanecer fijo y se trata de un dolor punzante. Otros signos comunes de Sangre Coagulada son tumores, bultos y masas duras relativamente inmóviles. Hemorragias frecuentes y recurrentes (debido a que el fluir de la Sangre está bloqueado produciendo "derramamiento"), hemorragias con coágulos de tono oscuro o purpura (el color de la congestión), complexión oscura, material purpura y oscuro de la lengua con manchas rojas, y un pulso rugoso, apuntan al patrón de Sangre Coagulada.

Patrón de Sangre Caliente *(xue-re-zheng)*

Este patrón es una forma de patrón de Exceso/Calor. Su principal síntoma es sangrar. A menudo se genera por una Influencia Perniciosa de Calor que ha invadido profundamente el cuerpo, agitando la Sangre y haciéndola " atolondrada" –o sea, haciendo que abandone las vías normales y produzca hemorragias. Los síntomas de Sangre Caliente incluyen: sangre en el esputo, vómitos, orina, o heces; nariz sangrante; menstruación excesiva; y erupciones rojas en la piel. Otros signos acompañantes del calor pueden incluir sed, irritabilidad, lengua escarlata, pulso rápido, y en casos extremos, delirio.

Patrones de Influencias Perniciosas

Dichos términos se han examinado como factores generativos de desarmonías (Capítulo 5), como cualidades de desarmonía (Capítulo 6), y en asociación con los Ocho Patrones Principales (Capítulo 7). Ahora consideraremos las Influencias Perniciosas como descripciones de una imagen particular en un paisaje corporal.

En un sentido, todos los patrones caracterizados por las Influencias Perniciosas denotan la presencia en el cuerpo de algo anormal en él. La invasión puede generarse interna o externamente. Los patrones de Influencia Perniciosa son por lo tanto patrones de Exceso Yin o Exceso Yang. A la inversa, todos los patrones de Exceso Yin o Exceso Yang se consideran normalmente manifestaciones de Influencias Perniciosas Externas y/o Internas.

La multitud de signos que caracterizan a las Influencias Perniciosas cuando se consideran como factores precipitadores (Capítulo 5) reaparecen como aspectos de los patrones de Influencias Perniciosas. Clínicamente hablando, dichos signos se interpretan como parte de un patrón de Influencia Perniciosa, en particular si la lengua y el pulso apropiados también están presentes.

Por regla general, la concepción de una Influencia Perniciosa como patrón tiene más utilidad clínica que el constructo de una Influencia Perniciosa como agente causante de enfermedad. Dicho de otro modo, aunque el Frío, Calor, Viento y Humedad ambientales pueden predisponer y afectar al cuerpo, pueden también convertirse en la desarmonía misma. Por lo tanto los patrones de Influencias Perniciosas pueden mostrar signos y síntomas distintos y reconocibles. El médico puede entonces decidir que el diagnóstico de estos patrones generales muestra lo suficiente para preescribir un tratamiento o que es preciso recoger signos adicionales que apunten a una desarmonía en un órgano particular.

Patrones de Influencia Perniciosa Calor
(re-xie-zheng)

Se trata de patrones de Exceso Yang. Los signos de este patrón son idénticos a los de la desarmonía Exceso/Calor (véase Capítulo 7). (La única gran excepción es el Exceso de Fuego Interno, que normalmente es una desarmonía de Hígado). El patrón de Sequedad Externa *(wai-zao-zheng)* es una forma del patrón de Influencia Perniciosa de Calor Externa y muestra más signos de deshidratación.

La Sequedad Interna se menciona raras veces y no se percibe como un patrón de Influencia perniciosa. Normalmente, aunque es idéntica a Insuficiencia Yin, se suele manifestar casi siempre en relación a un Órgano específico.

Patrones de Influencia Perniciosa Viento
(feng-xie-zheng)

Se trata también de patrones de Exceso Yang. Como todos los patrones Viento, las Influencias Perniciosas de Viento se caracterizan normalmente por su aparición repentina. Los signos pueden cambiar de lugar con rapidez, y pueden aparecer sucesivamente varios de ellos. El Viento normalmente se presenta acompañado de otras Influencias Perniciosas. Aunque los patrones Viento pueden estar marcados por un pulso flotante, la presencia de otras Influencias y signos del pulso enmascaran en ocasiones el aspecto flotante.

El patrón de Frío/Viento Exterior *(wai-feng-han-zheng)* se caracteriza por signos como la aparición repentina de enfermedad; jaqueca; dolor causado por meridianos obstruidos; escalofríos relativamente graves; poca fiebre; saburra de la lengua húmeda y blanca; y pulso flotante y cuerda.

El patrón de Viento/Calor Externo *(wai-feng-re-zheng)* manifiesta muchos de los mismos signos que Viento/Frío Exterior, excepto que la fiebre tiende a ser más alta y los escalofríos menos pronunciados. Además, aparecen signos Calor en lugar de Signos Frío, en particular un rápido pulso flotante, sed, y lengua seca y rojiza con saburra amarilla.

El patrón de Viento que Penetra los Meridianos *(feng-xie rujin-luo-zheng)* se reconoce por dolor inestable o entumecimiento de los miembros y por rasgos del rostro contraídos y crispados. Si el Viento obstruye el flujo del Qi en los Meridianos, puede producirse la parálisis. Este patrón a menudo tiene un pulso flotante, y puede combinarse con Humedad o Frío para producir otros signos de lengua y pulso.

Patrones de Influencia Perniciosa Frío
(han-xie-zheng)

Se trata de patrones de Exceso Yin. Tienen signos idénticos con los de Exceso/Frío, examinados en el Capítulo 7. Con algunas excepciones, el Exceso/Frío se genera Externamente.

El patrón de Obstrucción Frío *(han-bi)* se caracteriza por dolor fuerte en las articulaciones y la carne y por espasmos y contracciones, así como por los otros signos de un patrón Frío (como una lengua húmeda y pálida y un pulso lento o tenso).

En el patrón de Dolor Frío *(han-tong-zheng)*, el fuerte dolor abdominal está tan asociada a una Influencia Perniciosa Frío que no es necesario distinguir un Órgano particular antes de preescribir un tratamiento definitivo. El dolor Frío se ve acompañado muy a menudo por vómitos claros, diarrea y estreñimiento, una lengua pálida con saburra blanca y un pulso cuerda, profundo y lento.

Patrones de Influencia Perniciosa Húmedad
(shi-xie-zheng)

Se trata de patrones de Exceso Yin. Con escasas excepciones, todos los patrones de Influencia Perniciosa Húmeda afectan al Bazo; se examinaran posteriormente en este capítulo.

Patrones de Mucosidad o Tan *(tan-zheng)*

Los patrones de Mucosidad son patrones de Exceso Yin. Se trata también de una categoría particular de patrón Húmedo puesto que el Tan es un desarrollo de la Humedad. Aunque casi siempre está relacionado con el Bazo, el Tan puede estar también íntimamente relacionado con otros Órganos. Se le reconoce como parte de distintos patrones si están presentes una saburra de la lengua espesa y grasienta y un pulso resbaladizo, junto a signos del patrón original.

El patrón de Tan o Mucosidad Turbia que Trastorna la Cabeza se examinará más adelante en este capítulo en relación con el Bazo.

El Patrón de Tan Viento *(feng-tan-zheng)* es un patrón general en el que los signos Viento y Tan están presentes de modo simultaneo. Por regla general se desarrolla en relación a Órganos concretos y se caracteriza por colapso repentino, convulsiones y temblores (producto del Viento), así como espuma en la boca, saburra de la lengua grasienta y espesa, y un pulso resbaladizo (los signos del Tan).

El patrón de Tan Prolongándose en los Meridianos *(tan-liu-jing-luozheng)* muestra signos como entumecimiento en los miembros o hinchazones relativamente blandas e inestables, bultos o tumores (como paperas, linfadenopatía y quistes sebáceos) acompañados de signos específicos de Mucosidad.[3]

Oriente y Occidente reconsiderados

Una vez llegados a este punto, debemos reexaminar la naturaleza de las diferencias entre las percepciones de la medicina oriental y la occidental. En el Capítulo 1 se ha demostrado de un modo muy sencillo que seis pacientes que sufrían de ulcera podían ser percibidos de un modo muy distinto por médicos chinos y occidentales. Lo que ilustra el hecho de que una enfermedad considerada una sola entidad por la medicina occidental podía generar distintos diagnósticos de desarmonías médicas en el marco de la medicina china.

Observemos ahora atentamente el estudio de sesenta y cinco pacientes de ulcera gástrica del que se tomaron los seis pacientes como ejemplo (Véase Capítulo 1, nota 6). Todos los pacientes teóricamente tenían enfermedades idénticas en términos de la medicina occidental.

Aproximadamente la mitad de los sesenta y cinco diagnósticos chinos citan distintas desarmonías del Bazo (Insuficiencia, Humedad, Frío etc.) mientras que el resto apuntan a desarmonías de Estómago e Hígado. En ninguno de los pacientes se apreciaban desarmonías de Pulmón o Riñón. Por lo tanto, el diagnóstico de la entidad médica occidental no ofrecía elementos al azar de desarmonías médicas chinas. Del universo de posibles diagnósticos chinos, el diagnóstico occidental de ulcera gástrica recibía en paralelo unas pocas pistas específicas de patrones de desarmonía.

Si se hubiera dado la vuelta al experimento y un número de pacientes, todos diagnosticados por un médico chino con el mismo patrón de desarmonía, hubieran sido examinados por un médico occidental, se les hubieran diagnosticado distintas enfermedades. A pesar de ello, puede presentarse una elevada incidencia de ciertas pistas específicas relativas a enfermedades. Aunque no se produzcan correspondencias inequívocas entre los diagnósticos chinos y occidentales, en realidad puede hallarse un tipo de correlación.

Esta correlación puede demostrarse utilizando por ejemplo el patrón de Insuficiencia Qi del Bazo. Este patrón se asocia con signos como fatiga crónica, poco apetito, mala digestión, heces poco consistentes, distensión abdominal, material de la lengua pálido con saburra blanca y delgada, y pulso vacío.

Si se examinara a un gran número de pacientes con esta desarmonía desde la perspectiva occidental, probablemente la mitad de ellos serían diagnosticados de desordenes de ulcera gastrointestinal crónica, como la gastroenteritis, ulceras o estómago nervioso. Un número significativo se considerará que tienen hepatitis crónicas, hemorroides, amenorrea, anemia y distintos desordenes sangrantes. Un porcentaje mucho menor recibiría el diagnóstico de depresión neurótica y de desordenes degenerativos neuromusculares.[4] Con poca probabilidad se descubriría que alguno de los pacientes que mostraran Insuficiencia Qi del Bazo tenían infecciones agudas de orina, glaucoma o pleuresía.[5]

Otro ejemplo es el patrón de Fuego Hígado, cuyos signos pueden incluir rostro rojizo; ojos rojos; orina oscura y escasa; estreñimiento; jaquecas graves y/o zumbidos de oído; tendencia a explotar emocionalmente; nausea o vómitos; material de la lengua rojo con saburra amarilla; y un pulso rugoso, vacío y rápido. En términos occidentales, la gente con este patrón puede ser diagnosticada de hipertensión, migraña, arteriosclerosis, conjuntivitis aguda, glaucoma y otros trastornos oculares, o hepatitis aguda, y un pequeño porcentaje se considerará que tienen desordenes sangrantes e infecciones urogenitales.[6] Los patrones de Fuego Hígado no se asociarían probablemente con enfermedades occidentales como desordenes gastrointestinales crónicos, tuberculosis, anemia perniciosa o disentería.

Algunas de las mismas categorías médicas occidentales pueden existir en distintos patrones chinos. Por ejemplo, tanto en patrones de Insuficiencia Qi del Bazo y Fuego Hígado, los trastornos hepáticos y hematológicos serán los probables diagnósticos occidentales. Podemos ver que un gran número de pacientes con un patrón particular chino generarán con frecuencia un ramillete de distintas entidades médicas, creando, más que correspondencias de uno a uno, una correspondencia estadística de grandes grupos.

Este tipo de agrupamiento estadístico se produce por comparación puesto que, aunque ambos sistemas ponen en juego distintas comprensiones sobre la salud, la enfermedad, el diagnóstico y el tratamiento, tratan un mismo cuerpo. Se produce un solapamiento en el que algunas de las funciones y localizaciones corporales, tal como las percibe oriente y occidente, a veces pueden compararse, o por lo menos reconocerse mutuamente. Ambos sistemas se basan en marcos de referencia que gozan de consistencia interna.

Esta correlación estadística se ha comprobado en China, en particular en los últimos treinta años en los que muchos pacientes han sido diagnosticados consecutiva o simultáneamente por los dos sistemas.[7] Las implicaciones y la naturaleza del diagnóstico que provee cada sistema son siempre distintos –el diagnóstico chino está matizado por la comprensión de como la desarmonía abarca al resto de los Órganos y a todo el ser humano, mientras que el diagnóstico occidental se perfecciona aislando una causa exacta o un proceso patológico preciso.

A nivel simple, las correlaciones entre la medicina china y la occidental no ayudan a formular el tratamiento correcto. No podemos contemplar a la enfermedad y el tratamiento sencillamente en un sistema y luego descubrir una analogía en el otro. Sin embargo, entre las formulaciones aparentemente extrañas del diagnóstico chino, la correlación puede ayudar a orientarse al lector familiarizado con la medicina occidental. Futuras exploraciones de estas correlaciones pueden abrir una vía para una más honda investigación científica en la medicina china.

El examen que sigue de los patrones de desarmonía de los Órganos incluirá correlaciones estadísticas con las enfermedades occidentales que se indican en informes clínicos, estudios y textos médicos producidos en la República Popular de China.*

[* Es interesante señalar que algunas enfermedades occidentales, como la epilepsia *(dian-xian)*, la disentería *(li-ji)*, la malaria *(nue-ji)*, el sarampión *(ma-zhen)*, y la tisis *(fei-lao)*, existen en la medicina china al igual que en la occidental. Esta correspondencia refleja el hecho de que los dos sistemas en última instancia tratan el mismo cuerpo humano y que ciertas categorías de enfermedad se reconocen globalmente solo por síntomas y son anteriores a la actual medicina moderna. La disentería, por ejemplo, se conoce por los mismos síntomas tanto en oriente como en occidente. En el occidente moderno, sin embargo, el diagnóstico de disentería se verá seguido por la búsqueda de un agente patógeno —amébico o bacteriano— mientras que en la medicina china, se recogerán muchos más signos para clasificar la disentería según un patrón apropiado. De un modo semejante, la medicina china reconoce un patrón similar a la entidad occidental de la tuberculosis pulmonar. Un médico chino procederá a clasificarla como un patrón sintetizando los signos y síntomas que la acompañan en una configuración más precisa. Un medico occidental moderno buscara el agente patógeno, identificará la enfermedad como tuberculosis y la tratará según su origen bacteriano. Se trata de una equivalencia aproximada. Puesto que los criterios diferenciales no son los mismos es posible que en medicina china un diagnóstico de disentería o diabetes no sea la misma entidad en la medicina occidental (para eludir confusiones, todas las enfermedades o patrones comunes a ambos sistemas médicos se verán citados por su nomenclatura occidental.)

Patrones de Desarmonía de Órgano

El describir patrones de desarmonía en términos de los Órganos implicados es el paso siguiente a la hora de clarificar la comprensión de la desarmonía. Los patrones de desarmonía que comprometen Órganos concretos son básicamente una elaboración de los Ocho Patrones Principales, los patrones de desarmonía del Qi y la Sangre y los patrones de Influencias Perniciosas. Estos patrones básicos se clarifican y se hacen más específicos añadiendo signos y síntomas citados en el anterior examen de Órganos.

Sin embargo los patrones de desarmonía de Órgano no se generan mecánicamente por principios lógicos, sino que representan el modo en que la tradición ha modificado la teoría a lo largo de siglos de práctica clínica. Por ejemplo, aunque los Pulmones pueden tener Insuficiencia Yang , dicho patrón por regla general no se examina en la literatura médica. En la práctica, la Insuficiencia Yang de Pulmón es contemplada como Insuficiencia Qi de Pulmón combinada con Insuficiencia Yang de Riñón. Los patrones de desarmonía de Órgano que presentamos son los patrones básicos de desarmonía más comunes en la medicina clínica china.

Desarmonías de Corazón

La función básica del Corazón es gobernar la Sangre y el Shen. Dichas substancias están por lo tanto normalmente implicadas en patrones de desarmonías de Corazón.

Patrones de Deficiente Sangre Corazón (xin-xue-xu) y Deficiente Yin Corazón (xin-yin-xu)

Ambos patrones se asocian con una cantidad de Sangre o Yin insuficiente para alimentar el Corazón y el Shen. Los síntomas de dichos patrones son engañosamente similares. Normalmente incluyen palpitaciones de corazón, descuidos, insomnio, sueño excesivo, sueño alterado, y sensación de incomodidad. Se cree que dichos síntomas se deben a que la Sangre o el Yin son incapaces de abarcar al Qi o Yang.

A causa de que los patrones de Sangre Deficiente de Corazón y Deficiente Yin Corazón tienen tantos signos y síntomas en común, los signos del pulso y la lengua son cruciales. Se trata de algo típico del papel fundamental de estos dos signos. Insuficiencia Sangre Corazón dará como signos una lengua pálida y un pulso filiforme, acompañado probablemente por un rostro pálido y sin brillo, vértigo y letargo. Insuficiencia de Corazón Yin dará como signos una lengua rojiza y un pulso rápido y filiforme, con la posible aparición de sudores nocturnos, palmas de las manos y plantas de los pies cálidas, y conducta agitada. Sin embargo un médico hábil, será capaz de identificar un patrón a partir de un síntoma que sea común a ambas desarmonías del Corazón. Pensemos en el signo consistente en tener un dormir intranquilo. Un paciente al que le cuesta dormirse tenderá a tener Insuficiencia Sangre de Corazón, si cuando descansa, su Shen descansa (puesto que no hay Exceso relativo que siga trastornando al Shen). Sin embargo un paciente que se despierte a menudo por la noche tendrá tendencia a Insuficiencia Yin de Corazón, puesto que el Calor relativo seguirá perturbando el Shen.

Insuficiencia Sangre de Corazón se asocia a menudo con Insuficiencia Qi de Bazo puesto que el Bazo produce la Sangre, mientras que Insuficiencia Yin de Corazón normalmente se asocia a Insuficiencia Yin de Riñón, puesto que los Riñones son la fuente del Yin de los Órganos.

Cuando un médico occidental examina a pacientes que exhiben dichos patrones, a menudo se encuentran con desordenes cardiovasculares caracterizados por taquicardia, arritmia o anemia, hipertensión, hipertiroidismo, neurosis depresiva y malnutrición aguda.[8]

Patrones de Insuficiencia Qi de Corazón (xin-qi-xu) e Insuficiencia Yang de Corazón (xion-yang-xu)

El Sindrome de Insuficiencia Qi Corazón muestra los signos generales de Insuficiencia Qi –pulsos débiles, lengua pálida, y letargo –así como signos específicos de Corazón como palpitaciones y Shen enturbiado. Puesto que el Qi Corazón es responsable del movimiento de la Sangre, la Insuficiencia Qi de Corazón se asocia con tipos de pulso irregular como el pausado y el regular. La Insuficiencia Yang de Corazón muestra los mismos signos, aunque a veces más agudos, y también muestra signos de "apariencia de Frío" (un pulso lento y mucho más débil, lengua húmeda e hinchada, etc.) En ocasiones el Yang puede ser tan Deficiente que de repente se "colapsa", produciendo abundante sudor, mucho frío en las extremidades, o en todo el cuerpo, labios violáceos (cianosis), pulso debil o incluso imperceptible; signos que sugieren que el Yin y el Yang se están separando y el paciente está próximo a morir.

Los patrones de Insuficiencia Qi de Corazón e Insuficiencia Yang de Corazón, a menudo aparecen con Insuficiencia Qi de Pulmón puesto que existe un vinculo con el "océano del Qi" en el pecho. En estos patrones Corazón también puede observarse Insuficiencia Yang Riñón puesto que los Riñones son la fuente corporal de Yang.

Los médicos occidentales que examinan a pacientes que muestran estos patrones a menudo observan insuficiencia cardiaca, arteriosclerosis coronaria, angina de pecho, trastornos nerviosos, debilidad corporal general, y neurosis depresiva. [9]

Patrones de Sangre de Corazón Coagulada *(xin-xue-yu)*

El Qi Corazón o Yang Corazón Insuficiente para mover la Sangre en el pecho a veces precede y acompaña los patrones de Sangre de Corazón Coagulada. [10] Esta grave condición es un ejemplo en el que una condición Yin produce una condición Yang parcial. El patrón resultante puede ser Yin dentro de Yang, lo que se ve indicado por un pulso fuerte, o Yang dentro de Yin lo que se ve indicado por un pulso débil. En cualquiera de los casos, Sangre de Corazón Coagulada manifestará signos Yang de dolor lacerante, y lengua y rostro violáceos, junto a signos Yin como cansancio, palpitaciones, y respiración entrecortada. El pulso probablemente estará entre Yin y Yang, por ejemplo, tenso o picado.

La mucosidad o Tan también puede contribuir a la obstrucción de la Sangre Coagulada. Los patrones resultantes de Tan Obstruyendo el Corazón y de Sangre de Corazón Coagulada tendrán signos acompañantes de mucosidad, que se entretejerán en el cuadro clínico, como saburra de la lengua espesa y grasienta.

Los pacientes que manifiestan el patrón de Sangre de Corazón Coagulada se diagnostican a menudo en términos occidentales como personas que sufren de angina de pecho, pericarditis, o enfermedades coronarias de las arterias. [11] Un medico occidental, tras el diagnóstico, tendrá que examinar más a fondo el corazón para investigar posibilidades de intervención quirúrgica. Un médico chino, tras diagnosticar el patrón de Sangre de Corazón Coagulada, precisará determinar si el patrón es de Exceso o Insuficiencia relativa, que aspectos de Calor o Frío están presentes, y que otros Órganos están implicados.

Patrones de Mucosidad Fría que Confunden las Aperturas del Corazón *(han-tan-mi-xin-quiao)* y Mucosidad Fuego que Agita el Corazón *(tan-huo-rao-xin)*

Se trata de patrones de Exceso en los que Frío o Mucosidad Calor forman parte de una configuración de desarmonías del Shen. Ambos patrones se caracterizan por saburra de la lengua espesa, un pulso deslizante, comportamiento anormal, acompañado a menudo de babeo. Puesto que Mucosidad o Tan Frío es Yin, los signos de comportamiento asociados con dicho patrón pueden incluir unas actitudes internas coartadas y desatinadas; hablar con uno mismo; mirar fijamente las paredes; y quedarse a menudo en blanco. El pulso puede ser lento a la vez que resbaladizo, y la saburra de la lengua será blanca. Puesto que Tan Caliente es relativamente Yang, esperaremos signos que tiendan a la hiperactividad: unos modos agresivos y agitados, charla incesante, y tal vez comportamiento violento, acompañado por otros signos de Calor como un pulso rápido y saburra amarillenta.

A veces las desarmonías de Mucosidad del Corazón pueden considerarse como equivalentes a las categorías occidentales de enfermedad mental. Otras veces dichas desarmonías se relacionan con entidades de enfermedades occidentales como la encefalitis y sepsis gram negativa, cuando afectan a funciones cerebrales, o apoplejía, o epilepsia.[12]

Esbozo clínico: Un informe reciente publicado en una revista de medicina tradicional china[13] detallaba el curso de treinta y un pacientes con contracciones ventriculares prematuras (CsVP) que fueron tratados mediante medicina tradicional china. Científicos occidentales evaluaron a los pacientes mediante electrocardiografía y análisis de sangre antes y después del tratamiento, e informaron que la terapia tradicional china llevó a la recuperación total al 38.7 por ciento de los pacientes, produjo mejoras en un 38.7 por ciento, y no tuvo efecto en el 22.6 por ciento restante. Ningún paciente del estudio en cuestión sufrió efectos secundarios a causa del tratamiento.

En general, el medico chino distingue dos amplios tipos de desarmonías: Exceso (Sangre Coagulada) e Insuficiencia (Insuficiencia de Qi o Sangre). Cada paciente fue tratado con recetas de hierbas que correspondían con la variación exacta del patrón exhibida por el paciente. Daremos los detalles de un caso particular.

El paciente, un contable varón de cincuenta y tres años, fue examinado por primera vez el 5 de Enero de 1978. Su queja principal eran las palpitaciones de corazón. A lo largo de los últimos nueve meses había sentido su pecho distendido y lleno, sufriendo particular y aguda incomodidad tras hacer esfuerzos. Tenía un largo historial de tos acompañada de flema blanca, en particular en invierno. Su material de la lengua era purpura oscuro y rojizo, con una saburra blanca y grasienta. Su pulso era básicamente pausado.

La evaluación occidental mediante electrocardiograma mostraba un ritmo cardiaco de ochenta y ocho latidos por minuto con cinco CsVP por minuto. Los análisis de sangre daban lecturas de 286 mg/ml de colesterol y 196 mg/ml de triglicidos. Un examen mediante rayos X mostraban un corazón normal con cambios consecuentes con enfisema.

El medico tradicional chino encontró varios patrones que existían a la vez. El patrón de Sangre de Corazón Coagulada era predominante, y lo mostraba una lengua oscura, presión en el pecho, pulso pausado, y palpitaciones de corazón. Se apreciaron aspectos secundarios de Tan Obstruyendo el Corazón en los signos de la flema y saburra grasienta de la lengua. Además, los síntomas de tos, flema, sensibilidad al frío invernal, saburra blanca y grasienta apuntan a Frío Húmedo/Mucosidad Obstruyendo los Pulmones. Además, la lengua rojiza y el pulso rápido se asociaron con Insuficiencia Yin Corazón.

El paciente recibió una prescripción de siete días de hierbas que contenían once ingredientes incluyendo *Pueraria, Trichosantía* y *Salvia miltiorrhiza*. El propósito de las hierbas era básicamente mover la sangre y también transformar el Tan y alimentar ligeramente el Yin Corazón. Tras tomar las hierbas durante siete días, el paciente informó de una reducción de las palpitaciones así como de la pesadez en el pecho. También tosía menos y las CsVP se redujeron a tres o cuatro por minuto.

Al paciente se le dio entonces una prescripción parecida por un periodo de treinta y cinco días. Tras ello desaparecieron todos los síntomas. Tras ser vuelto a examinar por científicos occidentales, el electrocardiograma del paciente no mostraba evidencias de contracciones ventriculares prematuras o cualquier otra anormalidad. El análisis de sangre mostró 255 mg/ml de colesterol y 95 mg/ml de triglicidos. El paciente fue dado de alta y se le dio una nueva prescripción de hierbas para mantener su mejoría.

Es interesante destacar que algunas de las hierbas utilizadas en la prescripción hecha a este paciente han sido estudiadas por farmacólogos y han demostrado que dilatan las arterias coronarias, incrementando por lo tanto el suministro de sangre y oxigeno en el corazón. [14]

Desarmonías del Pulmón

El Pulmón gobierna el exterior del cuerpo y todos los Órganos Yin, se trata de los más sensibles a las Influencias Externas Perniciosas. Por dicha razón, los Pulmones son denominados "el Organo delicado". Puesto que existe una estrecha relación entre los Pulmones y el Qi, este Órgano es particularmente sensible a las desarmonías de Insuficiencia de Qi. Las desarmonías de Pulmón por regla general también implican Insuficiencia Yin.

El Patrón de Frío Invadiendo los Pulmones
(han-xie-fan-fei)

Se trata de un patrón de Influencia Perniciosa Externa que afecta particularmente a los Pulmones. Se considera que está entretejido a signos de Frío Externo como escalofríos, fiebre ligera, dolores de cabeza y cuerpo, y, puesto, que los poros están bloqueados por Frío, una falta de sudor. También se esperará una saburra de la lengua delgada y blanca, y un pulso flotante y escaso. Estos signos se verán acompañados por síntomas de desarmonía de Pulmón como una nariz mal ventilada y chorreante, asma, o tos con esputos delgados y acuosos. En occidente, los pacientes con este patrón son a veces diagnosticados de resfriado común, bronquitis aguda o crónica, asma bronquial, o enfisema.[15]

El Patrón de Calor Obstruyendo los Pulmones
(re-xie-yong-fei)

Este patrón manifiesta los signos habituales de una Influencia Perniciosa de Calor Externa como fiebre, ligeros escalofríos, sudor, sed, estreñimiento, orina oscura, lengua roja con saburra seca y amarilla y pulso rápido. Además, existirán signos específicos de Pulmón como garganta hinchada, roja y con llagas, respiración asmática, o tos plena con una expectoración amarilla viscosa. Existirá una nariz fluida con flema amarilla y espesa o, puesto que el Calor puede dañar los fluidos y hacer que la Sangre se mueva inquieta, una nariz sangrante y seca.

Un doctor occidental, observando a pacientes con este patrón, puede diagnosticar resfriado común, bronquitis aguda o crónica, neumonía, tonsilítis, o abceso pulmonar.[16]

El Patrón de Mucosidad o Húmedad que Obstaculiza los Pulmones
(tan-shi-zu-fei)

Este patrón normalmente tiene un curso más largo que los patrones previos. Aunque puede ser generado por una Influencia Perniciosa Externa Humedad, lo más frecuente es que sea el resultado de cualquier Influencia Externa que invada el cuerpo y que encuentre una desarmonía crónica preexistente con tendencias hacia acumulación de Mucosidad. Insuficiencia de Bazo Crónica o Qi Riñón, por ejemplo, puede llevar a la formación de Humedad o Mucosidad, predisponiendo al cuerpo a este patrón de desarmonía. Los signos más comunes incluyen tos plena y potente, jadeos, o asma con flema copiosa; distensión de pecho y flancos y dolor; aumento de la dificultad respiratoria al estar estirado (puesto que es más difícil para el Qi Pulmón descender cuando el cuerpo está horizontal); saburra de la lengua espesa y grasienta que puede ser blanca y amarilla, lo que depende de si la Mucosidad que obstaculiza es Fría o Caliente; y un pulso rugoso (el principal signo de Tan Húmedo). En occidente este patrón será percibido normalmente la mayoría de las veces como bronquitis crónica o asma bronquial.[17]

El Patrón de Deficiencia Yin de Pulmón *(fei-yin-xu)*

Este patrón puede producirse cuando una Deficiencia Yin crónica, normalmente de los Riñones, afecta al Yin de los Pulmones. Puede ser también consecuencia del Calor que Invade los Pulmones y permanece en el cuerpo durante tanto tiempo que daña el Yin Pulmón. Los signos incluyen tos seca con poca o ninguna flema, esputos con sangre (si el Calor ha dañado los vasos de la Sangre) y signos generales como aspecto demacrado, voz baja, mejillas rojas, fiebre por la tarde, sudores nocturnos, lengua rojiza con una pequeña cantidad de saburra seca y delgada y pulso rápido. En términos occidentales dichas condiciones pueden ser diagnosticadas como tuberculosis pulmonar, faringitis crónica, bronquitis crónica o broncoestenosis.[18]

Qi del Pulmón Deficiente *(fei-qi-xu)*

Este patrón normalmente se produce ya sea como resultado de una Influencia Perniciosa Externa que permanece en los Pulmones durante un periodo largo y daña el Qi (una condición de Exceso que se convierte en una de Insuficiencia) o a causa de varias desarmonías Internas que afectan a los Pulmones. Los signos de este patrón son un aspecto y Espíritu agotados, voz baja, pocas ganas de hablar y respiración débil. Si existe tos, es débil. Si el Qi de Protección también se ha debilitado, existen otros signos como sudores diurnos y poca resistencia a los resfriados. En términos occidentales dichos síntomas apuntaran a un enfisema, bronquitis crónica, tuberculosis pulmonar o alergias.[19]

Esbozo clínico: El ejemplo siguiente está tomado de la práctica privada del autor. Una mujer de veintiséis años, se quejaba de jadeos, dificultades respiratorias y tos, en particular a media noche. Le costaba mucho dormir. El patrón se inició repentinamente cuando la paciente tenía dieciséis años y había ido empeorando. La paciente sentía constantemente pesadez en el pecho, sin relación con los cambios estacionales, y cuando se iniciaba un ataque se producía mucha tos y estornudos. También flema de características gruesas y amarillentas. La historia médica de la paciente era por otro lado insignificante. Gozaba de buen apetito y sus heces y orina eran normales. Estaba muy delgada, y tenía ojeras negras. Su nivel de energía era bueno excepto cuando se producía un ataque, no informó de ningún estrés emocional, pero parecía un poco agitada y ansiosa. Por otro lado su Shen era armonioso y claro. Su lengua roja y hendida por la mitad, tenía puntos rojos dispersos. Su pulso era rápido (noventa y seis pulsaciones por minuto) así como deslizante y ligeramente filiforme.

Cuando acudió por primera vez al tratamiento, estaba tomando medicina occidental, pero buscaba una alternativa puesto que las drogas le daban vértigos, la cansaban y le producían nauseas.

La mayoría de los signos apuntaban a un patrón de Calor en los Pulmones: la flema amarilla, el pulso rápido, la lengua roja, y la sed. Otros signos, como la delgadez, la naturaleza crónica del desorden, la lengua hendida y pelada, y el pulso filiforme, apuntaban a Insuficiencia Yin. El jadeo, la flema espesa, y el pulso deslizante indicaban presencia de Mucosidad. Una combinación de acupuntura y tratamiento con hierbas fue administrado para enfriar el Calor Pulmón, nutriendo el Yin de los Pulmones, y eliminando el Tan. Esta terapia controló los síntomas en dos semanas.

Aunque el paciente todavía está sujeto a ataques ocasionales, son mucho menos frecuentes e intensos. Cuando es preciso, toma hierbas o utiliza un inhalador de éstas.

Los cuadros 8 y 9 muestran correlaciones entre los tipos de pulso y distintas desarmonías pulmón. Como hemos dicho, los signos de pulso son fiables a la hora de delinear la textura y aspecto de las desarmonías. Imaginemos un número de pacientes, que todos ellos manifiestan el signo más común de desarmonía Pulmón: la tos. Teóricamente, sería posible diagnosticar sus distintos patrones de desarmonía basándonos únicamente en los signos del pulso (como muestra el Cuadro 8). Sería siempre posible, utilizándo los signos del pulso, diagnosticar patrones de desarmonía del resto de los Órganos que afectan a los Pulmones y también producen tos (véase Cuadro 9).

Para todas las desarmonías agrupadas en los Cuadros 8 y 9 existen también otros signos, además del pulso, que apuntan al patrón de desarmonía adecuado. Pero puesto que la toma de pulsos es tan precisa ¿porqué examinar el resto de signos?

Cuadro 8
Correlación de Pulsos y Desarmonía Pulmón

Pulso	Patrón de Desarmonía Pulmón
Flotante y tenso	Exterior/Frio/Viento
Flotante y rápido	Exterior/Calor/Viento
Deslizante	que Obstaculiza la Mucosidad
Filiforme y rápido	Insuficiencia Yin
Vacío	Insuficiencia Qi

Cuadro 9
Correlaciones de Pulsos con Riñón, Hígado, Corazón, y Desarmonías Pulmón

Pulso	Patrón de Desarmonía
Húndido y lento	Riñones que no Recogen Qi (afectando al Qi Pulmón)
Cuerda	Hígado Invadiendo Pulmones
Rugoso y regular	Sangre de Corazón Coagulada que Obstruye el Qi del Pecho

La primera de las razones es la de que, en la práctica, raras veces un pulso se muestra de un modo tan puro que pueda ser clasificado simplemente según los cuadros teóricos. Un paciente a menudo manifestará facetas de distintos tipos de pulso —matices y armónicos de un número de patrones— puesto que en realidad distintos patrones de desarmonía se producen normalmente de un modo simultaneo. Por lo tanto, un pulso puede sugerir interpretaciones contradictorias que otros signos ayudarán a resolver, o el resto de los signos pueden apuntar a una interpretación totalmente distinta de la interpretación de los pulsos. Por último, es muy extraño encontrar a un tomador de pulsos tan hábil que pueda leer las facetas del pulso a un nivel sutil adecuado.[20]

Desarmonías Bazo

Las tareas básicas del Bazo son (1) guiar la transformación de la comida en Qi y Sangre y (2) gobernar la Sangre. Las desarmonías Internas del Bazo están normalmente asociadas a una insuficiencia de Qi Bazo a la hora de llevar acabo dichas actividades. Puesto que el Bazo es particularmente sensible a la Humedad, su patrón de exceso tiende a incluir Humedad. Dichas desarmonías normalmente se generan internamente.

Patrones de Qi de Bazo Deficiente *(pi-qi-xu)*
y Deficiencia de Yang Bazo *(pi-yang-xu)*

El patrón de Qi de Bazo Deficiente se asocia con signos específicos de

Bazo como falta de apetito (Qi insuficiente para transformar la comida); ligero dolor abdominal y distensión que se alivian mediante el tacto (Qi insuficiente para mover la comida), y heces sueltas (Qi insuficiente para completar la digestión). Además, existen otros signos de Insuficiencia Qi, principalmente el letargo, una lengua pálida con saburra blanca escasa y un pulso vacío. A partir de este patrón, los médicos occidentales pueden diagnosticar ulceras gástricas o duodenales, dispepsia nerviosa, hepatitis, disentería crónica o anemia.[21]

El patrón de Insuficiencia de Yang de Bazo es una desarmonía más profunda y grave que la de Insuficiencia de Qi de Bazo. Se asocia con signos de apariencia de Frío, en particular frío en los miembros; lengua hinchada, húmeda y pálida; y pulso lento y frágil. También alguno de los signos específicos de Bazo pueden ser más acusados o de naturaleza Fría (por ejemplo, heces ligeras que contienen comida sin digerir y distensión abdominal o dolor que responde favorablemente al calor así como a la presión). Insuficiencia de Yang de Bazo puede afectar también al movimiento del agua en el cuerpo, produciendo síntomas como edema, dificultades a la hora de orinar y leucorrea. Los pacientes con Insuficiencia de Yang de Bazo pueden ser diagnosticados en occidente de enfermedades crónicas como ulceras gástricas o duodenales, gastritis, enteritis, hepatitis, disentería o nefritis.[22]

Patrón de Qi Bazo Sumergido (pi-qi-xia-xian)

Se trata de una subcategoria de Insuficiencia de Qi de Bazo e Insuficiencia de Yang de Bazo y se produce cuando el Qi no puede llevar a cabo sus funciones o mantener las cosas en su lugar adecuado. Este patrón se denomina también en ocasiones Colapso del Calentador Medio. Además de los signos de Insuficiencia de Qi de Bazo e insuficiencia Yang de Bazo, este patrón muestra signos asociados con pérdidas, como hemorroides, prolapso del útero, diarrea crónica aguda, o incontinencia urinaria.

Patrón de Bazo Incapaz de Gobernar la Sangre (pi-bu-zong-xue)

Se trata de otra subcategoría de Insuficiencia de Qi o Yang de Bazo, que se produce cuando el Qi Yang del Bazo no puede mantener la Sangre en su sitio. Se producen varios tipos de sangría crónica: sangre en las heces, nariz sangrienta, hemorragias subcutáneas crónicas, menstruación excesiva, o sangría uterina. Dichos síntomas se ven acompañados por regla general por otros signos de Insuficiencia. (Si la hemorragia se ve acompañada por signos de Exceso Calor, evidentemente será interpretada de un modo distinto, probablemente como Sangre Caliente).

En la medicina occidental, el Patrón de Bazo Incapaz de Gobernar la Sangre aparecerá normalmente como sangría uterina funcional, hemorroides sangrantes, hemofilia, o purpura Henoch-Schönlein. [23]

Patrón de Humedad que Trastorna el Bazo
(shi-kun-pi)

La mayoría de las desarmonías Bazo son patrones de Insuficiencia. Al Bazo le va bien la sequedad y le incomoda la Humedad. La Humedad que Trastorna el Bazo es a menudo el resultado de un patrón Qi o Yang Insuficiente. En dicha situación, los fluidos no se transforman adecuadamente y se forma Humedad en el Bazo; por lo tanto, el patrón es uno de Insuficiencia que se transforma en Exceso. Se trata de un patrón Interior cuyos signos pueden incluir: falta de apetito y sensación de gusto, erupciones de la piel que contienen fluido, heces acuosas, nausea, y sensación de plenitud en el pecho o la cabeza. Un pulso deslizante y rugoso es muy importante a la hora de discernir este patrón puesto que otros signos pueden ser semejantes a los de Insuficiencia Qi. También es un signo crucial una saburra de la lengua espesa y grasienta, puesto que casi siempre apunta a Exceso.

En términos occidentales, este patrón puede traducirse en gastroenteritis crónica, disentería crónica, o hepatitis crónica. [24]

Humedad Externa Obstruyendo *(wai-shi-zu)*

Ese patrón es semejante al precedente, aunque algo menos corriente, y se produce cuando la Humedad es una Influencia Perniciosa Externa. Se ve afectado el Bazo, y están presentes los mismos signos de Humedad que Trastorna. Además, este patrón tiende a ser relativamente agudo, y se caracteriza por surgir de improviso y, a veces, por fiebre baja.

Calor Humedo Retenido en el Bazo
(pi-yun-shi-re)

La Humedad y el Frío son ambos Yin, y por lo tanto los patrones Humedad probablemente manifestarán signos de Frío. Sin embargo, la Humedad puede también ser Caliente, y, si están presentes signos de Calor, se puede percibir un patrón común distinto. Aunque Calor Humedo Retenido en el Bazo es normalmente el resultado de una Influencia Perniciosa Externa,[25] este patrón se asocia también con la ingestión de comidas grasas y exceso de consumo de alcohol. Los signos de Humedad estarán presentes así como los de Calor y, además, el movimiento de la bilis puede estar obstruido, produciendo ictericia y sabor amargo en la boca.

Un medico occidental que examine a un paciente con el patrón de Calor Humedo Retenido en el Bazo podría diagnosticar inflamación gástrica aguda, infección hepática aguda, colecistitis, o cirrosis del hígado.[26]

Puesto que la Humedad es Yin y el Calor Yang, en una situación clínica tendremos que determinar si el patrón es Yin dentro de Yang o Yang dentro de Yin —o sea, que elemento domina. El Cuadro 10 sugiere algunos criterios para llevar a cabo esta importante distinción.

Cuadro 10

Calor Húmedo Retenido en el Bazo

Signos	Más Humedad Yang dentro de Yin	Más Calor Yin dentro de Yang
Pecho/Abdomen	sensación de plenitud	relativamente más dolor, con alguna distensión
Sed	falta de sed, o sed sin deseo de fluidos	sed
Orina	escasa y ligeramente amarillenta	escasa y muy amarillo oscuro
Lengua	material ligeramente rojo, con saburra amarilla y muy grasienta	material rojo, con saburra amarilla y algo grasienta
Pulso	flotante, no demasiado rápido	rápido y resbaladizo

Mucosidad Turbia que Perturba la Cabeza
(tan-zhuo-shang-rao)

Se trata de un desarrollo de patrones de Bazo Húmedo. El paciente sufre de graves vértigos, más que de una sensación de pesadez en la cabeza, puesto que el Tan es más pesado que la Humedad. Un signo predominante de este patrón es una saburra de la lengua muy grasienta. En términos occidentales, este patrón es a menudo parte de trastornos como la hipertensión y la enfermedad de Ménière.[27]

Esbozo clínico: Un paciente del autor se quejaba de distensión e incomodidad abdominal crónica, cansancio y sensación de pesadez. Tenía una complexión lívida y un aire flemático y lento. Su lengua era ligeramente pálida, con saburra muy espesa y grasienta, y su pulso era muy vacío. El resto de los signos eran normales. Los médicos occidentales que el paciente había consultado diagnosticaron su condición como de estomago nervioso. Los signos de distensión y pesadez apuntaban a un patrón de Humedad que Perturba el Bazo, lo que se vio confirmado por el revestimiento grasiento de la lengua. Por otro lado, el pulso vacío, apuntaba al patrón de Insuficiencia de Qi Bazo. El patrón de Humedad que perturba el Bazo y el patrón de Insuficiencia de Qi son parte de un continuo entre dos puntos de libro de texto. Este paciente se sentía en cierto lugar intermedio; manifestaba aspectos de ambos patrones. Podía ser descrito como aquejado del patrón de Insuficiencia de Qi cambiando a Humedad que Perturba el Bazo (una Insuficiencia que pasa a Exceso o viceversa). El tratamiento correcto fue reforzar el Qi Bazo, supliendo la Insuficiencia, y expulsar y dispersar la Humedad, eliminando la Influencia Perniciosa.

La cantidad relativa de tonificación y dispersión que se necesita mediante hierbas o acupuntura depende en cualquier caso de la cantidad relativa de Insuficiencia y Exceso presentes; o sea, de las proporciones exactas de los signos propios de cada paciente en particular. De hecho, la descripción más precisa de los patrones del paciente es la combinación exacta de puntos de acupuntura y hierbas utilizadas. La "causa" —la Insuficiencia Qi que lleva a Humedad— no se trata. En realidad, el medico trata el patrón preciso generado en el momento por la configuración particular de los signos que se manifiestan.

En este caso, una serie de diez tratamientos de acupuntura y el uso de hierbas llevaron a la completa remisión de los síntomas. Desapareció el aspecto grasiento de la lengua, pero el pulso quedó algo vacío, apuntando a una tendencia constitucional hacia dicha desarmonía que el tratamiento todavía no ha sido capaz de corregir.

Desarmonías de Hígado

Una función importante del Hígado es gobernar "el fluir y dispersar." Este órgano supervisa el flujo de procesos corporales interdependientes del mismo modo que el mando de un ejercito dirige a sus tropas. Es por lo tanto comprensible que la mayoría de las desarmonías del Hígado estén relacionadas con el estancamiento. Dicho estancamiento normalmente desarrolla aspectos de

Exceso y Calor. El Hígado es el Organo Yin más relacionado con las desarmonías de Exceso y Calor y Calor Interno (Fuego). Las Influencias Perniciosas Internas del Viento se generan a menudo en el Hígado. El Fuego Hígado asciende fácilmente y puede afectar a la cabeza y a los ojos. Desde otra perspectiva, podemos decir que del mismo modo que el Bazo necesita sequedad para sus actividades digestivas, el Hígado necesita humedad (que depende del Yin y Jing del Riñón) para su actividad suave y aspersiva. Un Hígado seco y desarmónico puede conducir con facilidad a patrones de Calor. Además, cuando al Qi del Hígado le falta humedad y no puede fluir y dispersar adecuadamente tiene tendencia a "saltar" o "salirse de madre." La última expresión describe de un modo muy preciso la ira inadecuada que es un signo emocional muy común de desarmonía de Hígado.

El Hígado, debido a su relación con la humedad, es muy dependiente en su aspecto Yin. Lo que, a su vez, nos conduce a las otras funciones básicas del Hígado, almacenar la Sangre, que es la principal Sustancia Yin y la "madre del Qi."

Patrón de Qi del Hígado Constreñido *(gan-qi-yu-jie)*

Este patrón, que es el más común para el Qi Estancado, es también el patrón más común de desarmonía Hígado. Se mantiene a sí mismo de varias formas, con signos que varían pero normalmente incluyen un color de la lengua azul-verdoso, purpura o en cualquier caso oscuro, y un pulso que sugiere bloqueo, como pueda ser cuerda o tenso. El Qi del Hígado Constreñido puede afectar a las emociones y producir depresión, un sentido de frustración, o una ira inadecuada. Si este patrón incluye a la garganta, el paciente puede sentir un bulto en la lengua, una sensación que los chinos llaman "sensación hoyo de ciruela". En los Meridianos del Hígado de la ingle, el pecho o los costados, Qi del Hígado Constreñido se asocia con distensión o bultos; en el cuello, puede también haber bultos. Además, este patrón puede afectar al almacenamiento de Sangre del Hígado, conduciendo a dolores menstruales, menstruación irregular, e hinchazón de los pechos en la menstruación. Los pacientes con Qi Hígado Constreñido pueden ser diagnosticado en términos occidentales de una amplia gama de desordenes, incluyendo mastitis, escrófula, desordenes nerviosos y emocionales, y diversos problemas menstruales.[28]

Como uno de sus aspectos de su función de aspersión, el Hígado colabora con la actividad del Bazo relacionada con la transformación de los alimentos.

El Qi del Hígado Constreñido puede afectar a esta función del Bazo, creando un subpatrón conocido como Hígado que Invade el Bazo *(gan-fan-pi)*, que presenta signos como nausea, vómitos, eructos dolorosos, dolor abdominal, y diarrea.

Puesto que estos signos digestivos pueden también caracterizar a patrones de desarmonía del Bazo, tenemos que distinguir el patrón de Hígado que Invade el Bazo por otros signos que también están presentes. Un paciente aquejado de este patrón no tendrá el cansancio asociado con Insuficiencia de Qi de Bazo u otros síntomas Bazo. Lo que es más importante, el material de la lengua será algo oscuro o purpura (o incluso normal si la desarmonía no es demasiado crónica) en lugar de pálido (un signo de Insuficiencia de Qi del Bazo), y en lugar del pulso vacío que acompaña a la Insuficiencia de Qi del Bazo, el paciente que padece de Hígado que Invade el Bazo tendrá un pulso cuerda.

Patrón de Fuego Llameante del Hígado
(gan-huo-shang-yan)

Se trata de una condición del Hígado Exceso/Calor que a menudo se ve precipitada por Qi Hígado Constreñido que genera Fuego o por cambios emocionales dramáticos. El Fuego producido por un Hígado desarmónico la mayoría de las veces sube a la cabeza, y se producen signos como jaquecas agudas, mareos, ojos y rostro rojo, boca seca, sordera, o zumbidos repentinos en los oídos. Podemos también esperar que se produzca irritabilidad, ira frecuente, e insomnio (puesto que el Fuego Hígado trastorna el Shen), así como signos generales de Exceso/Calor (estreñimiento; orina escasa y oscura; lengua roja con saburra amarillenta y áspera; y un pulso lleno y rápido así como cuerda). El Fuego Hígado a menudo daña las Venas, produciendo distintos síntomas sangrantes. Los pacientes que manifiestan este patrón en occidente serán diagnosticados de hipertensión básica, migrañas, sangrías del tracto digestivo superior, quejas relacionadas con la menopausia, enfermedades oculares como conjuntivitis aguda y glaucoma, o trastornos del oído como labirintitis, enfermedad de Ménière u otitis.[29]

Patrón de Insuficiencia Yin del Hígado *(gan-yin-xu)*

Se trata de un patrón Fuego vacío (la apariencia de Calor en un patrón de

Insuficiencia Yin ; véase Figura 39), que se urde a partir de los síntomas normales de Insuficiencia Yin como mejillas rojas, fiebre por la tarde, palmas y plantas calientes, nerviosismo, lengua rojiza, y pulso filiforme y rápido, así como signos específicos Hígado como mareos (un síntoma general de Insuficiencia Yin, pero particularmente asociado con el Hígado), visión borrosa, ojos secos, y otros problemas oculares, pulso cuerda, rápido y filiforme, depresión y tensión nerviosa. Un medico occidental que vea a pacientes con este patrón puede diagnosticar hipertensión básica, desordenes nerviosos, dolencias oculares crónicas y quejas relacionadas con la menopausia. [30]

El patrón de Mucosidad Espesa que Trastorna la Cabeza, que se trata de un patrón Bazo Húmedo, acompaña a veces a los patrones Fuego Hígado, Yang Hígado y Yin Hígado. Puede distinguirse por signos adicionales como mareos agudos, saburra de la lengua espesa y grasienta y aspectos inestables del pulso.

Patrón de Arrogante Hígado Yang Ascendiendo
(gan-yang-shang-kang)

Este patrón combina aspectos tanto de Exceso Fuego (Exceso Yang) y Fuego Vacío (Insuficiencia Yin). O sea, posee signos que se asemejan a los de Fuego Ascendente Hígado así como los de Insuficiencia Yin de Hígado.

Es de interés discutir estos tres patrones Hígado con algún detalle puesto que son desordenes que se ven con mucha frecuencia e ilustraran más las técnicas diagnósticas de la medicina china. Estos tres patrones, así como Qi Hígado Constreñido, han de contemplarse como generativamente interrelacionados. Por ejemplo, el estancamiento de Qi Hígado Constreñido puede transformarse con facilidad en Fuego Hígado. Este Fuego, tras un periodo de tiempo, puede dañar el Yin Hígado y producir Yang Ascendente de Hígado o Insuficiente Yin Hígado. Aunque nuestro lenguaje es de causalidad, en un paciente dichos patrones pueden ser seguidos el uno del otro o entrecruzarse, o incluso producirse de modo simultaneo.

De hecho, incluso identificar un patrón particular es problemático, puesto que cada patrón de libro de texto es solo una imagen teórica y raras veces se ve de forma nítida en un paciente real. Por lo tanto, los patrones Exceso Fuego e Insuficiencia Yin son teóricamente muy distinguibles, pero a veces nos enfrentamos a situaciones clínicas en las que la distinción es muy poco clara, puesto que los signos parecen apuntar a un patrón situado en algún lugar entre ambos. Dicha mezcla de signos es tan común en la desarmonías Hígado que la tradición médica china ha designado un patrón distinto para describirla: Yang Ascendente de Hígado Arrogante. La Figura 44 ilustra el continuo de patrones Hígado Calor de Exceso Fuego (Exceso Yang) a Fuego Vacío (Insuficiencia Yin). La tradición médica china define tres puntos de este continuo como tres patrones separados con el fin de enseñar a los estudiantes como organizar los signos, urdir los patrones y prescribir un tratamiento. En la realidad, el nivel de Fuego y Agua en un paciente puede variar hasta el infinito, y el patrón especifico urdido con relación a un paciente particular comprenderá facetas que sugieren aspectos de los tres patrones de Calor Hígado. Por ejemplo, será posible tener el pulso característico de Fuego Hígado, los signos de los ojos de Insuficiente Yin Hígado, y las emociones características de Yang Ascendente Hígado Arrogante. El médico debe utilizar habilidad, experiencia y sensibilidad para valorar la importancia relativa de los distintos signos y prescribir el tratamiento adecuado.

Figura 44

Continuo de Patrones Calor Hígado

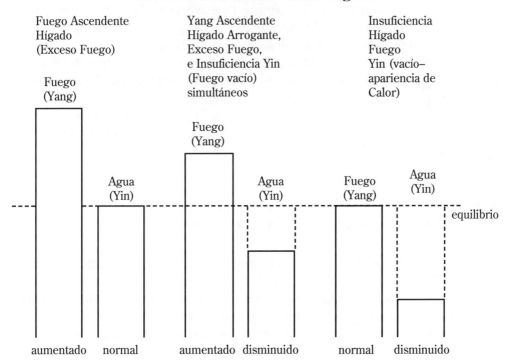

243

Figura 44 (cont.)

Continuo de Patrones Calor Hígado

Calor	el cuerpo constantemente caliente	periódicas subidas de calor en cabeza y rostro	palmas y plantas calientes; ligera fiebre por la tarde
Jaqueca	aguda, penetrante	palpitaciones	suave
Ojos	rojos, hinchados, dolidos	rojizos; algo de dolor	puntos en el campo visual; sequedad
Mareos	agudos	moderados	suaves
Emociones	violentos estallidos de rabia	ira o depresión	irritabilidad nerviosa o depresión
Pulso	pleno, rápido, y cuerda	rápido y cuerda	filiforme, rápido y cuerda

En la práctica clínica, la mayoría de las desarmonías de Órgano presentan este tipo de mezcla de signos que sugieren patrones distintos. Sin embargo solo para las desarmonías de Hígado esta verdad clínica se ha convertido en una consideración teórica común. Un patrón particular —Yang Ascendente Hígado Arrogante— ha sido definido a causa de la frecuente predominancia clínica de esta mezcla de signos.

La pareja de opuestos de los Ocho patrones Principales no son mutuamente exclusivos. Por contra, definen los límites de los continuos que el médico hábil sabe como manipular.

Patrón Viento del Hígado
Moviendose Internamente *(gan-feng-nei-dong)*

Este patrón se produce cuando el Fuego Hígado o Yang Hígado precipita un movimiento incontrolable y/o repentino o rigidez en el cuerpo. Sus signos incluyen los de desarmonía Hígado, con el añadido de signos Viento como temblores, dificultades en el habla, cuello muy rígido o tetania, espasmos y convulsiones, jaquecas pulsantes, mareos agudos, zumbido en los oídos, rigidez facial repentina o contracciones nerviosas, e inconsciencia (como en la apoplejía). Viento Hígado por regla general se desarrolla a partir de una forma aguda de algún otro patrón Hígado. Por lo tanto, si el Viento Hígado fuera el resultado de Qi Hígado Constreñido, nos encontraríamos con una lengua oscura o purpura; si fuera el resultado de Fuego Ascendente Hígado o Yang Ascendente Hígado Arrogante, se apreciaría una lengua rojiza.

Patrón de Insuficiencia de Sangre Hígado *(gan-xue-xu)*

Este patrón de Insuficiencia puede ser visualizado en un continuo con Insuficiente Yin Hígado. Tendrá tendencia a manifestar signos generales de Insuficiente Sangre como rostro pálido y sin brillo, pulso filiforme, y mareos, así como signos específicos Hígado como visión borrosa o manchas en el campo visual, dolor en el costado, y músculos y tendones entumecidos o movimiento débil o espasmódico (puesto que el Hígado gobierna los tendones). Signos adicionales son uñas pálidas (puesto que el Hígado se manifiesta en las uñas) y menstruación irregular o insuficiente, o amenorrea. En el mundo de la medicina occidental, este patrón puede ser visto como anemia, hepatitis crónica, trastornos nerviosos, hipertensión, trastornos de la menstruación, o varios problemas oculares crónicos como retinitis.[31]

Patrón de Estancamiento de Frío en Meridiano Hígado *(han-zhi-gan-mai)*

Este patrón se produce cuando el Frío obstruye el Meridiano del Hígado en la zona de la ingle. Los signos incluyen dolor y distensión en la parte baja e ingle; escroto entumecido, que da la sensación de ser tirado hacia abajo; lengua húmeda con saburra blanca; pulso hondo, cuerda y lento; e incomodidad que se ve aliviada por el calor. En occidente, este patrón se verá como un tipo de hernia (un termino que utilizan tanto la medicina china como la occidental) como un trastorno urogenital o como una enfermedad inflamatoria pélvica.[32]

Esbozo clínico: Este ejemplo está tomado de la recopilación de historias del Dr. Wu, un famoso medico tradicional chino.[33]

El paciente, un varón de cuarenta y dos años, fue visitado por primera vez el 3 de Febrero de 1964. Sus quejas incluían palpitación en las síenes y dolor en la coronilla.

A partir de los Cuatro Exámenes se descubrió que el paciente tenia una orina amarillo oscuro, dificultades a la hora de defecar, poco apetito, dolor en los dientes, costado derecho con dolores, dolor en el glóbulo ocular, insomnio, sueños en exceso. Su lengua era roja; la saburra espesa, grasienta y blanca; y el pulso era profundo y cuerda. Un examen medico occidental en el mismo hospital diagnosticó hipertensión (presión sanguínea 180/130 mm Hg) y un principio de enfermedad coronaria.

El diagnóstico del DR. Wu fue Qi Hígado Constreñido acompañado de Fuego Hígado Ascendente que Trastorna el Calor. Su tratamiento apuntaba a armonizar el Hígado, refrescar el Fuego Hígado, y transformar el Tan.

Es interesante un análisis del proceso que conducía a este diagnóstico. La orina amarilla y la dificultad a la hora de defecar apuntaban a Calor, así como la lengua roja. El dolor en el costado y el pulso cuerda apuntaban a Qi Hígado Constreñido. Las jaquecas, palpitaciones en las síenes y el dolor ocular sugerían Exceso Hígado, a causa del pulso cuerda. La falta de apetito y la saburra grasienta apuntaban a Tan y a Hígado que Invade el Bazo, mientras que el insomnio y el soñar en exceso están en consonancia con una desarmonía Corazón-Shen, particularmente de Calor o Insuficiencia Yin. Sin embargo puesto que no existían otros signos de desarmonía Calor, el Dr. Wu determinó que este signo era realmente parte de un patrón de Fuego Hígado que trastorna el Corazón más que un patrón Corazón.

Una pregunta que puede plantearse es porqué el paciente tenía un pulso profundo en lugar de rápido. la Interpretación del Dr. Wu era que algunos signos apuntaban a Calor, mientras que otros apuntaban a Qi y Tan Hígado Constreñidos. El Fuego solo afecta al Calor y al material de la lengua, mientras que la saburra de la lengua y el pulso profundo indicaban las cualidades Constreñidas. El Qi Hígado Constreñido se interpreta que invade el Bazo a causa de los síntomas digestivos. El Tan puede ser de hecho Frío, aunque el diagnóstico del Dr. Wu no lo menciona. Su tratamiento, sin embargo, aunque utilizaba básicamente hierbas que enfriaban el Fuego, también utilizaba hierbas cálidas para transformar el Tan.

Todo el tratamiento se basó en hierbas, que incluían la *Gardenia jasminoides, la Gentiana scabra*, y la *Heliotis diversicolor* (concha de abalón). Tras tomar la decocción durante tres días, se observó una mejora (presión de la sangre 130/90 mm Hg). Una prescripción semejante se dio durante los siguientes nueve días, tras los cuales el paciente informó que todos los síntomas habían desaparecido. En una tercera visita, el medico prescribió una píldora de hierbas que debía tomarse durante un largo periodo de tiempo para hacer que el tratamiento fuera permanente.

No existe una comprensión tradicional china de la presión sanguínea, tal como el concepto fue establecido por primera vez por científicos franceses en el siglo XVIII. No se utilizó rutinariamente en medicina hasta 1912, cuando el Hospital general de Massachusetts empezó a medirlo en todos los pacientes que ingresaban. Hemos de mencionar sin embargo, que la farmacopea china tiene muchas hierbas que la investigación moderna ha demostrado que pueden hacer descender la presión sanguínea.[34] Este hecho era poco importante para el medico, que conseguía excelentes resultados basando su tratamiento en rearmonizar todo el cuerpo. Utilizando solo estas hierbas chinas, que la investigación en occidente ha comprobado reducen la presión sanguínea, (por ejemplo utilizando un paradigma occidental a la hora de seleccionar hierbas orientales) hubiera producido resultados más pobres.[35]

Hemos de comprender que la entidad occidental conocida como hipertensión puede encontrarse en distintos tipos de patrones y que este ejemplo de Fuego Hígado es solo un tipo común. Otros patrones comunes pueden incluir Yin del Hígado y Riñones ambos Insuficientes, y Yin y Yang del Riñón ambos Insuficientes.[36]

Desarmonías del Riñón

Los Riñones almacenan Jing, o Esencia, y puesto que el cuerpo no puede tener mucho Jing, los patrones de desarmonía de Riñón tienden a ser de Insuficiencia. Además, puesto que los Riñones se consideran la raíz del Yin y el Yang de todos los Órganos, las desarmonías de los Riñones raras veces se presentan aisladas. Todos los patrones de desarmonía, la mayoría de las veces están asociados a desarmonías del resto de los Órganos, ya sea antes de estas desarmonías o como consecuencia final de ellos.

Patrón de Insuficiencia de Yang de Riñón *(shen-yang-xu)*

Este patrón, denominado también Fuego de la Puerta de la Vida *(ming-men-huo-ruo)* manifiesta signos de Insuficiencia y la "apariencia de Frío" (o sea, un patrón de Deficiencia/Frío). Por lo tanto, sus signos incluyen signos Fríos como un rostro brillante, blanco o oscuro, modos suaves y calmos, falta de Shen, aversión al Frío, y miembros fríos, así como signos específicos de Riñón como frío y dolor en la parte inferior de la espalda, impotencia, esterilidad, espermatorrea, caída de dientes, y sordera o perdida de oído. Además, puede haber una orina clara y copiosa, orina nocturna, o goteo de orina. (Si las funciones de regulación del Agua que lleva a cabo el Riñón se ven afectadas de un modo opuesto, pueden desarrollarse signos de edema y problemas de insuficiencia urinaria.) La lengua estará hinchada y pálida con marcas festoneadas en los bordes y una saburra húmeda, delgada y blanca. El pulso será por regla general hundido y lento o imperceptible, y a veces particularmente hundido y profundo en la tercera posición. También puede darse el caso de que el paciente pueda estar en general debilitado.

Insuficiencia Yang de Riñón a veces se produce a la vez que Insuficiencia Yang de Corazón, Insuficiencia Yang Bazo, o Insuficiencia Qi Pulmón. En el primer caso, los síntomas comunes son simultáneamente edema y palpitaciones de corazón; en el segundo caso edema con problemas digestivos crónicos; y en el tercer caso, tos crónica, respiración entrecortada, o asma. La última desarmonía Riñón/ Pulmón es lo suficiente común para merecer un nombre distinto —Riñón Incapaz de Atrapar el Qi *(shen-bu-na-qi)* —y se contempla como un subpatrón de Insuficiencia de Yang Riñón.

Los distintos patrones que implican Insuficiencia de Yang Riñón serían diagnosticados en occidente dentro de una amplia gama de desordenes, incluyendo nefritis crónica, lumbago, disfunción sexual, problemas urinarios y de próstata crónicos, desordenes de oído crónicos, hipoactividad de la glándula adrenal, hipotiroidismo, o neurosis depresiva. El Riñón Incapaz de Atrapar el Qi puede también dar diagnósticos de insuficiencia cardiaca, asma crónica, o enfisema. Insuficiencia de Yang Riñón e Insuficiencia de Yang Bazo pueden ser vistos como enfermedades de corazón pulmonares, enteritis crónica, disentería crónica, edema producida por cirrosis del hígado, enfermedad de corazón, o nefritis.[37]

Patrón de Insuficiencia de Yin Riñón (shen-yin-xu)

Este patrón, denominado también Agua Riñón Agotada, es una condición de Fuego Vacío. Se trama por signos generales como puedan ser una constitución delgada y encogida, garganta seca, palmas y plantas cálidas, mejillas rojas, subidas de calor por la tarde, sudores nocturnos, lengua rojiza con poca saburra, y un pulso rápido y filiforme. Signos específicos Riñón pueden incluir zumbidos en los oídos o perdida de audición; débil dolor de espalda; poca esperma; eyaculación precoz; olvidos; y vértigo.

Insuficiencia de Yin Riñón, cuando implica a otros órganos, la mayoría de las veces se produce junto a Insuficiencia Yin de Corazón, Hígado y Pulmones. Cuando está involucrado el Corazón, contemplamos signos específicos de Corazón como el insomnio, palpitaciones de corazón, y soñar excesivo. Si está afectado el Hígado, a menudo hay problemas de visión, jaquecas, y menstruación irregular. Cuando está implicado el Pulmón, existirá una tos débil y seca, posiblemente con esputos sanguinolentos.

Los médicos occidentales pueden relacionar la Insuficiencia Yin de Riñón con la hipertensión básica, lumbago, problemas de oído crónicos, diabetes o infecciones crónicas urogenitales. Los problemas de corazón que implican taquicardia o hipotiroidismo pueden verse en pacientes con Insuficiencia Yin Riñón e Insuficiencia Yin de Corazón. El patrón de Insuficiencia Yin Riñón e Insuficiencia Yin Hígado puede ser contemplado en occidente en relación a problemas menstruales, mientras que la tuberculosis y el enfisema pueden ser diagnosticados en pacientes con Insuficiencia Yin Riñón e Insuficiencia Yin Corazón.[38]

Patrón de Insuficiencia de Jing de Riñón *(shen-jing-bu-zu)*

Cuando hay Insuficiencia de Jing, tanto el Yin y el Yang del cuerpo disminuyen (Véase Figura 45). Asumiendo que el Yin y el Yang, ambos, son Insuficientes, el patrón de Insuficiencia Jing de Riñón, manifestará, en primer lugar, signos Riñón. Dichos signos, sin embargo, no tendrán ninguna asociación Frío o Calor, como sucedía en los patrones anteriores.

La Insuficiencia de Jing Riñón tenderá a mostrar signos relacionados con el desarrollo, la maduración, o la reproducción. Los signos característicos incluyen vejez prematura o senilidad, dientes en mal estado, mala memoria, y huesos quebradizos. En un niño, son comunes signos como escaso desarrollo físico y mental, cierre tardío o incompleto de la fontanela, o desarrollo general del esqueleto pobre. La disfunción sexual sin aparición de Frío o Calor será también una Insuficiencia Jing. Además, pueden verse muchos otros signos específicos Riñón.

En situaciones clínicas, el Yin y el Yang pocas veces disminuyen igual, y un patrón de Insuficiencia Jing tenderá ligeramente hacia el aspecto Yin o Yang, con los signos apropiados de lengua y pulso reflejando la tendencia. Dicha tendencia puede también leerse en otros signos. Por ejemplo, en el área de problemas sexuales, un patrón de Insuficiencia Jing, algo más Insuficiente en el aspecto Yang, puede conducir a la impotencia en el hombre y a la falta de interés sexual en la mujer a causa de una carencia de Fuego que aviva y activa. La Insuficiencia Jing, sopesada en el aspecto de Insuficiencia Yin, sin embargo, llevará a una eyaculación precoz o a una insuficiente secreción vaginal, puesto que el Yin no puede abarcar adecuadamente el Yang.

Figura 45

Desarmonías del Riñón

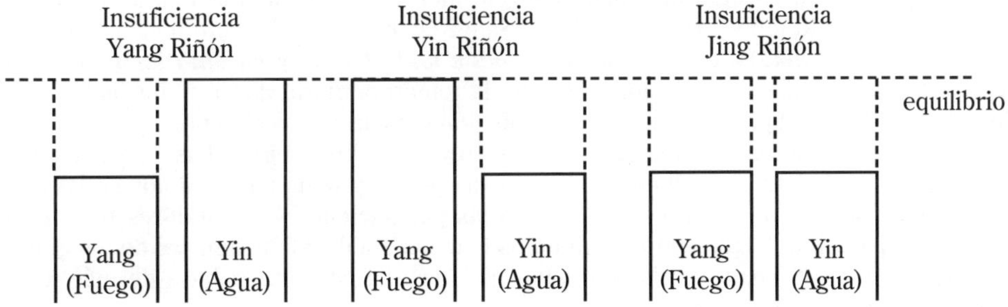

Esbozo clínico: Algunos ejemplos de interés provienen de dos estudios que exploran la eficacia de la medicina china al tratar la entidad medica occidental conocida como lupus eritematosus sistémico (LES), una grave y a menudo fatal enfermedad autoinmune. [39]

Dos estudios, el primero contemplando 120 casos de lupus, el segundo con 22 casos, ambos llegan a la conclusión que los tratamientos tradicionales por medio de hierbas reducían los índices de mortalidad del lupus de un modo más eficaz que la terapia occidental, y que en una gran proporción de casos, la medicina china era muy útil para tratar dicho desorden.

El primer estudio descubrió que se presentan distintos patrones de desarmonía a la hora de diagnosticar la LES. Presentamos aquí la historia de un caso del segundo estudio, que acentúa los patrones Riñón.

El 23 de mayo de 1960 una mujer, de treinta y dos años, vino al hospital quejándose de que la piel de su cara, en particular sus mejillas, parecían tener heridas parecidas a la escarcha. La condición había ido empeorando en los últimos seis meses. También se quejaba de dolor en las articulaciones y dolor de espalda, mareos, palpitaciones, insomnio, sudores nocturnos, y a veces un poco de fiebre. A menudo tenía sed, pero no tenía deseos de beber. Desde que se había iniciado la enfermedad, había tenido pérdidas y su sangre menstrual había disminuido.

El examen chino descubrió un Espíritu agotado, delgadez en todo el cuerpo, voz baja, complexión lúgubre. Las mejillas tenían una erupción purpura rojiza, el centro de la cual era gris y con costras. Sus ojos eran oscuros y tenían ojeras; sus cabellos muy escuálidos; la saburra de la lengua era delgada y blanca; el material de la lengua estaba rajado y tenía un tono rojo brillante; el pulso era filiforme y ligeramente rápido, con la tercera posición particularmente débil.

Tras los exámenes clínicos chinos, al paciente se le hacía una batería de tests médicos. Alguna de las pruebas de laboratorio incluían: recuento de glóbulos blancos 2,400/mm^3; recuento de glóbulos rojos 3.06 x 106/ mm^3; total proteínas 8.6 gramos por ciento; plaquetas 54,000/mm^3; tasa de sedimentación 32 mm/hora (Cutler). Un electrocardiograma mostraba arritmia, LE prep negativa.

Los mareos, sudores nocturnos, palpitaciones de corazón, fiebre baja recurrente, lengua hendida y roja, y el pulso filiforme y rápido, todo ello apuntaba a Insuficiencia Yin. El dolor de espalda, la débil tercera posición del pulso, las ojeras negras, y la pérdida de cabello sugería que la deficiencia radicaba en los Riñones. El dolor de las articulaciones se interpretó como Viento Invadiendo los Meridianos de superficie, que obstruye el Qi y la Sangre. La erupción del rostro se consideró producida por el Calor de Insuficiencia Yin Afectando a la Sangre, lo que daba como resultado erupciones de piel. (Véase Apéndice D.)

El medico chino escogió un tratamiento de hierbas que combinaba catorce hierbas para nutrir el Yin Riñón y Sangre, enfriar la Sangre, y expulsar el viento. Las hierbas utilizadas incluían *Rehmannia glutinosa, Polygonum multiflorum,* y *Paeonia lactiflora*. A la paciente se le dio una prescripción para que la tomara a diario durante dieciocho días. Cuando volvió para el próximo examen, la erupción todavía estaba algo presente. Se le dio una prescripción ligeramente distinta. Cuando volvió al cabo de cinco días, la erupción se había reducido visiblemente, había mejorado su apetito, y tenía menos dolor en las articulaciones. Tanto el dolor de espalda, como las palpitaciones y los sudores nocturnos habían desaparecido. El recuento de glóbulos blancos era de 4,500/mm^3, el de los glóbulos rojos 3.84 x 106 /mm^3, y plaquetas 98,000/mm^3. La paciente, a base de más tratamiento, siguió mejorando.

Este capítulo se ha centrado en los principales patrones de desarmonía de mayor importancia en la tradición medica china; desarmonías que involucran al Qi, la Sangre, las Influencias Perniciosas, y los Órganos Yin individuales. El apéndice B describe los patrones comunes asociados con desarmonías de los Órganos Yang.

El Cuadro 11 resume los patrones más comunes que se producen cuando dos Órganos Yin se ven involucrados simultáneamente en una desarmonía.

Cuadro 11

Patrones que Involucran Simultáneamente Dos Órganos Yin

Patrón	Signos	Lengua	Pulso
Insuficiencia Qi Corazón e Insuficiencia Qi Pulmón	palpitaciones; respiración poco profunda; tos débil; asma; sudor espontaneo	pálida	hundido
Insuficiencia Sangre Corazón e Insuficiencia Qi Bazo	palpitaciones; insomnio; pérdida de apetito; distensión abdominal; heces sueltas; letargo; complexión pálida y lívida; sangre menstrual pálida y excesiva, o amenorrea	pálida	vacío o filiforme
Corazón y Riñón Pierden Comunicación (Yin Corazón y Riñón Yin ambos Insuficientes)	palpitaciones; insomnio; irritabilidad; olvidos; vértigo; acúfenos; garganta seca; dolor de espalda; eyaculaciones nocturnas; fiebre por la tarde; sudores nocturnos	rojiza seca; poca saburra	filiforme, rápido, profundo
Yang Corazón y Yang Riñón ambos Insuficientes	palpitaciones; apariencia de frío; edema; orina escasa	material húmedo, pálida e hinchada; saburra blanca	profundo e imperceptible

Cuadro 11 *(cont.)*

Patrón	Signos	Lengua	Pulso
Yin Pulmón y Yin Riñón ambos Insuficientes	tos con poco tan; tan con sangre; boca y garganta secas; voz baja o ronca; debilidad y dolor en parte inferior de la espalda y miembros; sudores nocturnos; mejillas coloradas; fiebre por la tarde; esterilidad	material rojo; poca saburra	filiforme y rápido
Insuficiencia Qi Pulmón e Insuficiencia Yang Riñón (Riñón Incapaz de Atrapar el Qi)	asma (en particular fácil exhalación e inhalación difícil); respiración poco profunda; el esfuerzo empeora la condición; falta de Espíritu; voz baja; sudor espontaneo; miembros fríos	pálida, húmeda, material hinchado	hundido o vacío
Insuficiencia Qi Bazo e Insuficiencia Qi Pulmón	respiración poco profunda; tos; asma acompañada de flema blanca copiosa y delgada; poco apetito; heces poco consistentes; edema	pálida, con saburra blanca	vacío
Qui Bazo Insuficiente Yang Riñón Insuficiente	aparencia de frío; complexión blanca y brillante; miembros y parte baja de la espalda fríos y doloridos; heces poco consistente con comida sin digerir; edema; orinar dificultoso; ascitis	pálida, húmeda, hinchada, con subarra blanca	frágil y particularmente profundo
Hígado que Invade el Bazo	pecho y costado distendido y doloridos; fustración emocional, malhumor, o enfado poco apetito; abdomen distendido; heces poco consistente; gases	material oscuro o normal; subarra blanca	tenso

Cuadro 11 *(cont.)*

Patrones que Involucran Simultáneamente Dos Organos Yin

Patrón	Signos	Lengua	Pulso
Fuego Hígado que Invade Pulmones	dolor agudo en el pecho y costado; irritabilidad e ira repentina; vértigo; ojos rojizos; sabor amargo en la boca; tos consecutiva; tos con sangre	rojo, con subarra amarillo y delgado	tenso y rápido
Yin Hígado Insuficiente y Yin Riñón Insuficiente	vértigo; jaquecas; manchas frente a los ojos; olvidos; acúfenos; boca y garganta secas; dolor en el costado; parte baja de la espalda y miembros doloridos y débiles; palmas y plantas calientes; mejillas coloradas; mestruación irregular o reducida	roja, con poca subarra	tenue y rápido

A partir de aquí, el discernir los patrones se torna mucho más complicado y no se puede proseguir fácilmente sin tener experiencia clínica y llevar a cabo un profundo examen de los textos clásicos. En el próximo capítulo, por lo tanto, dejaremos a un lado el examen de los patrones de desarmonía particulares y regresaremos a la teoría y estilo de la medicina tradicional china.

NOTAS

1. *Su Wen* [1], sec. 17, Cap. 62, p. 335.

2. Hay que decir que es posible que pueda producirse un continuo Qi-Sangre muy distinto de un continuo Yin-sangre. Debido a que "Qi es el gobernador de la Sangre" y "la Sangre es la madre del Qi", muy a menudo la

Insuficiencia Sangre y la Insuficiencia Qi existen a la vez y se mezclan juntas. Esta situación da pie a una situación clínica muy común en la que el paciente presenta signos tanto de Insuficiencia Qi como de Insuficiencia de Sangre. A veces dicha situación produce una aparición de Frío (por ejemplo, miembros fríos) puesto que el aspecto de Insuficiencia de Qi desarrolla signos de Insuficiencia de Yang.

3. La "Comida Estancada" ha sido citada en el capítulo 5 en el examen de los factores de la dieta en las desarmonías. El termino también puede ser utilizado para describir un patrón de desarmonía que actúa como forma aguda de Tan. Es el fruto de comer en exceso, o de que el Estómago y el Bazo están demasiado débiles para madurar y transformar la comida, por lo que ésta queda sin digerir. Los signos del patrón de Comida Estancada incluyen nausea, vómitos, eructos, gases y heces con mal olor, abdomen dolorido o distendido, heces irregulares, alivio de la incomodidad del abdomen tras ir de vientre o soltar gases, saburra grasienta o pastosa, y pulso deslizante.

4. Para un examen interesante del trato de categorías medicas occidentales con métodos que tonifican el Qi del Bazo, véase Shanghai Institute, *Estudio de Prescripciones* [87], págs. 227-230.

5. Existe la posibilidad de que una persona con una desarmonía medica china particular sea considerada sana o hipocondriaca tras ser examinada por un medico occidental. También puede darse el caso opuesto: un medico chino puede no ver desarmonía alguna en una situación en que se ha diagnosticado una enfermedad occidental. Cada uno de los sistemas tiene puntos ciegos desde la perspectiva del otro.

6. Para un examen del tratamiento de categorías medicas occidentales con métodos que enfrían el Fuego Hígado, véase Shanghai Institute, *Estudio de Prescripciones* [87], págs. 47-48.

7. En China, la gente a veces va de un medico occidental a uno tradicional y viceversa, o es tratada en un hospital donde se utilizan simultáneamente ambos sistemas médicos.

8. Shanghai Institute, *Fundamentos* [53], pág. 172; Junta Provincial de Zhejiang, *Fundamentos de Medicina Tradicional China* [91].

9. Ibid., pág. 171; Junta de Zhejiang, *Fundamentos* [91], p. 72.

10. Este patrón se denomina Bloqueo de Corazón *(xin-bi)* en el *Su Wen* (sec. 20, cap. 43).

11. Junta de Zhejiang, *Fundamentos* [91], pág. 73, Shanghai Institute, *Fundamentos,* p. 173.

12. Ibid., p. 74. Pueden encontrarse muchos paralelismos entre la patología de la medicina humoral clásica griega y los conceptos chinos. Aquí el paralelo es sorprendente. Hipócrates describe la epilepsia, la paraplejía, la apoplejía y las convulsiones como humedad del cerebro con exceso de flema a veces acompañada por sequedad producida por exceso de excitación. El origen humoral es semejante al chino, pero la atención de los griegos hacia la morfología sitúan "adecuadamente" el trastorno en el cerebro más que en el Corazón.

13. *Clinical Observation of Effectiveness of Traditional Chinese Medicine in Treating Thirty-one-Cases of Premature Ventricular Contractions, SJTCM,* Marzo 1979.

14. *Cuarenta y nueve Casos de Enfermedades Coronarias de Corazón Tratadas mediante Decocciones mitigadoras de Pueraria lobata y Trichosanthes kirilowii, SJTCM,* Julio 1979. pág. 19; Instituto de Zhongshan, *Usos Clínicos de la Medicinas Chinas* [92], págs. 36, 273, 485.

15. Junta de Zhejiang, Fundamentos, pág. 89 *Selección de Definiciones de Términos Médicos Chinos Tradicionales* [33], pág. 140.

16. Ibid., pág 90.

17. *Selección de Definiciones* [92], pág. 141.

18. Junta de Zhejiang, *Fundamentos,* pág 191; *Selección de Definiciones,* p. 142.

19. Ibid., pág. 91.

20. Por otro lado, podemos añadir que un médico muy experto puede ser capaz de distinguir un patrón de desarmonía simplemente escuchando la cualidad de la tos de un paciente. Ello es debido a que la configuración global afectará a la cualidad de cualquier elemento de un patrón. Véase capitulo 9.

21. *Selección de Definiciones,* pág. 135; Junta de Zhejiang, *Fundamentos,* pág. 84.

22. Ibid.; Shanghai Institute, *Distinguir Patrones y Dispensar Tratamientos* [52], pág. 223.

23. Junta de Zhejiang, *Fundamentos,* pág. 84.

24. Ministerio de Guangzhou, *Bases de Medicina Tradicional China* [75], pág. 98.

25. Puesto que los Órganos Yang se ven por regla general más afectados por las Influencias Perniciosas Externas, este patrón a veces se considera Calor Húmedo en el Estómago e Intestinos. Véase apéndice B.

26. Ministerio de Guangzhou, *Bases,* pág. 98.

27. Shanghai Institute, *Fundamentos,* pág. 218.
28. Ibid., pág. 185.

29. Ministerio de Guangzhou, *Bases,* pág. 94; *Definiciones Escogidas,* pág. 133. Por la correspondencia de las Cinco Fases, parecería que los problemas de oído serían básicamente una desarmonía del Riñón. Sin embargo, en la práctica clínica, la desarmonía de Riñón se asocia por regla general con patrones de Insuficiencia que involucran al oído, mientras que la desarmonía de Hígado o Vesícula biliar se asocian con patrones de Exceso. Los problemas oculares agudos se asocían con frecuencia con los Pulmones.

30. Junta de Zhejian, *Fundamentos,* pág. 79.

31. Ministerio de Guangzhou, *Bases,* pág. 95; *Definiciones Escogidas,* pág. 132.

32. Beijing Institute, *Fundamentos,* pág. 121; Junta Provincial de Zhejiang, Estudio Clínico de Medicina Tradicional China [90], pág. 356.

33. *Caso clínicos de Wu Shao-huai (Wu Shao-huai Yi-an)* [78], págs. 57-59. El Dr. Wu, en la época en que se publicaron sus informes clínicos, tenía más de sesenta años de práctica clínica y era director del Instituto de Medicina Tradicional China de la Ciudad de Jinan.

34. Chen Xin-qian, *Farmacología* [71], págs 381-383.

35. Onceavo Hospital Popular del Instituto de Shanghai. *Teoría y Tratamiento de la Hipertensión* [72]. Véase el estudio completo.

36. Junta de Zhejiang, *Estudios Clínicos,* págs. 241-244.

37. Shanghai Institute, *Fundamentos,* pág. 192; *Definiciones Escogidas,* Pág. 145; Junta de Zhejiang, *Fundaciones*, p. 17.

38. Ibid., Pág. 193; Ministerio de Guangzhou, Fundamentos, p. 105.

39. *Tratamiento del Lupus Sistémico Eritematoso combinando Medicina Tradicional China y Occidental, SJTCM,* Septiembre 1979; Primer Hospital Medico de Shanghai, *Estudios sobre el Riñón* [84], págs. 22-26.

Capítulo
9
La Medicina China como Arte

El proceso de ver patrones en la multiplicidad de acontecimientos clínicos permite al medico chino visualizar un paisaje corporal, percibir una desarmonía individual, y por lo tanto hacer un diagnóstico, y prescribir un tratamiento. Para cualquier tipo de queja —desde el estómago descrito en el Capítulo 1, a sangre en la orina, o frecuentes estallidos emocionales— el proceso es el mismo.

Los patrones delineados en los dos últimos capítulos son las configuraciones más básicas y más comunes que la tradición medica china puede describir. Coger un patrón particular es en realidad solo un modo más preciso y detallado de describir las desarmonías como fundamentalmente Yin o Yang, o Yin dentro de Yang, o Yang dentro de Yin.

Para ilustrar este proceso de descubrimiento de patrones, consideremos a un paciente que se queja de tener los ojos secos. Esta queja se considera normalmente un signo de Insuficiencia Sangre Hígado o Insuficiencia Yin de Hígado, según la experiencia clínica acumulada por un medico chino, los ojos secos se acompañan con frecuencia de estos signos de Insuficiencia Sangre de Hígado como un pulso filiforme y cuerda, lengua pálida, uñas pálidas, y vértigos, o por signos de Insuficiencia Yin Hígado como un pulso rápido y filiforme, lengua rojiza, sed, mejillas coloradas, y vértigos. En la práctica clínica, sin embargo, el patrón es el aspecto definitivo, y es el patrón el que finalmente determina el significado de cualquier signo, síntoma o queja particular.

Los signos que acompañan a los ojos secos apuntaran a aspectos de Exceso, como lo hará un pulso fuerte, dolores de cabeza agudos, pus en los ojos, etc, la queja probablemente será vista como parte de un patrón de Fuego Hígado o Yang Arrogante Ascendente de Hígado.

Los ojos secos pueden también formar parte de un patrón Insuficiencia Yin de Riñón en el caso de que este presente un conjunto distinto de signos, como un pulso hundido y rápido, dolor de espalda, dificultades para orinar, y acúfenos. Es posible entender los ojos secos como parte de un patrón de Calor Externo que Invade los Pulmones si la queja aparece entre signos como un surgir repentino, tos, fiebre, escalofríos, y un pulso rápido y flotante. Otras posibilidades más infrecuentes serían distintos patrones de Insuficiencia Qi o Insuficiencia Yang, que generalmente plantean quejas "húmedas". En este caso, una sequedad atípica de los ojos se interpretará como Qi o Yang incapaz de hacer ascender el agua.[1] A veces surgen aspectos de dos patrones distintos. Los ojos secos se mencionan con frecuencia en los archivos clínicos como parte de un patrón de Jing Riñón y Yin Hígado, ambos Deficientes; o Sangre Hígado y Qi Bazo, ambos Deficientes.

Todos los patrones son formas y combinaciones de Yin y Yang. El Fuego o el Viento son Yang. Qi Insuficiente, Jing Insuficiente de la Sangre o Shen Insuficiente son Yin. Humedad, Mucosidad o Frío es Yin (Agua, Frío) dentro de Yang (Exceso). Sequedad (Insuficiencia Yin) es Yang (Calor) dentro de Yin (Insuficiencia). El signo de ojos secos puede por lo tanto implicar que los aspectos nutrientes del cuerpo están en una condición Yin (Insuficiencia Sangre) o que existe una condición con aspectos relativos de exceso Yang (Insuficiencia Yin). O bien los signos pueden apuntar a Yin con aspectos de Yang excesivo (Yang Arrogante) o Yang Puro (Influencia Perniciosa de Calor), o en realidad a una condición Yin de los aspectos activos del cuerpo (Insuficiencia Qi o Yang).

En última instancia la medicina china empieza y acaba con el Yin y el Yang y nunca se sale del Yin y el Yang. El discriminar a los Órganos implicados en los patrones solo sirve para señalar el lugar preponderante de la desarmonía Yin-Yang.

Aunque el Yin y Yang se manifiestan con signos y síntomas, y todos los patrones se componen de signos y síntomas, hemos de hacer hincapié en que el tratamiento medico chino nunca es sintomático. El tratamiento se basa en el patrón completo y en el principio de rearmonizar el equilibrio corporal. Para un patrón de Calor, se emplean hierbas refrigerantes o técnicas de acupuntura; en el caso de un patrón Frío, se utilizan hierbas para calentar o técnicas de acupuntura. En el caso de Insuficiencia, se alimenta el cuerpo; en caso de Exceso se depura el cuerpo. Los matices y complejidades de estos patrones generales obligan a matices más sutiles en el tratamiento, pero en última instancia lo que es Yang se rearmoniza mediante Yin y lo que es Yin mediante Yang.[2]

En el caso de paciente hipotético con ojos secos, cada posible patrón requerirá un distinto tratamiento de hierbas y/o puntos de acupuntura para rearmonizar todo el organismo. El síntoma mismo no será tratado básica o directamente.[3]

Históricamente hablando, la mayoría de los sistemas tradicionales de medicina han tenido nociones paralelas sobre rearmonizar los opuestos. Para los griegos clásicos:

> La salud del cuerpo dependía de la correcta mezcla proporcional de los opuestos físicos: calor y frío, húmedo y seco [que se identifican con los cuatro humores: sangre, flema, bilis amarilla y bilis negra]. Si están en estado de *armonía* en el cuerpo, entonces, como dice el doctor del *Simposio* de Platón, los elementos más hostiles entre ellos se reconcilian y aprenden a convivir amistosamente: "y por los más hostiles me refiero a los que se oponen de un modo más feroz como el frío al calor, lo amargo a lo dulce, lo seco a lo mojado." Este dogma de la importancia de mantener -o restaurar en caso de enfermedad- la correcta relación cuantitativa entre cualidades opuestas se convirtió en la piedra angular de la medicina griega.[4]

Cualquier ejemplo de pensamiento medico científico premoderno, precuantitativo y pretecnológico muestra un compromiso con la idea de equilibrio. Podemos encontrar semejanzas sorprendentes en la medicina griega antigua, en la práctica de los médicos árabes que les siguieron y en los sistemas ayurvédicos hindúes (véase Capítulo 7, nota 6). En dichas culturas, el método de examinar a un paciente y evaluar la salud y la enfermedad involucra a correspondencias *cualitativas*. Descubrimos qué aspectos de la actividad corporal o de la enfermedad corresponden a algún elemento de la naturaleza o a un símbolo que se considera el fundamento de la existencia natural.

En el pensamiento griego existe también una corriente *cuantitativa*, expresada en partes del corpus hipocrático y que resuena 500 años más tarde en Galeno en Roma, que es básicamente distinta de la concepción china de equilibrio. En el pensamiento medico Greco-Romano, los elementos opuestos son a menudo formas de entidades que se "combinan" físicamente en el cuerpo construyendo bloques donde estén. Por ejemplo, en La naturaleza del Hombre, Hipócrates dice:

> El cuerpo del hombre contiene en sí sangre, flema, bilis amarilla y bilis negra; éstas construyen la naturaleza de su cuerpo, y por medio de ellas siente dolor o disfruta de salud. Disfruta de la salud más perfecta cuando estos elementos están debidamente proporcionados uno con otro con relación a su poder de composición y construcción *y cuando están perfectamente mezclados*. Sentimos dolor cuando uno de estos elementos falta o hay exceso de él, o está aislado

en el cuerpo sin combinarse con el resto. Puesto que cuando un elemento está aislado y solo, no es únicamente el lugar el que enferma, sino que el lugar en que se ubica, al fluir, a causa de exceso, nos producirá dolor y penas.[5]

Los médicos clásicos occidentales que siguieron partes de la tradición galénica creían que los elementos mismos -como entes distintos del organismo único y unificado- podían ser tratados. Según el pensamiento chino, los opuestos complementarios son realmente descripciones de tendencias de la actividad de todo el organismo. Los chinos pueden hablar de reequilibrar una desarmonía corporal que posee la naturaleza del calor, pero no de un cuerpo que posee mucho calor o bilis negra. Un sistema busca volver a proporcionar distintos elementos del cuerpo; el otro se preocupa por reequilibrar todo el cuerpo.

En occidente, las formulaciones de correspondencias *cualitativas* de Hipócrates fueron poco a poco superadas por otras ramas del pensamiento medico griego más etiológicas y analíticas. Tras la revolución científica del siglo XVII los restos de la teoría de los humores simbólicos fueron abandonados y la medicina siguió a la ciencia en su intento de cuantificar los fenómenos observables. Las imágenes de cualidad fueron dejadas a un lado a cambio de unidades precisas de cantidad que operaban de acuerdo a las leyes mecánicas de la física y de la química. La realidad se había fragmentado.

En nuestra descripción de los patrones chinos de desarmonía -el paisaje clínico- solo hemos presentado las configuraciones más básicas y simples. Los paisajes corporales que hemos esbozado pueden ser comparados a las sencillas figuras de gente, casas, pájaros, y árboles que dibujan los niños cuando intentan describir el mundo por primera vez. Hemos presentado únicamente patrones claros, distintos, sencillos y puros.

Sin embargo en una situación clínica, los patrones dan la sensación de mezclarse, volverse borrosos y adquirir complejos matices. Las historias clínicas de los casos del Capítulo 8 eran un intento de encontrar aplicaciones clínicas simples pero reales para el marco conceptual chino, pero incluso los ejemplos más sencillos eran bastante complejos, puesto que la gente real no manifiesta muy a menudo signos y síntomas que casen de un modo tan claro.

El proceso de distinguir patrones más complejos es distinto -no de naturaleza, pero si de grado- del proceso de reconocer patrones básicos. Los signos que no cuadran con facilidad en un patrón simple se analizan del mismo modo que se analizan los signos que apuntan a cualquiera de los Ocho Patrones Principales (Véase Capítulo 7). Hay que considerar, por ejemplo, si el signo presenta una configuración de aspecto Yin dentro de Yang, o si se trata de un signo ilusorio que simplemente se parece a Yin dentro de un patrón "puro" Yang, o de si tal vez forma parte de un patrón secundario no vinculado a un patrón primario.

Para ilustrar dicho proceso, consideremos un signo detectado en el examen de la lengua. Una lengua muy pálida e hinchada (un signo Yin) normalmente casa con una lengua muy húmeda (también un signo Yin). Pero si, sin embargo, una lengua muy pálida se ve acompañada por una sequedad excesiva, debe ponerse en marcha un análisis y una percepción más compleja. ¿Apunta la sequedad a un patrón que tiene tanto aspectos Yin como Yang, como Insuficiencia Jing Riñón? ¿Es la sequedad un signo ilusorio de Yin producido por un caso grave de Puro Yang Insuficiente incapaz de mover y subir Agua? ¿O forma parte la sequedad de un patrón secundario como Viento/Calor Externo que se produce junto a un patrón primario de, digamos, Insuficiencia Yang de Riñón? El medico deberá basarse en la sensibilidad y la experiencia para determinar las relaciones entre los signos y de este modo discernir la esencia del patrón.

En una situación clínica, la configuración de signos sugerirá a menudo muchos patrones distintos. Por ejemplo hemos descrito un continuo de patrones Calor Hígado en el Capítulo 8. La teoría medica china ha dado nombres a tres puntos de este continuo; pero un caso real de calor Hígado puede manifestar signos que no son adecuados ni a Fuego Exceso puro ni a Fuego Vacío puro, ni incluso a una mezcla igual de ambos (Yang Hígado Arrogante Ascendente). Con frecuencia, el paciente real mostrará una combinación de distintos signos de los tres patrones.

También son comunes signos que sugieren tendencias contradictorias. Se ha establecido por ejemplo, un patrón clásico de desarmonía denominado Estómago Caliente/ Intestinos Fríos, que se caracteriza por vómitos calientes y pútridos, lengua roja, deseo de bebidas frías, además de heces acuosas sin olor y un pulso vacío. Dicha condición muestra que existe toda una constelación de patrones más complejos de desarmonía que requiere matices más sofisticados en el seno del paisaje clínico.

Este libro ha tratado de presentar el proceso -la lógica y el arte- que un doctor chino sigue para obtener conclusiones diagnósticas. Describe el modo en que un medico chino recopila y trama las partes con el fin de contemplar un todo que es mayor que la suma de sus partes, un todo que se aproxima a la complejidad real de un ser humano. Pero el proceso de diagnóstico también tiene otra faceta, una faceta ligada a la práctica clínica.

A la vez que el medico conjunta partes en un todo, él o ella pueden ver también el *todo en una parte*. Por ejemplo, aunque el pulso es el indicador más fiable de todo el perfil de la desarmonía, un medico realmente capaz puede diagnosticar a partir de casi cualquier signo. En los matices más sofisticados de una emoción particular, lengua o forma de andar, el medico con maestría puede discernir un patrón, puesto que el todo deja su impronta característica en cada parte.

Un médico experto puede reconocer una desarmonía completa simplemente oyendo una tos. Un patrón de Viento Frío Externo que Invade los Pulmones, por poner un ejemplo, estará probablemente asociado con una tos llena y redonda en un paciente que no está agitado. Un patrón de Viento Caliente Externo se manifestará con una tos agitada con sonido seco, y tendrá dificultades a la hora de toser esputos. Tan que Obstruye el Pulmón producirá un sonido pleno, alto y acuoso, menos forzado que el de un patrón Exterior, así como mucho esputo. La tos de un patrón Insuficiencia Yin de Pulmón será rasposa, débil y frágil. Los Riñones que no Recogen Qi producirán una tos corta y débil que dará la sensación de golpear a la persona. Una tos de Hígado que Invade los Pulmones tendrá una cualidad proyectiva y viva, con mucha tos en serie y posterior calma, puesto que el Hígado controla el movimiento suave. La tos de Sangre Coagulada que Obstruye el Pecho será débil y el sonido tendrá una textura jaspeada.[6]

La capacidad de leer estas huellas es la mayor destreza diagnóstica de un medico chino. Me fue condensada por un anciano medico chino con el que estudié. Este medico observaba a un extraño entrar en una habitación y de repente le preguntaba ¡cuando le habían extraído la vesícula biliar!

Tramar partes para ver un todo y ver el todo en las partes individuales son complementos polares: son modos de percepción opuestos, pero se requieren ambos en el proceso de diagnóstico. Este reconocimiento del todo en una parte individual nos muestra que el proceso de diagnóstico es algo más que la simple suma de los signos. Puesto que el todo es siempre más grande que las partes, y la suma de partes puede capturar dificilmente un único todo, el medico debe añadir su juicio clínico y sensibilidad a cada paciente en una situación que participa de las disciplinas artísticas de la civilización china.

Un artista chino se preocupa no tanto por la realidad física del caballo, la montaña o la flor que está pintando, sino por capturar el espíritu de lo que describe. La esencia de una pintura está en cada pincelada. El médico chino es tan artista como el pintor chino. Él o ella se "dedica a la expresión del espíritu interno en lugar de la verisimilitud física [y la] pintura reflejará un ... espontáneo e instantáneo fluir del pincel."[7] El proceso de diagnóstico intenta capturar la esencia de un individuo tal como un pintor chino trasmite la esencia de un paisaje particular.

Esta visión del doctor como artista da una gran categoría al médico chino, pero no es así según el punto de vista occidental, y aunque tanto la medicina china como la occidental afirman que un doctor puede convertirse solo en un buen doctor mediante una experiencia clínica intensa, la medicina china pone un mayor énfasis en el desarrollo de la sensibilidad.

Este énfasis representa una diferencia crucial entre ambos sistemas médicos. Un medico occidental que ha finalizado su formación se cree ya provisto de la ciencia y destrezas precisas. La práctica clínica representan pues un ámbito en el que se consigue mayor velocidad, precisión y familiaridad. Un medico chino no sale precisamente de su formación con esta clase de confianza. A él o ella no solo se les ha enseñado una ciencia, sino que también han sido equipados con un instrumento complejo, pero flexible, con el que acercarse al ser humano. El dominarlo lleva toda una vida de práctica. Si ignoramos por un instante que la meta tanto de la práctica medica occidental como la oriental es aliviar el sufrimiento y curar a los pacientes, en ese caso la medicina china dará la sensación de tener más que ver con las disciplinas artísticas que la medicina occidental. El medico chino realmente hábil, como el pintor, poeta, calígrafo y espadachín chino, es un maestro del golpe certero del discernimiento.

Este libro se ha centrado en el diagnóstico elemental, pero la realidad de un ser humano individual elude no solo los sencillos patrones que aquí presentamos, sino también la más sofisticada red de patrones. Con pertinaz tozudez, los desordenes humanos reales caen en los pequeños espacios entre patrones y mundos. El distinguir patrones de desarmonía hace que el medico se acerque a una desarmonía particular; el intento se completa en el tratamiento -en particular combinaciones de hierbas y/o puntos de acupuntura. En realidad, podríamos decir que cualquier patrón de desarmonía se define realmente por el tratamiento prescrito para su reequilibrio.

Es por dicha razón que el grueso del material escrito del corpus medico chino atañe a la terapéutica. La mayoría de los libros mencionados en la Bibliografía histórica de este libro (Apéndice I) y otros apéndices versan sobre métodos de tratamiento. La teoría descrita en este libro es la punta del iceberg: comprender la teoría es solo el principio de la comprensión de la terapia. Volúmenes chinos enteros detallan los entresijos del tratamiento apropiado a los distintos perfiles de un solo patrón. Las palabras solas no pueden describir un patrón -debemos enfocarlo determinando las hierbas y los puntos de acupuntura en su exacta proporción, cantidad y calidad que sea pareja con el preciso movimiento del Yin y del Yang en cada paciente individual.

Para prescribir este tratamiento preciso, el médico debe estar familiarizado con el efecto de la extensa farmacopea china sobre síntomas y patrones específicos; debe saber de que modo las substancias modifican otras propiedades al combinarse; debe conocer el uso de las recetas clásicas; y, por último, saber como ajustar las prescripciones a situaciones que inevitablemente difieren ligeramente de todo lo hallado antes. Lo mismo reza para la acupuntura: el medico debe conocer las características de cada punto, su función, su efecto en las desarmonías, y debe comprender exactamente como combinar puntos cuando enfoca un desorden concreto.

Es mediante la herbología y la acupuntura -además de ciertas hierbas y puntos, en minuciosos ajustes de la cantidad de hierbas o de técnica manual- como el medico refleja los sutiles perfiles propios de cada paciente. Un medico hábil puede leer una prescripción y por lo tanto visualizar un patrón de desarmonía particular de un individuo, saber que partes del cuerpo se ven afectadas y cómo comprender la gravedad de los síntomas y su duración, saber que otros síntomas y tendencias existen, y en ocasiones incluso intuir la los rasgos emocionales del paciente -una prescripción es aquella *sensible* y fiel al ser del paciente. El tratamiento, por lo tanto, alcanza al paciente de dos formas: expresa e intenta curar la desarmonía.

NOTAS

1. Otra posibilidad es patrón de Insuficiencia de Qi e Insuficiencia de Sangre en la que la sequedad se interpreta como una Insuficiencia del aspecto Húmedo de la Sangre. Véase Capítulo 8, nota 3.

2. El principio de tratamiento es tan integral para el pensamiento chino que podemos encontrar un resumen de él en el *Tao-te-Ching,* Cap. 77: "Cuando la cuerda esta baja, súbela/ Cuando es excesiva, redúcela. /Cuando es insuficiente, complementala." *Chan, Chinese Philosophy*, pág. 174.

Sun Si-miao, el gran medico de la dinastía Tang (618-907 d.C.), expresó su principio terapéutico en una conocida formula negativa: "Si se añade Exceso, se reduce la Deficiencia, se seca el fluir, se bloquea la obstrucción, se enfría el Frio, se calienta el Calor, entonces aumenta la enfermedad y en lugar de observar la vida de un paciente, veo su muerte. *Prescripciones de la Mil Onzas* [19], sec. 1, cap. 2, pág. 1.

3. Los textos chinos en general distinguen entre tratar la "manifestación externa" *(biao)*, lo que significa los síntomas, y tratar la "raíz" *(ben)*, lo que significa el patrón de desarmonía. Al tratar la raíz, normalmente esperamos que la "aparición" o síntomas desaparezcan. Pero en algunas situaciones debemos aplicar el refrán tradicional: "Cuando hay urgencia, trata las manifestaciones externas." (citado por Ma Ruo-shui en sus *Bases Teóricas* [62], pág. 33). Por ejemplo, si un paciente tiene hemorragias y hay mucha sangre, el medico intentará primero parar la sangre -el síntoma- para buscar un alivio temporal para poder tratar posteriormente el patrón. O bien, en el caso de ascitis grave, si el fluido del abdomen impide la respiración, el doctor tratará temporalmente el síntoma. Es también muy frecuente tratar tanto el síntoma como la raíz al unísono con el fin de aliviar la incomodidad del paciente mientras se rearmoniza el patrón subyacente. Muchas otras situaciones clínicas como éstas se mencionan en el capítulo 65 del *Su Wen,* sec. 18, que está básicamente dedicado a esta distinción entre manifestación y raíz.

4. W.K. C. Guthrie, *The Greek Philosophers* (Nueva York : Harper & Row, 1950, 1975), p. 41.

5. Jones, *Hippocrates and Heracleitus,* vol. 4, págs. 11-13. Énfasis añadido. La *naturaleza del Hombre* es uno de los últimos y más teóricos de los escritos de Hipócrates. Se suele atribuir a Polybus, yerno de Hipócrates.

6. El Cap. 38 del *Su Wu* se titula: "Examen de la Tos" y está dedicado a distinguir las toses producidas por los distintos Órganos. Su método consiste en basarse principalmente en variaciones de los síntomas que la acompañan. Por ejemplo, una tos que forma parte de una desarmonía de Hígado se dice que produce dolor en el costado, haciendo difícil girar el tronco (*Su Wen*, sec. 10. Cap. 38, págs. 214-217). El toser en sí mismo es el sonido de los Pulmones *(Sun Wen,* sec. 7, Cap. 23, pág. 150).

7. Chan, *Chinese Philosophy*, pág. 210.

Capítulo
10
Una trama sin tejedor—
y el monte Sinai

A efectos de debate, podemos considerar el examen, diagnóstico y trata-miento medico chino tradicional como tres categorías distintas. En la práctica, sin embargo, se trata de tres fases de un proceso continuo. Los patrones de desarmonía son el marco de este proceso, y por lo tanto, en cierto sentido, for-man una teoría. La mente occidental, sin embargo, requiere que una teoría recoja los fenómenos y formule un principio general para explicar su natura-leza y sus relaciones. Una teoría implica una verdad. ¿Son reales y verdaderos los patrones de desarmonía? Se trata de una pregunta engañosa que nos con-duce al abismo que separa el pensamiento occidental y el pensamiento chino.

La cosmovisión china es circular y auto-contenida. Imagina que el uni-verso es un todo, un macrocosmos, conformado por el constante despliegue y flujo del Yin y el Yang. La medicina china, al igual que el pensamiento chino en general, empieza y acaba con la noción de un todo, en el que todas las partes están relacionadas unas con otras y también con el todo. El medi-co chino empieza con un conocimiento del todo, configurado por los incon-tables detalles codificados en los textos médicos tradicionales. A través de la experiencia clínica, él o ella desarrolla una sensibilidad a lo individual, y finalmente, el medico alcanza una manifestación concreta del todo -una manifestación que es en sí *misma* un todo. El movimiento entre estos dos todos, del macrocosmos del conjunto de los fenómenos corporales al micro-cosmos de un solo ser humano, esta mediado por el marco conceptual de los patrones de desarmonía.

El concepto de patrones de desarmonía describe el movimiento del Yin y del Yang en el cuerpo, pero también ejemplifica el modo en que el Yin y el Yang se despliegan en el universo. Los Ocho Patrones Principales –Interior/Exterior, Insuficiencia/Exceso, Frío/Caliente, y Yin/Yang– se interrelacionan en el cuerpo tal como lo hacen en el universo. Cualquier patrón de desarmonía que surge cuando estos aspectos del Yin y del Yang se entretejen con los signos específicos de un paciente es por lo tanto una manifestación particular del movimiento universal del Yin y el Yang. Todos los fenómenos participan del todo.

Los patrones de desarmonía son reales y verdaderos en el sentido de que proporcionan un modo de percibir la noción china de lo que se ha denominado "la tela sin tejedor".[1] La tela es el macrocosmos –el universo– que se considera increado, pero que existe a través de los dictados de su propia naturaleza: o sea, mediante el constante despliegue del Yin y del Yang. No existe "verdad" más acá o más allá de las cosas que vemos; no existe creador o causa primera; pero las cosas que vemos prosiguen, y su continuidad es el proceso eterno del universo.

Tal vez solo las palabras de un filosofo taoísta nos pueden acercar a esta realidad paradójica:

Las operaciones del Cielo son hondamente misteriosas. Tiene niveles de agua para nivelar, pero no los utiliza; tiene plomadas para poner las cosas rectas, pero no las utiliza. Funciona en profunda calma...

Por ello se dice, el Cielo no tiene forma pero las mil cosas alcanzan la perfección. Es semejante a la más impalpable de las esencias sin traza, pero los mil cambios son producidos por ella. Por lo tanto tampoco el sabio se ocupa de nada, pero los mil ejecutivos del Estado son eficaces en grado sumo.

Lo podríamos llamar la enseñanza no-enseñada y el edicto sin palabras.[2]

La imagen china de la realidad no desemboca en una verdad; solo puede ser una descripción poética de una verdad que no puede ser aprehendida. El Corazón, Pulmón, y Riñones de este libro no son un corazón, pulmón o riñones físicos; en lugar de ello son personas en un drama descriptivo de la salud y la enfermedad. Para los chinos esta descripción del proceso eterno del Yin y el Yang es el único modo de intentar explicar ya sea el funcionamiento del universo o el del cuerpo humano. Lo que es suficiente, puesto que el proceso es todo lo que hay; no existe una verdad subyacente que alcanzar. La verdad es inmanente en todo y es el proceso mismo.

¿Puede tener un sistema de conocimiento enraizado en una metafísica de esta naturaleza algo que comunicar a la ciencia occidental? Actualmente, la medicina china, en particular la acupuntura, ha conseguido una aceptación limitada en la periferia de la empresa medica occidental. La acupuntura es objeto de amplia curiosidad, y se hacen intentos para integrar ciertas de sus técnicas en la corriente principal de la práctica medica occidental. En algunos ámbitos de la sociedad, el practicante de la medicina china incluso disfruta de una especie de moda. La gente ha inflado siempre las esperanzas acerca de la medicina, y el medico chino puede convertirse con facilidad en foco de aquellos que buscan un curalotodo, un elixir infalible, una pócima alternativa que el sistema medico no conoce o conspira por ocultar.

La corriente de alejarse de la medicina occidental, sin embargo, no puede explicarse únicamente en base a esperanzas poco realistas. Se trata más bien de que muchas personas han empezado a ver que muy a menudo la medicina occidental no se preocupa por el bienestar general puesto que solo puede proporcionar pequeños y discretos fragmentos de información. También está enraizada en una sociedad cuyos procesos rutinarios no solo provocan estrés sino que contaminan el medio ambiente a un grado tal que cada nueva comodidad oculta una nueva amenaza a la vida. Nuestra medicina imita a nuestra sociedad: nuevas curas, producen a menudo efectos secundarios de virulencia inesperada. Además, nuestra institución medica central, el hospital, está estructurada como una fábrica de salud –una contradicción en términos.

La medicina china ofrece una visión distinta de la salud y la enfermedad, una visión que es implícitamente crítica con la medicina occidental puesto que se niega a ver al individuo como una entidad separada de su entorno, y lo que es aún más importante, la medicina china intenta localizar la enfermedad en el seno del campo o contexto ininterrumpido de un ser físico y psicológico total. Tiene como meta curar mediante tratamientos que incluyan al máximo posible la totalidad del individuo. Por contra, el ideal de la medicina occidental es intentar con una precisión de rayo laser penetrar hasta el agente microscópico de la enfermedad en el tejido, la célula, y por último la molécula de ADN. La debilidad principal de la medicina occidental, en resumen, es que no tiende a ver el todo.

La medicina china tiene otras virtudes notables. Los remedios chinos son a veces más eficaces que los occidentales, y por regla general son más suaves y seguros. Las prescripciones chinas, por ejemplo, no tienen efectos secundarios al estar equilibradas para reflejar el estado total de ser del paciente. La medicina china, además, es más capaz que la medicina occidental a la hora de tratar enfermedades fruto de las complejas interacciones de los fenómenos físicos y mentales. (En realidad, la idea de unidad del cuerpo, mente y espíritu es uno de los puntos ciegos científicos occidentales). La medicina china, al acentuar el equilibrio y la relación más que la cantidad medible, puede también descubrir y tratar frecuentemente un desorden antes de que sea percepible mediante las técnicas de diagnóstico occidentales más sofisticadas. La medicina china es capaz de alcanzar dichos espacios que eluden el microscopio y ello, después de todo, constituye la realidad humana.

La medicina china comparte con otros esquemas médicos tradicionales cualitativos, como los modelos clásicos griegos o hindúes, una capacidad para medir la calidad. La medicina occidental moderna, al seguir las trazas de la revolución científica, rompe la continuidad viva de la experiencia, la textura real de la realidad humana, en unidades medibles. La realidad se hace perceptible solo en relación a una proyección de unidades de espacio, tiempo, movimiento y materia. Para muchos doctores modernos, la respuesta idiosincrática a la enfermedad –por ejemplo, como el paciente se tapa con una manta, o el ambiente en que vive el paciente, el Espíritu, las emociones o valores– ha sido abandonada en la transición que va de lo tradicional a lo científico. Lo que podía haber sido adecuado en un momento de la historia y conducido a grandes logros en el cuidado de la salud, pero surgieron los problemas. Gran parte de lo humano y eficaz se ha perdido o queda por descubrir puesto que el cuidado moderno de la salud muy a menudo elude ver a los seres humanos como seres orgánicos únicos. Olvida con facilidad reconocer que las personas no son simples acontecimientos aislados que pueden ser reducidos a modelos experimentales y mecánicos.

Por otro lado, ningún medico chino honesto puede dejar de sorprenderse por los logros de la medicina occidental, por la facilidad con que una droga como la estreptomicina, o una técnica como una operación a corazón abierto, puede penetrar en el núcleo de los desordenes que la medicina china encuentra complejos e intratables.

Puesto que la medicina china solo recoge signos externos con el fin de percibir una forma global, tiene también puntos ciegos. Una de sus mayores virtudes –su percepción del cuerpo como un todo– puede ser también su mayor debilidad. La medicina china nunca puede separar la parte del todo, incluso cuando una situación clínica exige que se ignoren las relaciones globales y se trate directamente una parte. Un tumor o una piedra de la vesícula de gran tamaño debe ser a veces identificada, aislada y eliminada. La medicina china no suele hacerlo –le falta tanto la teoría como la técnica para ello.

Puesto que pone el énfasis en la cualidad y la proporción, y ve la cantidad como algo secundario, la medicina china es débil en el campo de la prognosis. Por ejemplo, la mayoría de los tumores localizados se cree que son el fruto de Sangre Coagulada y se tratan con adecuadas técnicas de rearmonización. Pero la medicina china no puede centrarse en el tumor mismo para determinar si es maligno o beningo. Un buen medico chino puede a menudo intuir que una desarmonía amenaza la vida, pero no es un aspecto central en el método medico chino. No puede ofrecer una prognosis cuantificable del modo en que puede hacerlo la medicina occidental.

La medicina moderna occidental es clara, precisa y definitiva, posee el golpe seguro de la medida en oposición al golpe más poco fiable del juicio. Su precisión y tecnología permiten una rápida intervención que puede ser crucial en una situación que amenaza la vida.

La medicina moderna occidental y la medicina china tradicional son dos sistemas discretos de teoría y práctica que tienen virtudes y defectos complementarios. Parecen necesitarse mucho el uno al otro ¿Puede cada uno de los sistemas absorber algo de consecuencias reales para el otro?

Por el lado chino, esta esperanza es irrazonable. Aunque la medicina china se ha desarrollado considerablemente a lo largo de su historia, este progreso es una larga espiral que no cesa alrededor de su punto de origen: los textos antiguos. Puesto que este punto de origen se considera que contiene la semilla de todo lo que puede conocerse, todo desarrollo es una forma de lenta génesis en el seno de un marco conceptual amplio. Los libros antiguos son el lenguaje de la medicina china, y mientras que el vocabulario puede ampliarse y enriquecerse, la gramática y la sintaxis están fijadas. Completa y autocontenida, la medicina tradicional china es incapaz de asimilar nada que desafíe sus supuestos básicos. Pueden ser identificadas, e incluso incorporadas, nuevas ideas y substancias, pero nunca pueden ampliar o transformar la matriz fundamental. La vitamina B12 es muy Yang, la penicilina muy Yin, pero no hay nada más allá del Yin y el Yang.

Tal vez sea precisamente porque el pensamiento chino no se interesa por la causa, es circular, y contempla el universo como un estado de cooperación espontánea sin un creador o regulador, por lo que carece de un impulso para ir más allá de su propia organización de la observaciones. No existen deseos de descubrir una realidad última que transcienda los fenómenos, ni necesidad de ir más allá de lo inminente. El pensamiento chino no puede ampliar o trascender sus propias limitaciones. Su concepto de unidad de los opuestos exige una aguda claridad, una visión concentrada, y excluye la idea de que la humanidad puede alcanzar nunca niveles superiores de verdad. En última instancia "el retorno es el movimiento del Tao."[3]

A primera vista, la medicina occidental parece tan impenetrable a la hora de alternar modos de percepción. Debido su atrincheramiento burocrático, su disposición hacia soluciones tecnológicas, y su fe arrogante en su propio destino, podemos decir con contundencia que la medicina occidental nunca verá en la medicina china algo más que un curioso saco de trucos. Pero la ciencia occidental, como algo distinto a la medicina occidental institucionalizada, ha sufrido en los años recientes algunos cambios importantes. El efecto de estos desarrollos teóricos ha sido un cuestionamiento de las explicaciones basadas únicamente en la causa y el efecto lineales, y un desplazamiento hacia una nueva comprensión de los fenómenos –una comprensión no muy distinta de algunas nociones chinas presentadas en este libro. Joseph Needham, por ejemplo, sugiere:

la concepción china característica de causalidad en el mundo de la Naturaleza era algo pareci-do a lo que el fisiólogo comparativo ha de formar cuando estudia la red nerviosa de los celen-terios, o lo que se ha denominado "la orquesta endocrina" de los mamíferos. En dichos fenó-menos no es fácil descubrir qué elemento domina en un momento dado. La imagen de una orquesta evoca la de un director, pero todavía no tenemos idea de que pueda ser el "director" de las operaciones sinergísticas de las glándulas endocrinas en los vertebrados superiores. Además, está empezando a ser probable que los centros nerviosos superiores de los mamíferos y del mismo hombre constituyan un tipo de continuo reticular o "red nerviosa" de naturaleza mucho más flexible que la concepción tradicional de cables telefónicos e intercambios visuali-zados. En un momento dado una glándula o centro nervioso puede ocupar el lugar superior en una jerarquía de causas y efectos, y en otro momento lo hará otra, de ahí la frase "fluctuación jerárquica". Se trata de una forma distinta de pensar de la sencilla perspectiva causal de "partí-culas" o "bolas de billar", en la que el impacto previo de algo es la única causa del movimiento de otra.[4]

A partir de las recientes cavilaciones occidentales sobre las consecuencias de la teoría cuántica han surgido otras percepciones:

Las partes ... se contemplan como una conexión inmediata, en la que sus relaciones diná-micas dependen, de un modo irreductible, del estado de todo el sistema (y en realidad del sis-tema más amplio en el que están contenidas, extendiéndose finalmente y en principio al uni-verso al completo). Por lo tanto, nos vemos conducidos a una nueva noción de *totalidad irrom-pible* que niega la idea clásica de analizabilidad del mundo en partes separadas y que existen independientemente...[5]

La crítica ecológica de la medicina moderna ha aportado nuevas ideas:

Agentes microbianos, trastornos en procesos metabólicos básicos, deficiencias en factores de crecimiento o en hormonas, y estrés fisiológico se contemplan ahora como causas específi-cas de enfermedad... De un modo incuestionable la doctrina de etiología específica ha sido la fuerza más constructiva de la investigación medica durante casi un siglo y los logros teóricos y prácticos a los que ha conducido constituyen el núcleo de la medicina moderna. Pero pocos son los casos en los que ello ha dado completa cuenta de las causas de la enfermedad. A pesar de los grandes esfuerzos, las causas del cáncer, de la arteriosclerosis, de los trastornos mentales, y los de otros grandes problemas médicos de nuestro tiempo permanecen sin descubrir. Por regla general se asume que las causas de toda enfermedad pueden ser y serán encontradas en su momento apuntando la artillería de la ciencia sobre estos problemas. Sin embargo, en realidad, la búsqueda de *las* causas puede ser una esperanza vana puesto que la mayoría de las enfermedades son el fruto directo de una constelación de circunstancias más que del resultado directo de factores determinantes únicos.[6]

Incluso en el santuario del cuidado de la salud, empiezan a existir llamadas para cambiar a nuevos paradigmas: "Llevó doscientos años el que la medicina incorporara las intuiciones de la física clásica, la física de Newton. Más de cincuenta años después de la 'revolución cuántica' en la física moderna, la medicina todavía no ha incorporado sus criterios."[7]

Paradójicamente, estas nuevas ideas de la ciencia occidental, ideas que apuntan hacia una consciencia de la totalidad del ser, han surgido como resultado directo de la urgencia occidental por penetrar los fenómenos y descubrir la verdad transcendente que hay tras ellos. El pensamiento occidental, en su expresión más noble y honesta, se nutre de la tensión constante entre lo conocido y lo desconocido, lo imperfecto y lo perfecto. La humanidad occidental se ve apremiada por un dilema metafísico –por un lado, fue creada a imagen del Omnipotente, y por el otro, fue creada a partir del barro.[8] La humanidad occidental está atrapada en crear y devenir; se afana en crecer y desarrollarse. Tal vez sea una consecuencia del acento judeocristiano en un Dios omnipresente y transcendente que imposibilita alcanzar la perfección humana. Tal vez esta idea esté relacionada con el concepto metafísico griego de que "somos lo que somos a causa de lo que podemos ser. " En cualquier caso, se trata de una idea que falta en China, una actitud que contrasta mucho con el punto de vista chino acerca de la verdad como inherente al arreglo armonioso de lo dado.[9]

La ciencia occidental puede ser criticada por falta de sensibilidad, por arrogante, por ser un Cielo tormentoso –pero sigue siendo humilde, y la humildad es intrínseca al mejor pensamiento científico. Con todo su mal uso, la idea de progreso implica que no todo se ha conseguido, que han de venir más cosas. Para seguir siendo ciencia, la ciencia debe creer que lo que descubra mañana puede socavar y revolucionar todo lo que cree hoy. La ciencia occidental, a diferencia del pensamiento chino tradicional, es necesariamente receptiva a lo nuevo. Ahora está surgiendo una nueva intuición sobre el organismo, la intercomunicación, la calidad y la unidad emergen en las fronteras de la ciencia moderna. El desarrollo del pensamiento occidental está dando espacio a nuevos modelos y teorías.

A medida que la ciencia encuentre a la medicina china, las investigaciones occidentales inevitablemente tendrán la tendencia a reducir las técnicas de acupuntura y herbología al modelo bioquímico occidental (véase Capítulo 4, notas 10 y 11). Existen, sin embargo, esperanzas de que el misterioso espíritu taoísta de intercomunicación ilumine aquellos espacios que eluden la cinta métrica occidental de modo que no solo se aprendan nuevas técnicas. Desplazándose hacia una visión de la salud y de la enfermedad humanas que es a la vez analítica y sintética, occidente puede ser capaz de crear un paradigma más exacto de la realidad biológica y, mediante saltos cuánticos, llevar los métodos de la medicina china a nuevas cotas de precisión y eficacia.

Aunque el misterio y la profundidad pueden hallarse tanto en oriente como en occidente, tal vez una intuición más vibrante se encuentre en occidente con su idea de creador y crear, ser y devenir. En la dinámica del Creador transcendente Judeo-Cristiano-Islámico, o de la metafísica griega, podemos hallar las semillas, la esperanza y el ímpetu para un esfuerzo constante en pos de una maduración progresiva, un aumento del conocimiento y un reconocimiento cada vez más hondo de la verdad. La revelación dinámica y el despliegue están implícitas en la dialéctica occidental.

Se cuenta que en el Monte Sinaí, además de la Ley, Moisés recibió una lista de todas las enfermedades y su cura. Dicho libro fue luego destruido por un piadoso rey que estaba ansioso por restaurar la humildad entre sus súbditos.[10] La ciencia occidental sabe que nunca podrá reconstruir dicho Libro, pero también sabe que, ante a nuestra falta de plenitud, hemos de seguir intentándolo. Los libros de la medicina tradicional china ya han sido escritos. El libro occidental, que aún se está creando, puede incluir aún caracteres chinos.

NOTAS

1. "La concepción...[es] la de un amplio patrón. Existe una red de relaciones a lo largo del universo, cuyos nudos son cosas y acontecimientos. Nadie la teje, pero si interfieres con su textura, te pones en peligro....Esta tela que no teje tejedor alguno... contempla una filosofía del organismo desarrollada." Needham, *Science and Civilization,* vol. 2, pág. 556.

2. Anales de Primavera y Otoño de Lü (240 d.C. Aprox.), citado en Needham, *The Great Titration,* pág. 324.

3. *Tao-te Ching,* cap. 40.

4. Needham, *Science and Civilization,* vol. 2, pág. 289.

5. David Bohm, y B. Hiley, "On the Intuitive Understanding of No-locality as Implied by Quantum Theory," citado en Zukav, *The Dancing Wu-Li Masters* (Nueva York: William Morrow & Co., 1971), pág 315.

6. René Dubos, *Mirage of Health* (Nueva York: Harper Colophon Books, Harper & Row, 1959, 1979), pág. 102.

7. H. Bursztajn et al., *Medical Choices, Medical Chances* (Nueva York: Seymour Lawrence/ Delacorte Press, 1981), pág. xiii.

8. Immanuel Kant habla de un sentido similar de tensión y transcendencia como fuente de creatividad:

Dos cosas colman la mente con una admiración y sorpresa siempre nuevas y crecientes: ... el cielo estrellado sobre mi y la ley moral en mi interior ... El anterior punto de vista de incontable multitud de mundos aniquilaba, tal como era, mi importancia como criatura animal, que debía retornar al planeta (una simple mota en el universo) la materia de la que provenía .... La posterior, por el contrario, eleva infinitamente mi valor a la de una personalidad inteligente, en la que la ley moral desvela una vida independiente de toda animalidad e incluso del total mundo del sentido ... un destino que no está restringido a las condiciones y límites de esta vida sino que alcanza el infinito *[Critique of Practical Reason,* trad. Lewis White Beck (Indianapolis: Bobs-Merrill, 1956), Pág 166).]

Viktor Frankl ha descrito la misma idea en términos psicológicos:

La salud mental se basa en cierto grado de tensión; la tensión entre lo que uno es y lo que uno deviene ... Lo que el hombre necesita no es homeostasis sino ... dinámica espiritual en un campo polar de tensión. *[Man's Search for Meaning* (Nueva York: Simon & Schuster, 1962) págs 104-105.]

Franz Kafka plantea esta idea del modo siguiente:

Es un ciudadano del mundo libre y seguro, que está conectado a una cadena lo suficientemente larga para darle libertad de todo espacio terreno, pero solo lo suficientemente larga para que nada pueda arrastrarle más allá de las fronteras del mundo. Pero a la vez es un ciudadano libre y seguro del Cielo, porque también está conectado por una cadena celeste del mismo estilo. Por lo que si apunta, digamos, a la tierra, su cuello celeste le estrangula, y si apunta al Cielo, el terrestre hace lo propio. Estas son todas las posibilidades, y las siente; aun más, en realidad, rechaza reconocer este limite por un error en el encadenamiento original. *[The Great Wall of China* (Nueva York: Schocken Books, 1936, 1970), Reflection #63, págs. 174-175.]

9. "Los chinos son quizás únicos, entre las mayores poblaciones del mundo, en el hecho de que en sus primeras tradiciones no incluyen ni un mito de creación, ni leyendas épicas sobre migraciones populares antiguas." Charles O. Hucker, *China's Imperial* Past (Stanford, Calif.: Stanford University Press, 1975), pág. 22.

10. Talmud Babilónico, Zeraim, *Berakoth,* 106, y Mo'ed, Pesachim, 566. El rey era Ezequiel.

Apéndices

Ted J. Kaptchuk

Apéndice A
Las Fases de la Enfermedad
Una Serie de Escenas Clínicas

Este apéndice ilustra la evolución del pensamiento medico chino y demuestra su vitalidad. La medicina china constituye un cuerpo de conocimiento compuesto de múltiples grandes comentarios escritos a lo largo de los últimos veinte siglos. Aunque existe aparente confusión en su historia, sería un error pasar por alto el hecho de que la medicina china ha pasado también por un largo proceso de autoclarificación. La medicina china siempre retrocede a sus fuentes respetadas y reverenciadas, pero éstas están siempre bajo escrutinio y ampliación. En resumen, la tradición viva vuelve a descubrirse a sí misma perpetuamente.

Este proceso de autorevitalización se ejemplifica con los desarrollos históricos del enfoque chino que atañe a las enfermedades febriles. Entre los cuadros clínicos más comunes observados por médicos de oriente u occidente están las enfermedades con fiebre, así como una secuencia de acontecimientos que incluyen inicio, cumbre y recuperación. (Hasta hace poco, dichas enfermedades eran la principal causa de muerte.) En el occidente moderno, estos trastornos se describirían probablemente como enfermedades infecciosas y contagiosas. Los médicos chinos describen estas enfermedades febriles como patrones secuenciales de desarmonía.

Al principio, se decía que dichos patrones se producían en una secuencia de seis fases. Posteriormente, se desarrolló una posible secuencia de cuatro fases, para añadirse al antiguo pensamiento, y para dar a los médicos una teoría alternativa con la que trabajar. Tanto la secuencia de seis y cuatro fases comprenden el marco básico con el que los médicos chinos diagnostican y tratan las enfermedades febriles.[1] El concepto de secuencia de patrones en las enfermedades febriles se elabora también en los patrones Externos de los Ocho Patrones Principales, así como en los patrones de Influencias Perniciosas.

El Modelo de las Seis fases
(liu-jing-bian-zheng)

La idea de un patrón de seis fases de enfermedad fue desarrollado en primer lugar por uno de los grandes médicos de la historia china, Zhang Zhong-jing, en su clásico *Shang-Han Lun (Examen de los Trastornos producidos por Frío)* escrito aproximadamente en el 220 d.C.. Para desarrollar el patrón de las seis fases el Dr. Zhang estudió y sintetizó todos los escritos médicos de su tiempo. Su punto de partida ideológico fue un oscuro pasaje del *Nei Jing* que describe seis fases de enfermedad,[2] y a partir de ahí crea y elabora una secuencia de patrón práctica y lógica. El método de tratamiento y prescripción descrito en este patrón lo siguen aprendiendo de memoria todos los practicantes de medicina tradicional china.

El *Examen* del Dr. Zhang de los *Trastornos producidos por Frío* se convirtió en el segundo trabajo, en orden de importancia, de la literatura medica china y generó casi tantos comentarios como el *Nei Jing,* aunque hace hincapié en métodos de tratamiento y prescripciones más que en la teoría. La elegancia y sofistificación del *Examen* está en el mínimo número de signos que utiliza para delinear un patrón y en la delicadeza y precisión de sus prescripciones y sus permutaciones.

Las seis fases presentadas en el *Examen* comprenden una serie de patrones que describen el curso de enfermedades caracterizadas por Influencias Perniciosas que penetran en el cuerpo y generan fiebre. Normalmente, el Dr. Zhang sugiere que dichas enfermedades empiezan con la primera fase y proceden secuencialmente hasta la sexta; sin embargo, una enfermedad puede ir directamente a cualquier fase, saltarse fases, o incluso tener un curso inverso.

La primera fase se denomina Tai Yang (Gran Yang). En el *Examen,* esta fase se caracteriza por temor al Frío o Viento, fiebre, dolor de cabeza y un pulso flotante.[3] (En el seno de la rubrica de los Ocho Patrones Principales, se trata de un patrón de Influencia Perniciosa Externa Frío.) El *Examen* menciona muchas distinciones y variaciones en la fase Tai Yang.[4] Esta fase marca el inicio de la enfermedad, tras la cual la Influencia Perniciosa puede penetrar ya sea en la fase Yang Ming o Shao Yang.

La fase Yang Ming (Brillantez del Yang) se caracteriza por "fiebre, sudor, no temer el frío, sino más bien temor al calor."[5] La irritabilidad, la sed, y un pulso rápido, grande y lleno, son destacados signos Yang Ming. Esta fase marca el desarrollo interno de la enfermedad, y según los Ocho Patrones Principales, se trata de un patrón Interior/Calor.

La tercera fase es Shao Yang (Pequeño Yang). Lógicamente esta categoría debe proceder a Yang Ming. Sin embargo, el orden de presentación se basa en la narrativa original del *Nei Jing* y por lo tanto no ha sido cambiado. Los signos que connotan el patrón Shao Yang incluyen "escalofríos y fiebre alternativas, pecho y costados distendidos, sabor de boca amargo, falta de apetito, irritabilidad y ganas de vomitar."[6] La fiebre y los escalofríos se asemejan a los de la malaria, produciéndose de forma separada y clara. Shao Yang pertenece a una subcategoria en el seno del principio de Exterior/Interior y se le conoce como patrón medio-Exterior/ medio-Interior. Puesto que Shao Yang carece de los escalofríos y fiebres simultaneas de un patrón Exterior, de los signos interiores de fiebre y la falta de temor al frío, se considera un intermedio. Este patrón está íntimamente ligado a las vías del Meridiano Vesícula Biliar y Triple Calentador, y por lo tanto se asocia con el dolor de costado, el gusto amargo en la boca, visión borrosa, y pulso cuerda.

Las tres primeras fases –Tai Yang, Yang Ming, y Shao Yang– son patrones de Exceso. Las fases cuarta y quinta son patrones de Deficiencia e Interioridad, y no están en realidad relacionados con Influencias Perniciosas; la fase sexta se considera una mezcla. Una Influencia perniciosa puede penetrar en el cuerpo en las tres últimas fases ya sea procediendo de un modo secuencial, a través de las tres primeras, o penetrando directamente.[7]

La fase cuarta es Tai Yin (Gran Yin). Se caracteriza por un abdomen pleno y distendido, falta de sed, junto a "vómitos, falta de apetito, mucha diarrea y dolor ocasional."[8] Los comentarios consideran este estado un patrón de Insuficiencia de Bazo Yang.

La quinta fase es Shao Yin (Pequeño Yin) y se considera un paso más hondo. Muchos comentarios la denominan la fase más grave. Sus signos más destacados son "un pulso imperceptible y grandes deseos de dormir."[9] Otros signos son aversión al frío, miembros fríos, y falta de fiebre. Los comentarios consideran esta fase un patrón de Insuficiencia Yang, en particular de los Riñones.

La sexta fase es Jue Yin (Yin Absoluto). Por lógica, debería ser la fase más profunda y grave. El *Examen,* sin embargo, demuestra que realmente se trata de un patrón mezclado en el que el Yin y el Yang del cuerpo actúan de un modo complejo de forma que algunas zonas son Calientes y otras Frías. El texto examina también los gusanos.[10]

El patrón de las seis fases, junto a sus muchas subcategorias y gran número de prescripciones, fue durante cientos de años la base del tratamiento de las enfermedades febriles de origen externo. (Las prescripciones para las tres últimas fases sirven como base para tratar las desarmonías Internas). Sin embargo, paulatinamente, los médicos empezaron a criticarlo por sus omisiones y su carácter unilateral. Muchos clínicos y teóricos creían que el Examen del Dr. Zhang acentuaba las Influencias Perniciosas de Frío hasta llegar a la práctica exclusión de Influencias Perniciosas de Calor, concentrándose en Frío que Daña el Yang mientras olvidaba tratar Calor que daña el Yin, y tratar Insuficiencia Yang, ignorando Insuficiencia Yin. (También es posible que la naturaleza de la enfermedad cambiara a lo largo de los años, con la mejora del alcantarillado, la sanidad, la estabilidad social, y las mejoras en el ámbito de la nutrición.)

El Modelo de las Cuatro Fases
(wei-qi-ying-xue bian-zheng)

Médicos chinos posteriores, que trabajaron desde principios de la dinastía Ming (1368-1644 d.C) hasta la dinastía Qing (1644-1911) desarrollaron lo que se conoce como patrón de las cuatro fases.[11] Este constructo pretende corregir los fallos del patrón de seis fases. No se trataba de una refutación del *Examen de los Trastornos producidos por Frío;* más bien se trataba de una ampliación que proporcionaba un método más comprensivo para tratar las enfermedades febriles. Según fueran los signos clínicos, un doctor chino podía a partir de ahora interpretar el trastorno ya fuera mediante la secuencia de seis o de cuatro fases. El patrón de cuatro fases se conoció como un desarrollo de la "Escuela de Enfermedades Cálidas" *(wen-re-xue)*. Aunque dicha escuela tuvo un origen tardío en la historia medica china, es aceptada universalmente como parte de la tradición médica china, demostrando como los patrones, teorías, y percepciones clínicas cambian y son refinadas en busca de una mayor claridad y precisión.

La Escuela de Enfermedades Cálidas traza sus orígenes en unas pocas sentencias dispersas del *Nei Jing* que se refieren a las enfermedades cálidas, como "Lesiones de Invierno con Frío, en Primavera traerán enfermedades Calor,"[12] y a algunas breves referencias del *Examen,* como " Enfermedad Tai Yang, fiebre y sed, carencia de temor al frío, denotan una enfermedad Cálida."[13]

Tomando cuatro palabras del *Nei Jing*, que describen entidades fisiológicas, la Escuela de Enfermedades Cálidas desarrolló una serie alternativa de patrones de enfermedad Calor. Describe cuatro amplias escenas secuenciales de desarmonías febriles.[14] En esta representación esquemática, las enfermedades febriles se consideran capaces de penetrar cuatro profundidades distintas del cuerpo.

La primera fase, denominada el patrón de Porción Wei *(wei-fen-zheng)*, se produce cuando una Influencia Perniciosa está en la porción wei de la primera profundidad del cuerpo. (Wei es la palabra china para Qi de Protección.) Las desarmonías de este patrón se caracterizan por fiebre, un ligero temor al frío, dolores de cabeza, tos, ligera sed sin o con sudor, el material de la lengua o la punta de la lengua ligeramente roja, y un pulso rápido y flotante. Bajo la rubrica de los Ocho patrones Principales, se trata de un patrón de Calor Externo. No se describe en el *Examen* del Dr. Zhang.

El segundo patrón de las cuatro fases, el patrón de la Porción Qi *(qi-fen-zheng)*, se produce cuando la Influencia Perniciosa penetra en la porción Qi, o la segunda profundidad del cuerpo. Ello sucede si la Influencia Perniciosa no es expulsada de la porción Wei y logra penetrar profundamente en el cuerpo. Su signo principal es fiebre sin temor al frío, lo que se asemeja a la fase Yang Ming de la secuencia de seis fases o a un patrón de los Ocho Patrones Principales Interior/Calor. Se desarrollan varios subpatrones, que dependen de los tipos de calor en juego y del Órgano invadido. Los detalles de esta fase han sido muy tratados en la literatura pertinente. Por ejemplo, Calor en los Pulmones muestra los signos de fiebre alta, estornudos, tos, saburra de la lengua amarilla, y sed; el Calor en el estómago produce fiebre alta, sudor, orina escasa y oscura, estreñimiento, dolor epigástrico y abdominal, y pulso flotante.

La tercera de las cuatro fases se denomina el patrón de porción Ying *(ying-fen-zheng)*. La palabra Ying describe el aspecto Nutritivo del Qi que se asocia con la Sangre, y la fase ying es el paso siguiente, en teminos de profundidad, de la secuencia. Los signos principales incluyen una lengua roja, escarlata, irritabilidad, agitación, delirio o coma, fiebre que es más alta por la noche, sed (pero no tanta como la asociada con la Porción Qi), ligeras erupciones rojas en la piel, y un pulso rápido y filiforme. Puesto que la Influencia Perniciosa está en las porciones del cuerpo Yin profundas, la lengua se vuelve de color escarlata y el Shen se trastorna con facilidad, mientras que se reduce la sed al evaporarse algunos Fluidos y ascender a la lengua. Puesto que la fase Ying es previa a la fase Sangre, a veces asistimos al inicio de sarpullidos y erupciones, que son signos de Calor en la Sangre.

El patrón de Porción Sangre *(xue-fen-zheng)* constituye la última, la más profunda y la más grave de las cuatro fases. La totalidad de los signos de la Porción Ying empeoran; el paciente se ve sometido a fiebres altas, delirio o coma, está muy irritable, y presenta sarpullidos y erupciones importantes en la piel. A medida que el Calor trastorna la Sangre, se produce un movimiento atolondrado con signos como vomitos de sangre, sangrar por la nariz, sangre en orina y heces, y erupciones cutáneas. El Shen también puede trastornarse mucho. En esta fase el calor puede dañar al Yin y la Sangre, permitiendo que se produzca fácilmente Viento acompañado de signos como temblores, rigidez, ojos que miran hacia arriba, y dientes apretados. A veces esta fase tiene más manifestaciones de Deficiencia, y el Calor puede considerarse del tipo que daña el Yin, los Fluidos, y Sangre. Los signos concomitantes son fiebre baja (frío por la mañana/ calor por la tarde), palmas de las manos y plantas de los pies cálidas, dientes secos, ojos hundidos, manos temblorosas, y un pulso muy filiforme.

En las enfermedades Cálidas en ocasiones se ve afectado el Pericardio. El problema más frecuente en una enfermedad Cálida es Calor que trastorna el Shen. Este fenómeno se describe normalmente como Calor que se colapsa en el Pericardio. En la mayoría de los casos se produce en la fase Sangre o Ying. En el caso de que el Pericardio se vea tan afectado, entonces el Shen se vuelve turbio, lo que puede llevar a coma o delirio. Una irritabilidad grave y una lengua temblorosa son a menudo los primeros signos de un colapso de esta naturaleza. Otro patrón alternativo común, que también influencia al Shen y acompaña a las enfermedades Externas de Calor, es Mucosidad que Obstruye el Pericardio. El cuadro 12 distingue ambos patrones.

Cuadro 12

Patrones Calor que Afectan al Pericardio

Patrón

Signo	Influencia Perniciosa Calor que se Colapsa en el Pericardio	Mucosidad Turbia que Obstruye al Pericardio
Shen	coma, a menudo conconvulsiones o actividad nerviosa	coma, o el paciente está a veces despierto
Fiebre	fiebre alta	poca fiebre
Heces	a menudo sin cambios, o estreñimiento	heces inconsistentes
Pulso	tenue y rápido o tenso y rápido	sumergido y rápido o inestable y rápido
Lengua	escarlata, material rojo; saburra amarilla	lengua roja; saburra blanca y grasienta o amarilla y grasienta

Notas

1. Este tópico de la teoría medica china se conoce como Distinguir Patrones de Trastornos de Calor Externos *(wai-gan re-bing bian-zheng)*.

2. El *Nei Jing* afirma que en el primer día Frío invadiendo el cuerpo daña el Tai Yang. El segundo día daña el Yang Ming, el tercer día el Shao Yang, el cuarto día el Tai Yin, el quinto día el Shao Yin, el sexto el Jue Yin. Si la enfermedad prosigue, repite dicho ciclo. Véase *Su Wen,* sec. 9, Cap. 31, págs. 183-185. Tai Yang, Yang Ming, Shao Yang, Tai Yin, Shao Yin, y Jue Yin son también nombres de los Meridianos. Pero una conexión entre las seis fases y los Meridianos no se hizo explicita en la literatura medica china hasta que Zhu Kong escribió un comentario sobre el *Examen* del Dr. Zhang en el 1107 d. C. Hay que señalar también que aunque las seis fases parecen basarse en el *Nei Jing*, muchos eruditos consideran, por evidencia sintáctica, que el *Examen de los trastornos producidos por Frío* se escribió antes del conjunto del *Nei Jing*.

3. Zhang, *Examen* [27], sec. 1, pág. 1.

4. La distinción más importante en esta fase radica entre una situación en la que no hay sudor, que se considera Exceso, y una situación en la que lo hay, lo que se considera Insuficiencia.

5. Zhang, *Examen,* sec. 182, pág. 116.

6. Ibid., sec. 96, pág. 57.

7. Las últimas tres fases no son realmente muy útiles para tratar enfermedades febriles, y en general tienen poco valor diagnóstico. Son básicamente importantes porque las prescripciones recomendadas son el fundamento de gran parte de la terapia tradicional.

8. Zhang, *Examen,* sec. 273, pág. 161.

9. Ibid., sec. 281, p. 166.

10. *Las Prescripciones Básicas del Pecho Dorado* de Zhang Zhong-Jing [29], que originalmente formaban parte de un único volumen que incluía el Examen, examinan varios trastornos Internos, trastornos ginecológicos, y situaciones complejas.

11. Entre los médicos más destacados se encuentran Ye Tian-shi, cuya obra principal era un *Examen de los Trastornos Cálidos (Wen-re Lun,* 1746 D. C), y Wu Ju-tong, cuya obra principal fue *Diagnósticos Refinados de las Enfermedades Cálidas* [23], 1798 d.C.

12. *Su Wen* [1], sec. 1, Cap. 3, pág. 21; también sec. 2, Cap. 5, p. 35.

13. Zhang, *Examen,* sec. 6, pág. 3.

14. El examen del patrón de cuatro fases se basa en el del Instituto de Nanjing, Conferencia: *Notas sobre Enfermedades Cálidas* [80], págs 5-10. El Examen del Pericardio se basa en los *Fundamentos* [53] del Instituto de Shanghai, págs 236-239.

APÉNDICE B
ÓRGANOS YANG EN DESARMONÍA

La función principal de los Órganos Yang es recibir y digerir comida, absorber la porción útil y transmitir y excretar los desechos. Puesto que los órganos Yang están básicamente relacionados con substancias "impuras" como comida sin transformar, orina y excrementos, se consideran menos Internos que los Órganos Yin, que están relacionados con las substancias "puras" o Fundamentales del Qi, Sangre, Jing, y Shen. Los Órganos Yang tienen un papel menos importante que los Órganos Yin tanto en la teoría como en la práctica. Sin embargo, en acupuntura, los Meridianos Yang son tan importantes como los Meridianos Yin.

Cada Órgano Yang está emparejado con un Órgano Yin en lo que se conoce como una relación Interior-Exterior (véase Cuadro 1 en el Capitulo 3), y los caminos de los Meridianos de cada par de Órganos emparejados están comunicados. Algunos Órganos Yang tienen una estrecha relación con su correspondiente Órgano Yin. Otros emparejamientos Yang-Yin parecen ser simplemente una expresión mecánica de las correspondencias de las Cinco Fases.

Las correspondencias entre Hígado y Vesícula Biliar, Bazo y Estómago, y Riñón y Vejiga, tienen un significado fisiológico real y son valiosas en la práctica de la patología medica china. Las correspondencias entre Corazón e Intestino Delgado y entre Pulmones e Intestino Grueso deben hallarse en sus Meridianos y tienen consecuencias menos importantes en la práctica médica real.

Los Órganos Yang están por regla general más relacionados con Exceso y desarmonías Calor que sus contrapartidas Yin. La desarmonía más frecuente de Vejiga es Calor Humedad Descendente (Calor/Exceso), mientras que las desarmonías Riñón suelen ser por regla general patrones de Deficiencia

El Estómago y el Bazo también exhiben dichas tendencias y muestran su oposición complementaria en relación a Humedad y Sequedad. Al Estómago le atrae la Humedad y es sensible a la Sequedad, mientras que lo contrario reza para el Bazo. Por lo tanto, Insuficiencia Yin del Estómago es un patrón común, mientras que desarmonía Humedad es típica del Bazo. La relación complementaria del Estómago y el Bazo se ve también acentuada por la dirección de su Qi: descendente desde el Estómago y ascendente desde el Bazo. Por lo tanto, una desarmonía del Estómago mostrará signos de nausea, vómitos y eructos (inversiones de la dirección normal del movimiento), mientras que las desarmonías de Hígado se asocian con tripas sueltas y hemorroides.

Las desarmonías de Vesícula Biliar y de Hígado son difíciles de distinguir clínicamente puesto que el Hígado, a diferencia de otros Órganos Yin, a menudo tiende a estar asociado con Calor y Exceso. Existe, sin embargo, una distinción diferente en la que las desarmonías de Vesícula Biliar suelen verse como más Exteriores y las desarmonías de Hígado más Interiores.

Los patrones de desarmonías de Intestino Grueso y Delgado por regla general no se relacionan con sus Órganos Yin correspondientes excepto en acupuntura, en la que los Meridianos de los Órganos Yang se utilizan para tratar sus Órganos Yin correspondientes. Lo más frecuente es que las desarmonías de intestino Grueso y Delgado estén relacionadas con el Hígado, con tendencia a estar asociadas con Exceso, Estancamiento, o Calor (por ejemplo, Calor Húmedo en el Intestino Grueso). Frecuentemente los síntomas de gorgoteo y ruidos diferencian este tipo de desarmonías de las de Estómago y Bazo.

El Triple Calentador no existe separado del resto de los Órganos, y pocas veces está relacionado con patrones que lo diferencian del resto de ellos (Esto vuelve a no ser cierto en el caso del Meridiano, que tiene una existencia y uso terapéutico distintos).

Los patrones más frecuentes de desarmonía de Órgano Yang se resumen en los Cuadros 13-17.[1]

Cuadro 13

Patrones de Desarmonía de Estómago

Patrón	Signos	Lengua	Pulso
Fuego Ardiente Estómago	sed, beber en exceso; apetito excesivo; mal aliento; encías hinchadas y dolorosas; sensación de ardor en el epigastrio	lengua roja; saburra espesa y amarilla	inundado o rápido y lleno
Deficiencia Yin Estómago	boca y labios secos; falta de apetito; vómito seco o eructos; estreñimiento	lengua pelada y rojiza	filiforme y rápido
Qi Estómago Estancado (1)	epigastrio distendido y con dolor; el dolor se extiende a menudo a los costados; el dolor tiene a menudo asociaciones emocionales; eructos; gusto agrio en la boca	oscura	tenso
Sangre Coagulada en Estómago	dolor lacerante en el epigastrio; distensión; el tacto agrava el dolor heces negras u oscuras; tez oscurecida	oscura con puntos rojos; saburra delgada y amarilla	tenso y rugoso
Frío Deficiente en Estómago (2)	dolor persistente y ligero en el epigastrio; el calor, comer y el tacto alivian la incomodidad	pálida; saburra blanca humedecida	profundo o moderado sin fuerza

(1) A menudo llamado Hígado Invadiendo Estómago
(2) A menudo llamado Insuficiencia Yang de Bazo

Cuadro 14

Patrones de Desarmonía del Intestino Delgado

Patrón	Signos	Lengua	Pulso
Frío Deficiente del Intestino Delgado (1)	incomodidad ligera y persistente del bajo abdomen; gorgoteos en el abdomen; heces acuosas	material pálido; saburra delgada y blanca	vacío

Cuadro 14 (cont.)

Patrones de Desarmonía del Intestino Delgado

Patrón	Signos	Lengua	Pulso
Qi Estancado del Intestino Delgado (2)	la ingle y el hipogastrio sufren dolores imperiosos; a menudo se extienden a la parte baja de la espalda; un testículo baja más que el otro	saburra blanca	profundo y tenso o profundo y tirante
Calor Exceso del Intestino Delgado (3)	irritabilidad; llagas frías en la boca; garganta llagada; orinar frecuente e incluso doloroso, con orina oscura; el bajo abdomen tiene sensación de plenitud	material rojo; saburra amarilla	rápido y deslizante
Qi Obstruido del Intestino Delgado	dolor violento en el abdomen; estreñimiento; no circulan gases; posible material fecal en vómitos	saburra amarilla grasiento	cuerda y lleno

1) A menudo examinado como Insuficiencia Qi de Bazo.

(2) Este patrón con frecuencia describe hernias y a menudo se examina como Frío que Obstruye el Meridiano del Hígado.

(3) Este patrón con frecuencia se conoce como Fuego del Corazón Desplazado por el Meridiano al Intestino Delgado, y se trata de una excepción en la que el Corazón y el Intestino Delgado están clínicamente emparejados.

Cuadro 15

Patrones de Desarmonía del Intestino Grueso

Patrón	Signos	Lengua	Pulso
Calor Húmedo que Invade el Intestino Grueso (1)	ganas imperiosas de defecar, se intensifica tras la defecación; las heces tienen pus o sangre; ardor en el ano; a menudo se acompaña de fiebre	roja; saburra amarila y grasienta	rápido y deslizante

Cuadro 15 (cont.)

Patrones de Desarmonía del Intestino Grueso

Patrón	Signos	Lengua	Pulso
Abceso Intestinal (2)	dolor imperioso en la parte izquierda del bajo abdomen; fiebre o falta de fiebre; resistencia al tacto	roja, sabura amarilla	rápido
Fluido Agotado del Intestino Grueso	estreñimiento; heces secas; a menudo se asocia con condición posparto	roja y seca	fino
Humedad Fría en Intestino Grueso (3)	movimiento de intestinos; a veces abdomen doloroso; diarrea; orina clara	húmeda, saburra blanca y grasienta	profundo y resbaladizo
Insuficiencia Qi en Intestino Grueso (4)	diarrea crónica; ligera y persistente incomodidad del bajo abdomen; intestino ruidoso; la presión alivia la incomodidad; miembros fríos; Shen fatigado	pálida saburra blanca	frágil

(1) Con frecuencia denominada Disentería Calor Húmedo.

(2) Este patrón se menciona en el *Ling Shu* y lo examina en detalle Zhang Zhong-Jing. Es análogo a la entidad occidental de la apendicitis.

(3) A menudo se conoce como Humedad que Trastorna el Bazo.

(4) A menudo se conoce como Insuficiencia Yang de Bazo

Cuadro 16

Patrones de Desarmonía de Vesícula Biliar

Patrón	Signos	Lengua	Pulso
Exceso Calor en Vesícula Biliar	pecho y costados dolorosos y distendidos; sabor amargo en la boca; vómitos fluidos y amargos; el paciente se enfada con facilidad	roja; saburra amarilla	tenso, rápido, y lleno

Cuadro 16 (cont.)

Patrones de Desarmonía de Vesícula Biliar

Patrón	Signos	Lengua	Pulso
Calor Húmedo en Vesícula Biliar e Hígado	ictericia (tipo Yang con color amarillo brillante); dolor en el costado; orina oscura y escasa; fiebre; nausea; vómitos	roja; saburra grasienta y amarilla	tenso, rápido y resbaladizo
Insuficiencia de Calor en Vesícula Biliar	vértigo; se asusta con facilidad; timidez; indecisión; visión turbia; molestan nimiedades	saburra blanca delgada	tenso, rápido y fragil

Cuadro 17

Patrones de Desarmonía de Vejiga

Patrón	Signos	Lengua	Pulso
Calor Húmedo que se Vierte en forma descendente en la vejiga	orina frecuente, imperiosa y dolorosa; fiebre; sed; boca seca; dolor de espalda	roja; saburra grasienta y amarilla	tenso y rápido o resbaladizo y rápido
Calor Húmedo que se Acumula y Cristaliza en la Vejiga	la orina contiene en ocasiones material semejante a arenilla; orinar difícil o bloqueo repentino de la orina; ocasional dolor lacerante en la parte baja de la ingle o espalda; a veces sangre en orina	razonablemente normal	rápido
Calor Húmedo Túrbido que Obstruye la Vejiga	la orina contiene substancias oscuras o extrañas	roja; saburra grasienta	flotante, débil, filiforme y rápido
Insuficiencia Qi de Vejiga (1)	incontinencia u orinar frecuente o mojar la cama	saburra blanca húmeda	profundo y hundido

(1) Frecuentemente llamado Insuficiencia Yang de Riñón

Notas

1. Los Cuadros 13-17 se basan en los de Tianjin City, *Medicina Tradicional China Interna* [55], págs. 29-45, y en el *Vademécum Clínico* [68], págs 34-38, del Instituto Anhui.

APÉNDICE C
Patrones y Quejas Principales

Cuando un paciente consulta a un médico chino, él, o ella, normalmente tiene una queja principal como pueda ser la fiebre, tos, o problemas intestinales. Esta queja forma parte de un patrón de desarmonía, y la consideración diagnóstica del medico es diferenciar el patrón que acompaña a la queja. Algunas quejas comunes y los patrones típicos en que se integran se presentan en los Cuadros 18 a 39. Ni las quejas ni los patrones pretenden ser exhaustivos; sirven únicamente para ilustrar un proceso. La mayoría de las quejas principales pueden encontrarse en los libros de texto de la medicina tradicional china en forma de amplias categorías patológicas, donde son examinadas ampliamente en términos de patrones y sus variantes, interacciones y tratamientos.[1]

Fiebre

La fiebre normalmente es un rasgo básico de la mayoría de los patrones de Influencia Perniciosa Externa. Insuficiencia Yin es el principal patrón Interior que incluye fiebre, pero el cuadro incluye también otros dos patrones Interiores que normalmente no se relacionan con la fiebre. Se incluyen para ilustrar la flexibilidad básica en la medicina china.

Cuadro 18

Fiebre

Patrón	Signos	Lengua	Pulso
Frío/Viento Exterior	fiebre; aversión al frío; dolor de cabeza o dolor corporal; a veces tos; a veces nariz que mana o hinchada; falta de sed	saburra blanca y delgada	flotante y tirante o flotante y moderado
Calor/Viento Exterior	fiebre; ligera aversión al frío; dolor de cabeza; sed; garganta dolorida; a veces tos con flema amarilla	punta de la lengua roja; saburra ligeramente amarillenta	flotante y rápido
Frío Externo y Insuficiencia Yang Interior simultáneamente	fiebre muy ligera; inicio agudo; deseo de abrigarse; deseo de dormir; mucha aversión al frío	pálida y húmedo	nimio
Influencia Perniciosa en la fase Shao Yang de las seis fases	fiebre y escalofríos se distinguen (no son simultáneos); falta de apetito nauseas	saburra delgada y blanca, o amarilla y blanca	tenso

Cuadro 18 (cont.)

Fiebre

Patrón	Signos	Lengua	Pulso
Influencia Perniciosa en la fase Yang Ming de las seis fases	solo fiebre; sin aversión al frío; sed; irritabilidad; rostro rojo; sudor	roja; saburra amarilla seca	flotante con fuerza, o deslizante y rápido
Insuficiencia Yin	Fiebre leve crónica por la tarde; palmas y plantas cálidas; insomnio; sudores nocturnos; mejillas rojas	material rojizo; sabura delgada	resbaladizo y rápido
Insuficiencia Qi	Fiebre baja crónica (particularmente por las mañanas); sudores espontáneos; aversión a las corrientes de aire; cansancio; rostro blanco y brillante	material pálido; saburra delgada y blanca	frágil
Sangre Coagulada	fiebre baja crónica; falta de sed, o sediento pero sin deseos de beber; dolor lacerante y continuo; hemorragia	material oscuro o con granos rojos en la superficie	rugoso

Dolor de Cabeza

El dolor de cabeza puede ser la queja principal de una amplia gama de patrones. Por regla general, los dolores de cabeza, que se presentan de improviso, o son de corta duración, o son agudos sin consecuencias, forman parte de patrones de Influencia Perniciosa Interna o Externa (o sea, patrones de Exceso). Los dolores de cabeza suaves y crónicos por regla general forman parte de patrones Interior/Insuficiencia.

Cuadro 19

Dolor de Cabeza

Patrón	Signos	Lengua	Pulso
Viento/Frío	dolor de cabeza repentino leve que comunica con el cuello y espalda; temor al frío acompañado por fiebre ligera; falta de sed	saburra blanca y delgada	tirante y flotante

Ted J. Kaptchuk

Cuadro 19 (cont,)

Dolor de Cabeza

Patrón	Signos	Lengua	Pulso
Viento/Calor	dolor de cabeza repentino; en ocasiones incluso un dolor lacerante; ligera aversión al frio; fiebre alta; rostro rojo; sed; dolor de garganta	saburra amarilla y delgada	flotante y rápido
Viento/Humedad	dolor de cabeza repentino pesado y completo; fiebre que va y viene; articulaciones rígidas; presión en el pecho; falta de sed; sabor pegajoso en la boca	saburra blanca grasienta	flotante y resbaladizo
Qi Hígado Constreñido	dolor de cabeza de un lado; costados distendidos; melancolía o emociones constreñidas; nausea	material de la lengua normal; saburra blanca	tenso
Fuego Hígado Llameante Ascendente	dolor de cabeza lacerante de un solo lado; irritabilidad; enfado pronto; sabor de boca amargo; orina escasa y oscura; estreñimiento; ojos rojos	roja; saburra amarilla	tenso y rápido
Hígado Yang Arrogante Ascendente	dolor de cabeza de un lado comunicado con la coronilla; vértigo; zumbido de oídos	roja saburra delgada y seca	tenso, o tenso y filiforme
Insuficiencia Qi de Bazo	ligero dolor de cabeza; rostro blanco reluciente; fatiga; sudor espontáneo; poco apetito	pálida saburra blanca	vacío
Insuficiencia Sangre	ligero dolor de cabeza que va y viene; rostro sin brillo; palpitaciones; visión borrosa; insomnio	pálida saburra blanca	resbaladizo

Cuadro 19 (cont,)

Dolor de cabeza

Patrón	Signos	Lengua	Pulso
Mucosidad Turbia	dolor de cabeza acompañado de pesadez; posible vértigo; zona del pecho distendida; vómito de saliva	saburra blanca pastosa y grasienta	filiforme y quizás rápido
Insuficiencia Yin Riñón	dolor de cabeza acompañado por sensación de vacío en la cabeza; vértigo; acúfenos; dolor en la parte baja de la espalda y rodillas; leucorrea	material rojo; subarra seca y pelada	hundido
Insuficiencia Yang Riñón	mismos signos que antes para Insuficiencia Yin Riñón ; rostro pálido brillante; miembros fríos; piel hinchada o edema	húmeda pálida e hinchada; poca saburra	frágil
Sangre Coagulada	dolor de cabeza constante o crónicoacompañado de dolor agudo y lacerante en lugar fijo	material purpura oscura, o puntos rojos en la lengua	rugoso

Vertigo

Los patrones Exteriores que en ocasiones se ven acompañados de vértigo son idénticos a los de los dolores de cabeza y no se repetirán en el cuadro. Vértigo Interior puede formar parte ya sea de Patrones de Insuficiencia o Exceso. Los patrones Interior/Exceso son por regla general patrones Viento Hígado que forman parte de un patrón general Calor Hígado (Fuego Hígado, Yang Hígado, o Yin Hígado) o parte de un patrón Tan que obstruye el "Qi Yang claro" a la hora de ascender a la cabeza. Los principales patrones Interior/Insuficiencia en los que interviene el vértigo son patrones ya sea de Insuficiencia Sangre o Insuficiencia Qi incapaz de llenar la cabeza, o patrones de insuficiencia en el Riñón que le impiden nutrir la Médula y el Cerebro.

Cuadro 20

Vértigo

Patrón	Signos	Lengua	Pulso
Viento Hígado	vértigo; acúfenos; enfado pronto; la condición a veces se asocia a las emociones; dolor de cabeza; a veces vómitos; sabor amargo en la boca; garganta seca; miembros entumecidos	roja; poca saburra	tenso
Mucosidad turbia	vértigo; acúfenos; sensación de cabeza pesada, como si estuviera metida en un saco; la cabeza da la sensación de girar; fatiga; falta de apetito; vómitos	saburra grasienta	resbaladiza
Insuficiencia Qi e Insuficiencia Sangre	vértigo; acúfenos (exacerbada por el esfuerzo); letargia; rostro pálido; respiración corta; insomnio	pálida; saburra blanca	filiforme y hundido
Insuficiencia Yin Riñón	vértigo, acúfenos; mala memoria; parte baja de la espalda dolorida y débil; palmas y plantas cálidas	rojiza	filiforme y quizás rápido
Insuficiencia Yang Riñón	vértigo; acúfenos; Espíritu muy lento; parte baja de la espalda dolorida y débil; miembros fríos; impotencia; esterilidad	húmeda y pálida	hundido

Sed

La sed no es habitualmente una queja principal, y la examinamos aquí para ilustrar la flexibilidad clínica de la medicina china. El signo de sed por regla general apunta a Calor o Insuficiencia Yin. Si los signos que la acompañan describen un patrón atípico, sin embargo, la queja tendrá un sentido distinto.

En un texto médico chino, el examen de la sed precisará entre este síntoma aislado y diabetes ("enfermedad de despilfarro y sed", véase la nota del cuadro de la pág. 353), en la que la sed se verá acompañada por un gran apetito y un orinar excesivo.

Cuadro 21

Sed

Patrón	Signos	Lengua	Pulso
Exceso de Sequedad y Calor en Pulmones y estómago	boca y garganta secas; deseos de beber; cuerpo caliente; sudor; falta de aversión, o ligera, al frío; aversión al calor; abdomen lleno; estreñimiento	roja	lleno y rápido o flotante
Insuficiencia Yin	sed pero escaso deseo de beber; palmas y plantas calientes; insomnio; fiebre por la tarde; sudor nocturno	rojiza; sin saburra	filiforme y rápido
Insuficiencia Qi Bazo y Humedad que se Acumula	sed pero pocos deseos de beber,o deseo de fluidos cálidos; miembros cansados; cabeza y cuerpo pesados; heces poco consistentes	pálida; saburra blanca grasienta	vacío o flotante, débil y filiforme
InsuficienteYang Riñón para Transformar Agua	sed, pero sin deseos de beber, o vómitos tras beber; aversión al frío; fatiga; miembros fríos	pálida e hinchada; poca saburra	hundido
Recolección de Humedad y Tan	sed, pero sin deseos de beber, o vómitos tras beber; exceso de saliva; abdomen distendido; orina difícil y escasa, o incompleta	saburra blanca grasiento	resbaladizo
Sangre Coagulada	sed; irritabilidad; deseo de enjuagar pero no de tragar; otros signos de Estasis de Sangre	púrpura oscura	rugoso

Vómitos

El vómito por regla general es Qi Estómago en rebeldía y puede ser el resultado de desarmonías de Estómago aisladas u otras desarmonías que afectan al Estómago.

Cuadro 22

Vómitos

Patrón	Signos	Lengua	Pulso
Viento Frío Externo que Invade el Estómago	fuertes e imprevistos vómitos; nausea acompañada de fiebre y temor al frío; dolor en cuerpo y cabeza; pecho y abdomen distendidos; diarrea	saburra blanca	tenso
Calor Externo o Calor de Verano que Invade el Estómago	Fuertes e imprevistos vértigos; nausea acompañada de fiebre; sed; irritabilidad; diarrea	roja; saburra amarilla	rápido y tenso o rápido y flotante, débil y filiforme
Mucosidad que Obstruye el Estómago	vómitos; incomodidad en el pecho; sin deseos de beber; vértigo	saburra blanca grasienta	resbaladiza
Hígado que Invade el Estómago	vómitos; aparecen restos de comida en el vómito; sabor agrio en la boca; pecho y costados distendidos; la condición posee a veces connotaciones emocionales	saburra blanca delgada	tenso
Calor que Genera, Viento Hígado, que Invade el Estómago	vómito proyectado; fiebre alta; dolor de cabeza; nuca rígida; convulsiones en los miembros; tetania	roja o escarlata	tenso y rápido
Deficiencia Estómago Yin	vómitos ocasionales; boca seca; hambre sin deseos de comer; otros signos de Insuficiencia Yin	roja; poca saburra	filiforme y rápido

Cuadro 22 (cont.)

Vómitos

Patrón	Signos	Lengua	Pulso
Insuficiencia Qi Bazo y Estómago	vómitos, en particular incluso tras haber comido un poco en exceso; vómito crónico imprevisible; fatiga; heces poco consistentes; rostro pálido y blanco	pálida; poca saburra	vacío
Recolección de Comida Estancada (Comida Estancada se convierte en un patrón)	vómitos que contienen comida podrida y agria; alivio tras vomitar; abdomen lleno, dolorido y distendido tras comer; estreñimiento y diarrea	saburra grasienta	resbaladizo y lleno
Gusanos que Trastornan el Estómago	vómitos con gusanos; vómitos de fluido claro, saliva o agua verde-amarillenta tras comer; abdomen dolorido; incomodidad ocasional		

Tos

La tos es un síntoma común, a menudo se aprecia en patrones de Influencia perniciosa Externa cuando invaden los Pulmones. La tos puede también formar parte de desarmonías Interior Pulmón o Desarmonías de otros Órganos que afectan a los Pulmones. Este cuadro omite las Influencias Externas, puesto que ya han sido tratadas en otros cuadros. Las desarmonías Internas que se asocian a menudo con la tos son Insuficiencia Yin e Insuficiencia Qi. Los Órganos que por regla general influencian a los Pulmones son el Bazo (Insuficiencia que hace que se desarrolle la Mucosidad e invada los Pulmones), el Hígado (Fuego Hígado puede invadir los Pulmones), o los Riñones (los Riñones son incapaces de recoger el Qi Pulmón).

Ted J. Kaptchuk

Cuadro 23

Tos

Patrón	Signos	Lengua	Pulso
Insuficiencia Yin Pulmón	tos seca; boca y garganta secas; mejillas rojas; otros signos de Insuficiencia Yin	roja; poca saburra	filiforme y rápido
Insuficiencia Qi Pulmón	tos débil, por regla general asociada con asma; resfriados frecuentes; sudor espontáneo; otros signos de Insuficiencia Qi	pálida y húmeda	vacío o hundido, débil y filiforme
Tan Húmedo que Perjudica los Pulmones	tos con abundante expectoración blanca; epigastrio y pecho distendidos; falta de apetito; fatiga; los síntomas frecuentemente se producen junto a signos de Bazo Húmedo o Insuficiencia	saburra blanca grasienta	flotante, débil y filiforme o deslizante
Mucosidad Calor que se recoge en los Pulmones	tos acompañada de expectoración copiosa espesa y amarilla; a veces la flema huele mucho; otros signos de Calor	saburra amarilla grasienta	resbaladizo y rápido
Fuego Hígado que Invade los Pulmones	tos esporádica, con esputos; la tos provoca dolor en los costados; garganta seca; rostro rojo; otros signos de desarmonía de Hígado	saburra amarilla seca y delgada	tenso y rápido
Insuficiencia Yang Riñón incapaz de de Recoger el Qi del Pulmón	normalmente una larga historia de enfermedad; es más fácil exhalar que inhalar; asma; el esfuerzo exacerba los síntomas; parte inferior de la espalda dolorida; temor al frío; rostro oscuro	húmeda hinchada y pálida	fragil

Dolor de Pecho y Costado

El pecho es la residencia de los Pulmones y Corazón, mientras que los Costados se supone tienen una íntima relación con el Hígado y la Vesícula Biliar. El dolor del pecho con frecuencia se ve en patrones en los que la Sangre y el Qi del Corazón están obstruidos a causa de que no hay suficiente Yang para generar movimiento, o cuando hay bloqueo de la Mucosidad. El dolor en el costado con frecuencia forma parte de diversas desarmonías de Hígado y Vesícula Biliar.

Cuadro 24

Dolor de Pecho y Costado

Patrón	Signos	Lengua	Pulso
Calor Externo que Invade los Pulmones	pecho y costados doloridos; tos; asma; flema amarilla o con tonos de herrumbre; fiebre; escalofríos	saburra amarilla, punta roja	flotante y rápido
Sequedad Externa que Abrasa los Pulmones	cuerpo caliente; pecho dolorido; tos; poca flema; sed	roja; saburra seca	rápido
Tan que Obstruye el Pecho	costados doloridos y distendidos; tos con espuma, flema y saliva; la tos agrava el dolor; a veces fiebre; falta de sed	saburra blanca grasienta	tenso y deslizante
Insuficiencia Yang Corazón simultanea a Sangre Coagulada del Corazón	dolor de pecho esporádico; en ocasiones dolor lacerante; dolor fijo; presión en el pecho	oscura o puntos rojos	tirante y hundido
Insuficiencia Yang Corazón con Tan Humedad que Obstruye	pecho distendido y dolorido; el dolor se comunica con los hombros; tos con flema; respiración corta o asma	pálida, saburra blanca grasienta	resbaladizo
Calor Húmedo de Hígado y Vesícula Biliar	dolor en los costados; epigastrio distendido; sensación de incomodidad en el pecho; nausea; orina amarillenta; fiebre; ictericia	roja saburra amarilla grasienta	tenso y rápido

299

Cuadro 24 (cont.)

Dolor de Pecho y Costado

Patrón	Signos	Lengua	Pulso
Qi del Hígado Constreñido	costados distendidos y dolidos; impaciencia o ira pronta; el estrés emocional aumenta el dolor; incomodidad en el pecho; pocas ganas de beber	saburra delgada blanca y/o amarilla	tenso
Sangre Coagulada	dolor lacerante en el costado en lugar fijo; masa palpable bajo las costillas	purpura, oscura	tenso y rugoso
Insuficiencia Yin Hígado e Insuficiencia Yin Riñón	el costado sufre dolor ligero; boca seca; irritabilidad; vértigo; dolor en la parte baja de la espalda	roja; poca saburra	tenso y filiforme

Dolor Abdominal

El dolor abdominal puede presentarse en desarmonías de Hígado, Vesícula Biliar, Bazo, Estómago, Riñón, Intestino Grueso y Delgado, Vejiga y Utero. El cuadro que sigue resume las categorías más comunes.

Cuadro 25

Dolor Abdominal

Patrón	Signos	Lengua	Pulso
Calor que Obstruye el Abdomen	dolor repentino y agudo; el calor alivia y el frío agrava el dolor; falta de sed; orina clara	blanca pálida	profundo y tirante

Cuadro 25 (cont.)

Dolor Abdominal

Patrón	Signos	Lengua	Pulso
Frío que Obstruye el Meridiano del Hígado	perentorio dolor frío en la ingle; el dolor comunica con los testículos	blanca	profundo y tenso
Calor que sujeta el Abdomen	abdomen dolido y distendido; cuerpo y abdomen calientes; vómitos; estreñimiento; orina amarilla y escasa; irritabilidad	saburra amarilla	rápido y lleno
Calor Húmedo en Hígado y Vesícula Biliar	normalmente padece la zona superior izquierda del cuerpo; dolor; nausea; vómitos; la comida es repulsiva; a veces ictericia	saburra amarilla grasienta	tenso y rápido
Calor Húmedo en Estómago e Intestinos	dolor en el abdomen acompañado por diarrea con pus o sangre; el paciente se siente pesado y peor tras defecar; ardor en el ano; fiebre; orina oscura y escasa	saburra amarilla grasienta	resbaladizo y rápido
Abceso Intestinal	abdomen (en particular en la zona baja izquierda) dolorido; se resiste al tacto; el pie derecho tiene ganas de curvarse hacia arriba; a veces se acompaña de fiebre; vómitos	saburra amarilla grasienta	rápido
Calor Húmedo en la Vejiga	dolor perentorio en el bajo abdomen quea veces se comunica con la parte baja de la espalda; escozor doloroso al orinar, que puede contener sangre o gránulos	saburra amarilla	rápido
Qi Hígado Constreñido	epigastrio y abdomen distendidos; costados distendidos; el paciente se resiste al tacto; la salida de gases alivia el dolor; a veces la condición tiene connotaciones emocionales	saburra delgada	tenso

Cuadro 25 (cont.)

Dolor Abdominal

Patrón	Signos	Lengua	Pulso
Sangre Coagulada en el abdomen	dolor abdominal agudo y lacerante que se comunica con los lados; el dolor está localizado en un lugar fijo, o existen masas palpables	oscura	rugoso
Dolor Frío Deficiente	dolor abdominal vago y ligero; el paciente desea ser tocado y calor; heces poco consistentes; letargia	pálida	hundido, débil y filiforme
Dolor Comida Estancada	abdomen distendido; incomodidad; dolor que se resiste al tacto; al paciente le repele la comida; eructos de material pútrido y agrio; el comer agrava el dolor; la diarrea alivia el dolor	saburra grasienta	resbaladizo o profundo y lleno
Formación de Gusanos	dolor abdominal intermitente, a veces muy agudo, con frecuencia bultos alrededor del ombligo o en un lado; a veces vómito con gusanos; extenuación; prejuicios peculiares con referencia a la comida; labios o mejillas internas tienen minúsculos puntos blancos		

Dolor en la Parte Baja de la Espalda

Las molestias o el dolor en la parte baja de la espalda son por regla general una desarmonía de Riñón. Cuando se trata de una queja principal, el médico deberá decidir si el lumbago es parte de un patrón de Exceso o Insuficiencia.

Cuadro 26

Dolor en la Parte Baja de la Espalda

Patrón	Signos	Lengua	Pulso
Frío Húmedo	la parte baja de la espalda siente frío; es difícil inclinarse; el paciente desea paños calientes; el dolor se hace agudo cuando el tiempo es frío o húmedo	saburra blanca grasienta	profundo e resbaladizo
Calor Húmedo	la parte baja de la espalda esta dolorida y se siente pesada; orina escasa y oscura	saburra amarilla grasienta	resbaladizo y cuerda
Calor Húmedo que se vierte en la Vejiga	(A) dolor lacerante en la espalda; orina frecuente y dolorosa con escozor; gusto amargo en la boca	saburra amarilla	rápido y tenso
	(B) dolor intermitente y agudo de espalda; el dolor se comunica con la ingle; orinar frecuente y doloroso, a veces acompañado de sangre, u orina con arenilla; cuesta orinar	saburra amarilla	moderado
Lumbago Doloroso	pare baja de la espalda dolorida tras hacer esfuerzos; los cuatro miembros cansados; el descanso alivia el dolor; ningún otro signo desacostumbrado	saburra blanca delgada	rugoso
Sangre Coagulada	dolor de espalda lacerante en lugar fijo; la presión aumenta claramente la incomodidad; el movimiento es difícil; el dolor empeora por las noches	oscura	frágil
Insuficiencia Yang Riñón	espalda débil y embotada; espalda y rodillas sin fuerza; el paciente no puede tolerar el trabajo físico; rostro blanco y brillante; miembros fríos; orina nocturna	pálida	hundido, débil y filiforme

303

Cuadro 26 (cont.)

Dolor en la Parte Baja de la Espalda

Patrón	Signos	Lengua	Pulso
Insuficiencia Yin Riñón	molestias, debilidad y dolor en la espalda; piernas sin fuerza; vértigo; acúfenos; insomnio	roja	rápido e imperceptible

Diarrea

La diarrea es normalmente un signo de desarmonía de Bazo, Estómago o Intestino. La desarmonía puede ser generada por una Influencia Perniciosa Externa, Comida Estancada, debilidad de Órgano, o un desequilibrio de las relaciones de Órgano. Por regla general, la desarmonía más común es Humedad u obstrucción de la función transformativa del Bazo. La desarmonía de Bazo se genera con frecuencia a partir de su propia debilidad: fuego Riñón que no sostiene el Bazo, o el Hígado que pierde su regulación y por lo tanto afecta al Bazo.

Cuadro 27

Diarrea

Patrón	Signos	Lengua	Pulso
Calor Húmedo	aparición repentina; las heces son amarillas y parecen disolverse en fluido; mucho olor; ano caliente; orina escasa y oscura; dolor abdominal; gusto amargo en la boca; boca seca; fiebre; vómito	saburra amarilla, o saburra amarilla y grasienta	flotante, débil, filiforme y rápido
Frío Húmedo	por regla general aparición repentina; heces liquidas; la evacuación es incomoda; dolor abdominal; ruidos intestinales; el calor alivia el dolor; el pecho y el epigastrio se sienten oprimidos; los síntomas a veces se acompañan de Influencias perniciosas Externas de Viento Frío	saburra blanca grasienta	flotante, débil, filiforme

Cuadro 27(cont.)

Diarrea

Patrón	Signos	Lengua	Pulso
Comida Estancada	heces compactas ásperas y olorosas; el epigastrio y el abdomen están distendidos y se resisten a la presión; un gran alivio tras evacuar; eructos agrios	saburra grasienta	resbaladizo
Insuficiencia Qi Bazo	heces líquidas, normalmente crónicas; comida sin digerir en las heces; distensión; falta de apetito; deseo de calor y tacto; temor al frio; letargia	saburra blanca pálida	hundido, débil, filiforme y tenue
Insuficiencia Yang Riñón	ganas de defecar a primera hora de la mañana; heces líquidas dispersas; los cuatro miembros fríos; deseo de calor; los síntomas se producen particularmente en los ancianos; otros signos Riñón	pálida	profundo y filiforme
Hígado constreñido	relacionada con las emociones; ganas imperiosas de defecar, acompañadas de dolor; el paciente se siente mejor tras defecar; pecho y lados distendidos; enfado pronto; irritabilidad; eructos	saburra delgada	tenso

Estreñimiento

El estreñimiento aislado es a menudo un signo de Calor y Exceso y apunta a una desarmonía en el Intestino Grueso. Puede aparecer también como queja principal en otros patrones.

305

Cuadro 28

Estreñimiento

Patrón	Signos	Lengua	Pulso
Calor Seco Recogido Interiormente	Estreñimiento; heces secas; mal aliento; abdomen distendido; orina oscura y escasa	roja; saburra amarilla delgada	resbaladizo y lleno
Qi Estancado	estreñimiento; pecho y costados distendidos; falta de apetito; eructos; ganas de defecar sin consecuencias	saburra grasienta delgada	tenso y profundo
Insuficiencia Sangre	estreñimiento; vértigo; palpitaciones; rostro, labios y uñas blanco brillante	lengua pálida	imperceptible
Frío que Obstruye el Qi	estreñimiento; ligera molestia abdominal; la presión y el calor alivian el dolor; orina abundante y clara; miembros fríos	lengua palida	profundo y lento
Insuficiencia Qi	estreñimiento; cansancio; sudor espontáneo; el paciente se siente más cansado tras defecar; las heces no son secas	pálida e hinchada	vacío

Hemorragias

El sangrar por la nariz o las encías, tos con sangre, vomitar sangre, orinar sangre o la presencia de sangre en las heces por regla general suelen acompañar a los patrones de Calor —ya sean de Exceso o Deficiencia. El Calor o el Fuego pueden generar fácilmente estos movimientos precipitados de la Sangre. Si el resto de signos se apartan de Exceso/Calor (en particular en las partes bajas del cuerpo), el sangrar puede formar parte de un patrón Frío o de Insuficiencia.

Cuadro 29

Sangrar por la Nariz

Patrón	Signos	Lengua	Pulso
Calor Pulmón que Daña los Meridianos	sangrar por la nariz; fiebre; tos; poca flema; boca seca	roja; saburra amarilla	flotante y rápido
Fuego Estómago en Rebelión Ascendente	sangrar por la nariz; boca seca; mal aliento; irritabilidad; estreñimiento	roja; saburra amarilla	resbaladizo y rápido, o flotante
Fuego Hígado Ascendente	sangrar por la nariz; vértigo; dolor de cabeza; ojos rojos; gusto amargo en la boca; irritabilidad; enfado pronto	roja; saburra amarilla	tenso y rápido
Insuficiencia Yin / Fuego Vacío Floreciente	sangrar por la nariz; vértigo; ojos rojos; garganta seca; acúfenos; irritabilidad, insomnio	roja; saburra delgada	filiforme y rápido

Cuadro 30

Tos con Sangre

Patrón	Signos	Lengua	Pulso
Influencias Perniciosas de Viento/Calor/ Sequedad que dañan los Pulmones	fiebre; boca seca; nariz seca; dolor en la garganta; toser flema con sangre; dolor en el pecho	roja; saburra amarilla	Flotante y rápido
Yin/Fuego Vacío Insuficiencia que Daña los Pulmones	tos seca; flema con sangre; fiebre baja por la tarde; debilidad en el cuerpo; la tos empeora por la noche	roja; poca saburra	filiforme y rápido
Fuego Hígado que Invade los Pulmones	dolor de pecho y costados; toser flema con sangre; o toser sangre; irritabilidad; rabia; estreñimiento; orina oscura	roja; saburra amarilla y delgada	tenso y rápido
Sangre Coagulada que Obstruye el Pecho	tos; toser flema con sangre o espuma sanguinolenta; dolor agudo de pecho;	lengua oscura o manchas rojas en la lengua	regular, o tenso y lento, o rugoso

Cuadro 31
Sangre en la Orina

Patrón	Signos	Lengua	Pulso
Calor Húmedo Descendiente que se Vierte en la Vejiga	sangre en la orina; orinar frecuente y doloroso; sed; dolor en la parte baja de la espalda	roja; saburra amarilla grasienta	tenso y rápido, o deslizante y rápido
Fuego Floreciente en Intestino Delgado (1)	sangre en la orina; sensación de calor al orinar; orina oscura; orinar doloroso; irritabilidad; boca seca; ulceración de la lengua	saburra amarilla	rápido
Bazo y Riñones ambos Exhaustos	Orinar frecuente con sangre roja pálida; poco apetito; falta de Espíritu, cansancio; rostro amarillo lívido; molestia en la parte baja de la espalda; vértigo, acúfenos	pálida	vacío o hundido, débil y filiforme

(1) Este patrón, llamado también Fuego Corazón que Penetra el Intestino Delgado, es uno de los pocos casos en los que el Corazón y el Intestino Delgado tienen una relación clínica.

Cuadro 32
Sangre en la Heces

Patrón	Signos	Lengua	Pulso
Calor que Entra en el Intestino Grueso	sangre fresca y roja en las heces; la sangre aparece antes de las heces; otros signos Calor	saburra amarilla	rápido
Insuficiencia Frío con Sangre en las Heces	sangre oscura en las heces; la sangre aparece antes de las heces; miembros fríos; rostro lívido; Shen cansado	pálida; saburra blanca	profundo y filiforme

Edema

El edema puede afectar a partes del cuerpo, como el rostro, párpados, o miembros, o puede afectar a todo el cuerpo. El edema por regla general tiene una relación básica con los tres Órganos Yin que regulan el agua —Pulmones, Bazo, y Riñones.

Cuadro 33

Edema

Patrón	Signos	Lengua	Pulso
Influencia Externa en la que Qi del Pulmón no circula	fiebre; aprensión a las corrientes; dolor de cabeza; tos; molestias en la garganta; rostro entumecido e hinchado; puede hincharse todo el cuerpo; orinar escaso	saburra blanca delgada	tirante y flotante
Bazo que Pierde su capacidad Transformadora	rostro lívido; epigastrio distendido; falta de apetito; heces acuosas; los cuatro miembros están fríos	pálida y húmeda	profundo, moderado, o vacío
Yang del Riñón Agotado	todo el cuerpo edémico, en particular debajo de la cintura; parte baja de la espalda dolida y pesada; orina escasa; los cuatro miembros están fríos; aprensión al frío; falta de Espíritu; rostro blanco oscuro o brillante	pálida, hinchada; saburra blanca	hundido, débil y filiforme

Calambres, Temblores y Convulsiones

Los calambres, temblores y convulsiones están normalmente relacionados con el Viento y pueden ser ya sea de origen Interno o Externo.

Cuadro 34

Calambres, Temblores y Convulsiones

Patrón	Signos	Lengua	Pulso
Influencia Perniciosa Externa Viento Recogida en los Meridianos	dolor de cabeza; temblores de cuello y espalda; a veces tetania; temor al frío; fiebre; cuerpo y miembros doloridos; Espíritu claro	variable	flotante y tenso

Cuadro 34 (cont.)

Calambres, Temblores y Convulsiones

Patrón	Signos	Lengua	Pulso
Calor Extremo que genera Viento	fiebre alta; Espíritu confuso; a veces coma; temblores y calambres en los cuatro miembros; la boca muy cerrada	roja	tirante y rápido
Insuficiencia Sangre que genera Viento	vértigo; cansancio; calambres; temblores; palpitaciones	pálida	fino
Insuficiencia Yin que Genera Viento	trastornos largos que dañan el Yin; temblor en los miembros; palmas y plantas calientes; Espíritu cansado	roja; poca saburra	fino y rápido
Extasis de Sangre Interior que Obstruye y Genera Viento	cuerpo delgado; calambres; dolor de cabeza; dolor localizado	oscura, o muestra manchas rojas y purpuras	rugoso y fino

Quejas Ginecológicas

Los tres desordenes comunes femeninos que siguen ilustran el modo en que la medicina china integra las quejas femeninas en patrones comunes

Cuadro 35

Dismenorrea

Patrón	Signos	Lengua	Pulso
Qi Estanco/ Sangre Coagulada	antes o durante los menstruos, la parte baja del abdomen está distendida y dolorida y se resiste al tacto; los menstruos fluyen desequilibrados; la sangre es oscura y tiene coágulos; la eliminación de coágulos reduce la incomodidad; pechos distendidos	purpura, oscura, o normal	tenso o rugoso

Cuadro 35 (cont.)

Dismenorrea

Patrón	Signos	Lengua	Pulso
Humedad Fría que Obstruye los menstruos	antes o durante los menstruos, la parte baja del abdomen está dolida y fría; el calor alivia el dolor; los menstruos no son suaves; sangre de tono oscuro, desleída y acuosa con coágulos	pálida; saburra húmeda	profundo, tenso, o lento
Sangre y Qi Deficientes	dolor persistente en el abdomen durante o tras la menstruación; la presión alivia el dolor; rostro pálido; cansancio; pocas ganas de hablar; ligero aumento de sangre pálida	pálida; saburra blanca	vacío o fino

Cuadro 36

Amenorrea

Patrón	Signos	Lengua	Pulso
Insuficiencia Qi y Sangre	sangre menstrual a lo largo de un periodo de tiempo, disminuye poco a poco hasta desaparecer; leucorrea acuosa; olor agrio; rostro lívido; cansancio, falta de Espíritu; miembros débiles; vértigo; palpitaciones	roja o escarlata; poca saburra	filiforme y ligeramente rápido
Qi Estancado/ Sangre Coagulada	la amenorrea parece relacionada con el estrés emocional; la menstruación cesa de golpe; pecho y costados distendidos; rostro lívido; dolor de cabeza	saburra blanca grasienta	resbaladizo

Cuadro 36 (cont.)

Amenorrea

Patrón	Signos	Lengua	Pulso
Insuficiencia Yin Hígado e Insuficiencia Yin Riñón	desaparición gradual de la menstruación; perdida de peso; el paciente experimenta calor; fiebre por la tarde; piel seca; rostro oscuro; parte baja de la espalda y las piernas débiles; vértigo; acúfenos; boca seca; estreñimiento	roja o escarlata poca saburra	frío y ligeramente rápido
Humedad del Tan que Obstruye los Menstruos	ligera incomodidad en el bajo abdomen; el abdomen se siente lleno pero blando; exceso de leucorrea; vértigo; nausea; falta de sabor; falta de apetito; pechos distendidos; la condición suele observarse en mujeres con exceso de peso	saburra blanca y grasienta	resbaladizo

Cuadro 37

Sangre Uterina Anormal

Patrón	Signos	Lengua	Pulso
Calor en la sangre	hemorragia fuerte; sangre rojo brillante; pechos y costados distendidos; rostro rojo; boca seca; irritabilidad	roja; saburra amarilla	rápido y grande
Insuficiencia Qi Bazo Incapaz de Gobernar la Sangre	hemorragia fuerte; sangre pálida desleída; rostro hinchado; rostro pálido brillante; falta de Espíritu; falta de apetito; heces líquidas	pálida; saburra delgada blanca	vacío
Qi Estancado/ Sangre Coagulada	hemorragia ligera constante o hemorragia fuerte repentina; costados distendidos; bajo abdomen distendido; coágulos purpura u oscuros; la disolución de coágulos reduce la incomodidad; rostro oscuro	oscura	profundo y tenso, o rugoso

Cuadro 37 (cont..)

Sangre Uterina Anormal

Patrón	Signos	Lengua	Pulso
Insuficiencia Yin Hígado e Insuficiencia Yin Riñón	la menstruación llega antes; poca cantidad de sangre; sangre pálida o purpura; vértigo; acúfenos; manchas ante los ojos; espalda dolorida; insomnio; boca seca	roja, escarlata y marchita	rápido, filiforme, y quizás tenso

Insomnio

El insomnio se asocia por regla general con trastornos de Corazón que Almacena Shen. La mayoría de las veces esta desarmonía de Corazón está también relacionada con otros Órganos.

Cuadro 38

Insomnio

Patrón	Signos	Lengua	Pulso
Insuficiencia Sangre e Insuficiencia Qi Bazo	insomnio; palpitaciones; olvidos; letargia; la comida parece carecer de sabor; falta de apetito; rostro pálido	pálida	filiforme o vacío
Corazón y Riñón que no Comunican (o Insuficiencia Corazón Yin e Insuficiencia Yin Riñón)	insomnio e irritabilidad; palpitaciones; olvidos; sudores nocturnos; acúfenos; vértigo; lumbago	roja	rápido y filiforme
Insuficiencia Qi Corazón y Qi Vesícula Biliar	insomnio; despertar fácil y asustado; soñar abundante; timidez	pálida	tirante y filiforme
Estómago sin Armonizar	insomnio; epigastrio distendido; eructos; incomodidad abdominal; la defecación no es suave; comer excesivo	saburra grasienta	resbaladizo

Cuadro 38 (cont.)

Insomnio

Patrón	Signos	Lengua	Pulso
Fuego Hígado y Fuego Vesícula Biliar	insomnio; dolor de cabeza; vértigo; costados doloridos; enfado pronto; sabor amargo en la boca	roja	tirante y fuerte

Orina que Gotea

La orina que gotea puede aparecer en patrones de cualquiera de los Órganos que regulan el agua.

Cuadro 39

Orinar que Gotea

Patrón	Signos	Lengua	Pulso
Calor que Viola los Pulmones,Obstruyendo el Descenso del Agua	orina que gotea; inicio repentino; boca seca; irritabilidad; sed; tos	saburra amarilla delgada	rapido
Calor Húmedo que Obstruye el Calentador Medio	orina oscura y que gotea; el epigastrio se siente pleno; abdomen distendido; sed sin deseos de beber	saburra grasienta	esponjoso resbaladizo
Insuficiencia (Bazo) Qi Calentador Medio	orina clara que gotea; letargia; signos de Insuficiencia Bazo crónica	pálida	esponjoso debil
Vida Débil Puerta Fuego	orina que gotea; sin fuerza a la hora de eliminar; rostro blanco brillante; Espíritu cansado; parte baja de la espalda fría; rodillas sin fuerza	pálida	fragil particularmente en la tercera posición

Cuadro 39(cont.)

Orinar que Gotea

Patrón	Signos	Lengua	Pulso
Calor Vejiga que Recoge	orina que gotea, en ocasiones dolorosa; hipogastrio doloroso	roja	rápido y resbaladizo
Vejiga Obstruida	orina que gotea o tipo hilo; dolor en el epigastrio	púrpura oscura	rugoso

Notas

1. Cuadros 18-39 se basan en *Medicina Tradicional China Interna* [55], Ciudad de Tianjin, págs 51-86; Instituto Anhui, *Vademécum Clínico* [68], págs 63-82, 128-135; e Instituto Huzhou, *Ginecología Tradicional China* [77], págs. 25-56

Apéndice D
Revisión de los Pulsos

El examen de pulsos es con frecuencia el más importante de los Cuatro Exámenes y es básico para distinguir los patrones en general. Este apéndice profundiza nuestro primer examen de los pulsos. Lo presentamos particularmente para aquellos lectores practicantes o estudiantes de la medicina oriental que ya están familiarizados con los rudimentos de la teoría dc los pulsos. El lector general, sin embargo, se interesará por el modo que los significados (o las correspondencias Yin-Yang) cambian según sea la configuración completa de los signos.

El pulso puede tomarse en tres posiciones de la arteria radial (véase Capítulo 6). Existen correlaciones entre la posición de los pulsos y algunos Órganos. Autoridades dentro de la tradición tienen distintas ideas sobre la precisa correlación; los puntos de vista principales se muestran en el Cuadro 40.[1] En las fuentes textuales dichas correspondencias se mencionan pero clínicamente no se examinan muy a fondo.

Cuadro 40

Correlaciones de la Posición de Pulsos

Resumen de la Opiniones de las Principales Fuentes Autorizadas

Posición		*Nei Jing* Siglo I a.C.	*Nan Jing* c. 200 d.C	Clásico del Pulsode Wang Shu-he c. 280 d.C	Estudios del Pulso de Li Shi-zhen 1564 d.C.	Libro Completo de Zhang Jie-bing 1624 d.C
Mano Izquierda						
Primera	Profunda	Corazón	Brazo Shao-yin	Corazón	Corazón	Corazón
	Superficial	Esternón	Brazo Tai-yang	Intestino Delgado		Pericardio
Segunda	Profunda	Hígado	Pierna Jue-yin	Hígado	Hígado	Hígado
	Superficial	Diafragma	Pierna Shao-yang	Vesícula Biliar		Vesícula Biliar
Tercer	Profunda	Riñón	Pierna Shao-yin	Riñón	Riñón (Puerta de la Vida)	Riñón
	Superficial	Abdomen	Pierna Tai-yang	Vejiga		Vejiga Intestino Grueso

316

Cuadro 40 (cont.)

Correlaciones de la Posición de Pulsos

Resumen de la Opiniones de las Principales Fuentes Autorizadas

Posición		*Nei Jing* Siglo I a.C.	*Nan Jing* c. 200 d.C	Clásico del Pulso de Wang Shu-he c. 280 d.C	Estudios del Pulso de Li Shi-zhen 1564 d.C.	Libro Completo de Zhang Jie-bing 1624 d.C
Mano derecha						
Primera	Profundo	Pulmones	Brazo Tai-yin	Pulmones	Pulmones	Pulmones
	Superficial	Pecho	Brazo Yang-ming	Intestino Grueso		Esternón
Segunda	Profundo	Estómago	Pierna Tai-yin	Bazo	Bazo	Bazo
	Superficial	Bazo	Pierna Yang-ming	Estómago		Estómago
Tercera	Profundo	Riñón	(texto confuso)	Riñón (Puerta de la Vida)	Riñón (Puerta de la Vida)	Riñón
	Superficial	Abdomen		Triple Calentador		Triple Calentador Puerta de la Vida Intestino Delgado

Es importante que nos demos cuenta de que los veintiocho pulsos raras veces aparecen solos. Normalmente aparecen dos o más en combinación. Para cada tipo de pulso, por lo tanto, existe un listado de otros pulsos que en ocasiones se combinan con él.

Un pulso puede aparecer en las tres posiciones o en una sola de la arteria radial. Para dar una idea de cómo la tradición trata las distintas posiciones de pulsos, se han incluido cuadros de los pulsos más importantes. La columna "Bilateral" de cada cuadro describe los síntomas o patrones que se asocian con el pulso cuando aparece solo en una posición, pero en ambas manos. Esta información es un punto de vista que se basa en afirmaciones de Li Shi-zhen (1518-1539 d.C.) en su clásico estudio de *Pulsos del Maestro de la Orilla del Lago*. Las columnas del "Lado Izquierdo" y "Lado derecho" presentan una simplificación de los principales puntos de vista antiguos sobre el significado del pulso cuando aparece en una sola posición y en una sola mano. Dichas afirmaciones derivan de la amplia recopilación hecha por El Comité de Investigación de los Archivos Médicos Tradicionales Chinos de la Ciudad de Shanghai.[2]

Cuando un médico chino toma un pulso, existe un sentido de apertura –de posibilidades infinitas– sobre lo que encontrará. Existe siempre la posibilidad de que cualquier pulso pueda tener un significado distinto al que tradicionalmente se le asigna. El examen siguiente de los veintiocho pulsos clásicos pretende reflejar algo este sentido de posibilidad.

317

Pulso Flotante

Un pulso flotante por regla general se define como el signo de un patrón Exterior de desarmonía o de la presencia de una Influencia Perniciosa Externa. Pero un pulso flotante también se encuentra con frecuencia cuando no existen otros signos de un patrón Exterior (como una fiebre repentina, dolor de cabeza, escalofríos, etc.) Si este pulso flotante es débil, se trata generalmente de un signo de Insuficiencia Yin (o Insuficiencia Sangre), con el Yang en Exceso relativo de modo que el pulso sube más de lo normal. Se trata de un ejemplo del Yin incapaz de acoger el Yang. Si el pulso flotante es fuerte, se trata por regla general de un signo de Influencia Perniciosa Viento Interno o de Yang Exceso.

Combinaciones de Pulso Comunes

Pulso	Patrones y/o síntomas Asociados
Flotante y rápido	Influencia Perniciosa Calor Externo
Flotante y tirante	Influencia Perniciosa Frío Externo
Flotante y resbaladizo	Viento y Tan de Origen Interno o Comida Estancada
Flotante y largo	Exceso
Flotante y corto	Deficiencia, en particular de Qi
Flotante, abundante, grande	Influencia Perniciosa de calor Externo Verano

Cuadro 41

Las Distintas Posiciones y un Pulso Fluctuante

	Bilateral (Li Shi-zhen)	Lado Izquierdo	Lado Derecho
Primera posición	Viento con dolor de cabeza;Viento y Tan en el pecho	Yang Corazón Ascendente; insomnio; irritabilidad	Viento Externo; Qi Rebelde en los Pulmones; tos; asma
Segunda posición	Insuficiencia Qi Bazo y Exceso Qi Hígado	Qi Hígado Constreñido; dolor	Qi Bazo Estancado; abdomen distendido; vómitos
Tercera posición	estreñimiento o anuresis	Insuficiencia Qi Riñón; dificultades al orinar; lumbago; vértigo; irregularidades en la menstruación	

Pulso Profundo

Este pulso por regla general se considera el signo de un patrón Interior. Cuando un pulso profundo es débil, es un signo de Insuficiencia Yang, puesto que significa que el Yang no puede elevar el pulso. Si el pulso profundo es fuerte, se trata por regla general de un signo de Frío que frena el movimiento ascendente del Yang. En ocasiones un individuo tiene signos de una Influencia Perniciosa Externa junto al pulso profundo. Normalmente se interpreta como signo de la existencia de un patrón subyacente Insuficiencia Yang o Insuficiencia Qi que hace al paciente incapaz de combatir de un modo eficaz la Influencia Perniciosa Externa. Un pulso profundo también se considera el pulso general de las desarmonías Riñón. En invierno, o en el caso de la gente gruesa, sin embargo, se considera normal que el Qi y la Sangre sean más hondos y produzcan un pulso profundo.

Combinaciones de Pulso Comunes

Pulso	Símbolos y/o Patrones Asociados
Profundo y lento	Frío Interior
Profundo y rápido	Calor Interior
Profundo e resbaladizo	Humedad Frío/ Mucosidad o Comida Estancada
Profundo y tenso	Qi Hígado Constreñido
Profundo y tirante	La Influencia Perniciosa es fuerte y el Qi es Deficiente; normalmente acompañada de dolor
Profundo y rugoso	Insuficiencia Qi Sangre Coagulada

Cuadro 42

El Pulso Profundo y las Distintas Posiciones

	Bilateral (Li-Shi-zhen)	Lado Izquierdo	Lado Derecho
Primera posición	Mucosidad que Obstruye el Pecho	Insuficiencia Yang Corazón; deseos de dormir	Insuficiencia Qi Pulmón; tos; respiración corta; asma
Segunda posición	Frío en el Calentador Medio; dolor	Qi Hígado Constreñido; dolor	Insuficiencia Qi Bazo; diarrea
Tercera posición	Insuficiencia Qi Riñón; lumbago; diarrea	Insuficiencia Qi Riñón; lumbago; rodillas doloridas; vértigo; impotencia; esterilidad; menstruación dolorosa; leucorrea	

Pulso Lento

Un pulso lenta representa Frío. Si el pulso es débil, significa Yang insuficiente para desplazar el Qi y la Sangre. Si este pulso es fuerte, es un signo de que el Exceso de Frío esta restringiendo el Qi y la Sangre. (Este signo a menudo se asocia con dolor.) En raras ocasiones un pulso lento se ve acompañado por una constelación de signos que apuntan a un patrón Corazón. (3) A menudo este patrón Corazón tiene aspectos añadidos de Humedad que actúa para frenar el movimiento del Qi y la Sangre y da al pulso lento una cualidad "blanda". Es también posible para un pulso lento con gran fuerza aparecer en un patrón de Calor con aspectos Humedad como resultado de una Influencia Perniciosa que se ha quedado "trabada". (Es muy raro en caso de Calor pero a veces se produce en patrones de Calor agudos con distensión abdominal o estreñimiento.)

Combinaciones de Pulso Comunes

Pulso	Síntomas y/o Patrones Asociados
Lento y Fluctuante	Frío Exterior
Lento y rugoso	Insuficiencia Sangre
Lento e inestable	Tan
Lento y tenue	Insuficiencia Yang
Lento y tenso	Dolor Frío

Pulso Rápido

Este pulso significa Calor. El Calor por regla general alienta la actividad de modo que el movimiento del Qi y la Sangre aumenta. Un pulso rápido con fuerza significa Exceso de Calor; un pulso rápido pero débil apunta a Insuficiencia Calor o Fuego Vacío. En raras situaciones, un pulso rápido puede acompañar un patrón Insuficiencia/Frío. Un pulso rápido de esta naturaleza es un signo de calor ilusorio y es por el contrario un signo de Yang muy Insuficiente que flota fuera del cuerpo.[4] (La situación del paciente en este caso es grave puesto que el patrón y el pulso no cuadran.)

Combinaciones de Pulso Comunes

Pulso	Síntomas y/o Patrones Asociados
Rápido y filiforme	Insuficiencia Yin (Fuego Vacío)
Rápido y flotante	probable presencia de carbúnculo o ulceras de piel
Rápido y deslizante	Mucosidad Fuego
Rápido y hueco	mucha perdida de Sangre
Rápido y cuerda	Fuego Hígado

Pulso filiforme

Un pulso filiforme puede significar que el volumen de Sangre se reduce, y por lo tanto significa Insuficiencia Sangre, a menudo acompañada de Insuficiencia Qi. A veces un pulso filiforme pero fuerte se asocia con Humedad que Obstruye el Qi y la Sangre.

Clínicamente hablando, un pulso filiforme debe distinguirse de un pulso imperceptible, que es menos nítido y distinto al pulso filiforme y normalmente incluso más débil.

Combinaciones de Pulso Comunes

Pulso	Síntomas y/o Patrones Asociados
filiforme y cuerda	Insuficiencia Sangre Hígado
filiforme y tenso	Insuficiencia Sangre grave
filiforme y profundo	Humedad que Obstruye el Qi y la Sangre, con dolor
filiforme y imperceptible	Insuficiencia Yang

Cuadro 43

Un pulso Filiforme y las Distintas Posiciones

	Bilateral (Li Shi-zhen)	Lado Izquierdo	Lado Derecho
Primera posición	Deficiencia con vómito	Palpitaciones de Corazón; insomnio	Qi agotado de vomitar

Cuadro 43 (cont.)

Un pulso Filiforme y las Distintas Posiciones

	Bilateral (Li Shi-zhen)	Lado Izquierdo	Lado Derecho
Segunda posición	Insuficiencia Qi Bazo e Insuficiencia Qi Estómago; abdomen distendido; extenuación	Yin Hígado agotado	Insuficiencia Qi Bazo ; distensión abdominal
Tercera posición	"Campo de Cinabrio" (Qi Original) Frío; Yin colapsado	espermatorrea; diarrea	Yang Riñón Frío y agotado

Pulso Grande

Un pulso grande a menudo no es lo suficientemente específico para que pueda señalarse con claridad, y por lo tanto Li Shi-zhen no lo incluye en su codificación de pulsos. (Solo examina veintisiete pulsos). Un pulso grande suele ser ya sea fuerte, lo que lo asemeja a un pulso lleno, o débil, lo que lo asemeja a un pulso vacío. Si la fuerza del pulso oscila entre fuerte y débil (o sea, es moderada) y sigue siendo grande, se suele decir que significa Exceso (y también Calor) en los Meridianos Yang-ming (Los Meridianos del Estómago e Intestino Grueso). Existe la idea de que dichos Meridianos son los que tienen la mayoría del Qi y la Sangre[5] y los que manifiestan con más facilidad y/o registran Exceso/Calor. Si no existen otros signos de Exceso, este pulso puede considerarse el signo de una constitución fuerte.

Combinaciones de Pulso Comunes

Pulso	Síntomas y/o Patrones Asociados
Grande y Flotante	Deficiencia o Calor/Exterior
Grande y Profundo	Calor/Interior o Desarmonía Riñón
Grande y cuerda	Desarmonía Shao-yang
Grande y moderado	Calor Húmedo
Grande y flotante	Exceso Estómago

Cuadro 44

El Pulso Grande y las Distintas Posiciones

Primera	Bilateral (Li Shi-zhen)	Lado Izquierdo	Lado Derecho
posición	(omitido)	irritabilidad; epilepsia; Calor Viento	Qi Rebelde; rostro hinchado; tos; asma
Segunda posición	(omitido)	Viento con vértigo; hernia	Qi Estancado; Exceso Qi Estómago; abdomen distendido
Tercera posición	(omitido)	Qi Riñón obstruido	orina oscura; estreñimiento

Pulso Vacío

Distintas fuentes están de acuerdo en que un pulso vacío representa Insuficiencia, pero no existe acuerdo si dicho pulso tiene necesariamente un aspecto superficial. Algunas fuentes parecen relacionar el pulso vacío con Insuficiencia Sangre (*Nei Jing*,[6] Li Shi-zhen[7]); otras lo relacionan con Insuficiencia Qi (*Mai Jing*[8]). En general, si el pulso vacío es especialmente superficial, se dice que significa Insuficiencia Sangre (o sea, tiene un aspecto Insuficiencia Yin); si es menos superficial, significa Insuficiencia Qi (o sea, tiene una aspecto Insuficiencia Yang). Comparado con un pulso filiforme, un pulso vacío es más indicativo de Insuficiencia Qi; comparado con un pulso hundido, débil y filiforme, es más indicativo de Insuficiencia Sangre.

Los textos modernos y la práctica clínica parecen estar de acuerdo en que un pulso vacío está más estrechamente relacionado con Insuficiencia Qi que con Insuficiencia Sangre. Esta interpretación es el resultado de concentrarse en la naturaleza grande o hinchada del pulso, que sería una característica de Insuficiencia Qi. La grandeza del pulso se considera que significa que el Qi no gobierna o "enrolla" la Sangre.

El Órgano más relacionado con un pulso vacío es el Bazo. Esta relación contribuye más a la identificación de un pulso vacío con Insuficiencia Qi, puesto que el Bazo, en sí mismo, se asocia frecuentemente con Insuficiencia Qi o con una combinación de patrón Insuficiencia Qi e Insuficiencia Sangre, pero pocas veces con un patrón que sea solo de Insuficiencia Sangre.

Un pulso vacío también puede relacionarse con la aparición de una Influencia Perniciosa de Calor Verano.

Combinaciones de Pulso Comunes

Pulso	Síntomas y/o Patrones Asociados
Vacío y rápido	Insuficiencia Yin
Vacío y lento	Insuficiencia Yang
Vacío y muy blando	Insuficiencia de Qi de Protección, con sudor espontáneo

Cuadro 45

Pulso Vacío y las Distintas Posiciones

	Bilateral (Li Shi-zhen)	Lado Izquierdo	Lado Derecho
Primera posición	Sangre incapaz de alimentar el Corazón	Palpitaciones de Corazón	sudor espontáneo
Segunda posición	Insuficiencia Qi con abdomen distendido	Sangre incapaz de alimentar los tendones	abdomen distendido
Tercera posición	Insuficiencia Sangre e Insuficiencia Jing; se siente calor en los huesos	parte inferior de la espalda y rodillas doloridas o atrofiadas	Insuficiencia Yang

Pulso Lleno

Lo opuesto a un pulso vacío, un pulso lleno frecuentemente produce la sensación de una aparición de desorden Exceso/Calor, pero puede ser parte de un patrón de Exceso. A veces, en particular si el pulso es también algo moderado, puede ser signo de constitución fuerte. Clínicamente, es posible que un pulso lleno forme parte de un patrón de Insuficiencia si el resto de elementos de una configuración indica Insuficiencia.[9] Un pulso pleno de esta naturaleza es ilusorio y se considera un signo de mal pronóstico.

Combinaciones de Pulso Comunes

Pulso	Síntomas y/o Patrones Asociados
Lleno y con tendencia a profundo, cuerda	Frío Ascendente
Lleno y rápido	Abceso en Pulmones
Lleno y con tendencia a flotante	Influencia Perniciosa Viento Externo Frío Humedad
Lleno y profundo	Patrón interno de Comida Estancada o emociones desarmonizadas
Lleno y cuerda	Fuego Hígado

Cuadro 46

Un Pulso Lleno y las Distintas Posiciones

	Bilateral (Li Shi-zhen)	Lado Izquierdo	Lado Derecho
Primera posición	Calor Viento que afecta la cabeza	lengua tiesa	garganta dolorida
	garganta dolorida; lengua tiesa; sensación de presión en el pecho		
Segunda posición	Calor en el calentador Medio; abdomen distendido	Fuego Hígado; dolor en el costado	dolor en el epigastrio
Tercera posición	Calor en el Calentador Inferior; lumbago; estreñimiento; dolor abdominal	estreñimiento; dolor abdominal	Fuego Rebelde Ascendente

Pulso Deslizante

Este pulso es por regla general un signo de Exceso Tan, Humedad, o Comida Estancada y por lo tanto se considera Yang (Exceso) dentro de Yin (Humedad), o viceversa. El Li Shi-zhen y otras fuentes (incluyendo secciones del Nei Jing) difieren ligeramente, pero todas ellas implican que un pulso deslizante tiene aspectos de Calor y es un pulso Yang. Clínicamente, un pulso deslizante se observa a menudo acompañado de tos, expectoración fuerte, indigestión de comida estancada. Calor Húmedo vertido en la Vejiga, y Calor Húmedo en los Intestinos. Un pulso deslizante puede también acompañar al embarazo y puede ser un signo de constitución fuerte.

Combinaciones Comunes de Pulso

Pulso	Síntomas y/o Patrones Asociados
Deslizante y cuerda	Comida Estancada, o Tan con Qi Hígado Constreñido
Deslizante y Tenso	Tan Frío que Obstruye

Cuadro 47

Un Pulso Deslizante y las Distintas Posiciones

	Bilateral (Li Shi-zhen)	Lado Izquierdo	Lado Derecho
Primera posición	Tan en el Pecho; vómitos; eructos con sabor amargo; lengua tiesa; tos	Calor Corazón; sueño caprichoso	Tan con vómitos o nauseas
Segunda posición	Calor Bazo Hígado; Comida Estancada	Fuego Hígado; vértigo	Calor Bazo; Comida Estancada
Tercera posición	"derramamiento y sed"; diarrea; hernia; problemas urinarios	Orina oscura; orinar difícil	diarrea; Fuego Ascendente

Pulso Rugoso

Aunque se trata básicamente de un pulso Yin, un pulso rugoso puede tener aspectos ya sea de Insuficiencia o Exceso. Si un pulso rugoso es también débil o filiforme, es un signo de Sangre insuficiente o Jing para llenar las Venas de la Sangre. Si es fuerte, resistiéndose a los dedos, por regla general es un signo de Sangre Coagulada que Obstruye el Movimiento. En pocas ocasiones, un pulso rugoso y fuerte puede incluso apuntar a Humedad que Obstruye el Movimiento, que tiene el mismo significado del pulso de tipo opuesto (por ejemplo deslizante). Algunas fuentes incluyen un pulso irregular, que late un número distinto de veces en cada respiración ("los tres y cinco no ajustados") bajo este tipo de pulso. Lo que es importante puesto que no existe ninguna otra categoría de pulso que incluya una irregularidad de esta naturaleza. Clínicamente, un pulso rugoso se observa con frecuencia junto a dolor en Corazón y pecho (lo que figura de forma destacada en el *Nei Jing*), con enfermedad acompañada de mucha perdida de sangre o fluidos, y con agotamiento del Riñón (gran Insuficiencia), en particular cuando se relaciona con las funciones sexuales.

Combinaciones Comunes de Pulso

Pulso	Síntomas y/o Patrones Asociados
Rugoso y cuerda	Qi Hígado Constreñido, Sangre Coagulada
Rugoso y hundido, débil y filiforme	Qi agotado (gran Insuficiencia)
Rugoso e imperceptible	Insuficiencia Sangre e Insuficiencia Yang
Rugosos y filiforme	Fluidos secos (Insuficiencia)

Cuadro 48

El Pulso Rugoso y las Distintas Posiciones

	Bilateral (Li Shi-zhen)	Lado Izquierdo	Lado Derecho
Primera posición	Insuficiencia Qi Corazón ; dolor de pecho	Dolor de Corazón; palpitaciones de Corazón	Insuficiencia Qi Pulmón; tos con esputos espumosos
Segunda posición	Insuficiencia Qi Bazo e Insuficiencia Qi Estómago; costado distendido y dolorido	Insuficiencia Sangre Hígado	Bazo débil; incapacidad de comer
Tercera posición	El Jing y la Sangre dañados; estreñimiento u orinar que gotea, o hemorragia anal	parte baja de la espalda débil y dolida	Fuego Puerta de la Vida débil; Jing dañado

Pulso Cuerda

Un pulso cuerda implica que algo está frenando el movimiento del Qi y la Sangre. Este pulso por regla general se asocia con una reducción en la función suave de propagación del Hígado, pero puede también acompañar un patrón Frío o cualquier patrón con dolor. Clínicamente, un pulso cuerda puede presentarse también con un patrón de Tan que acompaña un patrón de Hígado que Invade el Bazo. En otras ocasiones, un pulso cuerda puede significar un complejo patrón como uno de Calor y Frío simultáneos, o un patrón de medio-Interior/medio-Exterior.

Combinaciones de Pulso Comunes

Pulso	Síntomas y/o Patrones Asociados
Cuerda y lento	Frío Hígado
Cuerda y rápido	Fuego Hígado
Cuerda, rápido y filiforme	Insuficiencia Yin Hígado
Cuerda, rápido y grande	Fuego Hígado Llameante
Cuerda y profundo	Estancamiento Interior con dolor

Cuadro 49

Un Pulso Cuerda y las Distintas Posiciones

	Bilateral (Li Shi-zhen)	Lado Izquierdo	Lado Derecho
Primera posición	Tan que Obstruye el diafragma; dolor de cabeza	Dolor de Corazón	dolor de cabeza; dolor en pecho y costado
Segunda posición (1)	(omitido)	malaria; masas palpables en el abdomen; calambres	Insuficiencia Qi Bazo ; Comida Estancada Frío
Tercera posición	hernia; calambres en las piernas	dolor de la parte inferior de la espalda y piernas; calambres; dolor en el bajo abdomen; hernia	dolor abdominal; diarrea

(1) Qin Bo-wei, el conocido médico del siglo XX, dice que una posición derecha de segundo pulso cuerda es un signo de Exceso Madera (Hígado) que Conquista la Tierra (Bazo) y a menudo se contempla cuando hay dolor abdominal o diarrea (*Notas de Lectura Médica* [64], p. 90).

Pulso Tenso

Un pulso tenso significa que el movimiento está restringido a causa del Frío. Cuando una Influencia Perniciosa Frío intenta entorpecer el movimiento del Qi y la Sangre, el conflicto del Frío con el Qi Normal genera actividad combativa. El pulso se siente como si se desplazara de izquierda a derecha y puede compararse con la tirantez de una cuerda estirada. Clínicamente, este pulso con frecuencia acompaña a un patrón de Viento Externo Frío con dolor corporal, o Insuficiencia Frío del Calentador Medio con dolor, o Comida Estancada Frío con dolor.

Combinaciones Comunes de Pulso

Pulso	Síntomas y/o Patrones Asociados
Tenso y rápido	patrón simultaneo de Calor y Frío
Tenso y cuerda	obstrucción Frío
Tenso y lleno	distensión y dolor
Tenso y rugoso	obstrucción Frío

Cuadro 50

Un Pulso Tenso y las Distintas Posiciones

	Bilateral (Li Shi-zhen)	Lado Izquierdo	Lado Derecho
Primera posición	(omitido)	cabeza febril; cuello tieso; dolor de Corazón	Frío Externo; asma; tos; diafragma compacto
Segunda posición	Frío Humedad que Obstruye el Calentador Medio; dolor	distensión abdominal y dolor;dolor de costado; calambres	epigastrio y abdomen distendidos
Tercera posición	los genitales externos están Fríos; enfermedad ben-tun;(1) hernia	dolor bajo el ombligo; piernas doloridas; estreñimiento	enfermedad ben-tun ; hernia

(1) La enfermedad *ben-tun* se menciona en el *Ling Shu* (sec. 1, Cap. 4, p. 45) y se examina ampliamente en otros textos antiguos. Sus síntomas son una sensación muy desagradable de dolor que va y viene, y que corre desde el ombligo hasta la garganta. El patrón que la mayoría de las veces se asocia con dichos síntomas es Insuficiencia Yang Riñón con Exceso Frío, aunque también se cita el Fuego Hígado.

Pulso Pausado

Un pulso pausado significa Yin ascendiendo. Si el pulso es a su vez débil, la falta de movimiento suave significa Fuego Riñón insuficiente grave y crónico o Qi y Sangre insuficiente para llenar las vías sanguíneas y desplazarse por ellas. Si el pulso es a su vez fuerte, la obstrucción probablemente implica Tan grave, Frío, o Qi Estancado/Sangre Coagulada.

Combinaciones de Pulso Comunes

Pulso	Síntomas y/o Patrones Asociados
Pausado y flotante	Frío que Obstruye los Meridianos
Pausado, profundo, y fuerte	Qi Estanco con bultos
Pausado, profundo, y hundido, débil y filiforme	Fuego Puerta de la Vida agotado
Pausado y deslizante	Tan crónico
Pausado y tenso	Sangre Coagulada con bultos

Pulso Intermitente y rápido

Este pulso denota Exceso Calor, frecuentemente acompañado por aspectos de obstrucción de un Qi Estancado, Sangre Coagulada, o Tan o Comida que bloquean el movimiento. Un pulso Intermitente y rápido, en particular cuando también es débil, es a veces un signo de "Qi Órgano en Violación Perversa" y denota Insuficiencia y Frío graves. Lo que se asemeja al pulso rápido en un patrón Frío. Clínicamente, un pulso Intermitente y rápido se contempla a menudo en patrones de Exceso Yang que incluyen síntomas como erupciones rojas, rabia extrema, respiración entrecortada, locura violenta. El pulso también se contempla en condiciones asmáticas Calientes en las que el Tan obstruye. Por último, este pulso puede acompañar patrones de Qi Corazón y Yang Corazón agotados.

Combinaciones de Pulso Comunes

Pulso	Síntomas y/o patrones Asociados
Intermitente y rápido, flotante, y lleno	Influencia Perniciosa que Obstruye el Meridiano
Intermitente y rápido y débil	Insuficiencia en la separación de proximidad del Yin y el Yang
Intermitente y rápido y flotante	Calor Yang-ming

Pulso Intermitente

Este pulso es por regla general un signo de que todos los Órganos Yin están agotados. En ocasiones este pulso acompaña especificamente un patrón Insuficiencia Qi Corazón con palpitaciones y dolor, o un patrón de Insuficiencia Calentador Medio Frío con vómitos. Sin embargo, si este pulso se presenta de golpe y es fuerte, puede formar parte de una obstrucción momentánea del Qi asociada con un patrón Viento, dolor, y una situación emocional de mucho estrés, o una lesión.

Combinaciones Comunes de Pulso

Pulso	Síntomas y/o Patrones Asociados
Intermitente, filiforme, y profundo	Deficiencia con diarrea
Intermitente, imperceptible y filiforme	Fluidos secos
regular y moderado	Qi Bazo agotados

Pulso Corto

Este tipo de pulso por regla general es una etiqueta para un pulso que no puede sentirse ni en la primera ni la tercera posición, ni en ambas posiciones. A veces un pulso se denomina corto incluso cuando se siente en las tres posiciones pero los latidos que llegan a los dedos son de muy poca longitud. Al denotar Insuficiencia Qi (en particular cuando el pulso es también débil), donde más suele observarse es en Insuficiencias de Pulmón, Corazón o Riñón. Un pulso corto puede también acompañar una condición de Tan, Comida Estancada o intoxicación alcohólica (que genera Calor Húmedo), pero en dichos casos el pulso tendrá también fuerza y será deslizante o rebaladizo y rápido.

Combinaciones de Pulso Comunes

Pulso	Síntomas y/o Patrones Asociados
Corto y flotante	Insuficiencia Qi Pulmón o Sangre Coagulada
Corto y profundo	Insuficiencia Qi Riñón
Corto y rápido	Dolor de Corazón e irritabilidad
Corto y lento	Insuficiencia Frío
Corto, deslizante, y rápido	alcohol que daña el Shen

Pulso Largo

Si un pulso largo es también moderado, puede ser un signo de constitución fuerte. Si se siente duro, perentorio, filiforme o rugoso, sugiere Exceso. Clínicamente, este pulso combinado con un pulso cuerda se ve a menudo en casos de Qi Hígado Constreñido y con síntomas como dolor en el costado, dolores de cabeza, ojos rojos, y acúfenos. Un pulso largo junto a un pulso flotante puede observarse en Yang-ming (Estómago e Intestino Grueso) desarmonías de Calor, en particular cuando se acompaña de Tan y signos como epilepsia o locura Yang. Exceso/Frío con dolor y asma pueden incluir un pulso cuerda y largo. Calor Pulmón con tos acompañada de sangre a veces muestra este tipo de pulso junto a un pulso rápido. Un pulso largo frecuentemente se siente por regla general en patrones Calor, y se caracteriza por síntomas como irritabilidad, sed y estreñimiento.

Combinaciones Comunes de Pulso

Pulso	Síntomas y/o Patrones Asociados
Largo y flotante	Influencia Perniciosa Externa o Insuficiencia Yin
Largo y flotante	Locura Yang o epilepsia
Largo, profundo y filiforme	bultos o tumores
Largo e delizante	Calor Tan
Largo y floante, débil y filiforme	intoxicación de alcohol o Frío
Largo y cuerda	desarmonía Hígado

Pulso Moderado

Un pulso moderado es el estereotipo del pulso normal. Clínicamente, es muy poco frecuente, puesto que la mayoría de las personas tienen tendencias constitucionales a patrones de desarmonía particulares, e incluso cuando están sanos, dichas tendencias pueden detectarse en sus pulsos. Un pulso moderado puro acompañado por signos de desarmonía es, según algunas fuentes, un signo de Humedad. La mayoría de las fuentes, sin embargo, parecen creer que en el seno de una desarmonía, un pulso moderado tomará la forma de otros tipos de pulso por lo que su interpretación dependerá de la configuración completa.

Combinaciones de Pulso Comunes

Pulso	Síntomas y/o Patrones Asociados
Moderado y flotante	Humedad Externa o Viento
Moderado y profundo	Humedad que Obstruye
Moderado y rugoso	Insuficiencia Sangre
Moderado, lento, y filiforme	Insuficiencia Yang

Pulso Flotante

Un pulso flotante es un signo de Exceso/Calor con aspectos de Insuficiencia Yin. El tratamiento por lo tanto consiste tanto en refrescar el Calor y alimentar el Yin. Este pulso normalmente se siente a lo largo de enfermedades febriles con sed, irritabilidad, y vómitos con sangre, o en enfermedades con ulceraciones de piel hinchadas o rojas. A veces, se produce un pulso flotante cuyo movimiento expeditivo es grande pero carece de fuerza y retrocede como un pulso flotante regular. Si este pulso se ve acompañado por signos como diarrea, la interpretación es la de que la grandeza denota Insuficiencia (como un pulso vacío), y el pulso se considera entonces un signo de Insuficiencia. Las desarmonías de Corazón también se asocian con dicho pulso. Otra posible interpretación de un pulso flotante es la de que implica una situación en la que Calor en el Interior está empezando a ser frenada o envasada por Frío del Exterior.

Combinaciones de Pulso Comunes

Pulso	Síntomas y/o Patrones Asociados
Flotante y grande	Calor Ascendente
Flotante y fluctuante	Calor Externo o Insuficiencia Yin
Flotante y profundo	Calor Interno o Frío que Frena el Calor
Flotante y Tenso	distensión del pecho o estreñimiento con hemorragia
Flotante y deslizante	Calor/Tan

Pulso Imperceptible

Un pulso imperceptible denota Insuficiencia Yang y con frecuencia acompaña patrones de gran debilidad con signos como heces poco consistentes, rostro brillante, poco Shen, temor al frío, diarrea Frío, o hemorragia uterina Frío. Este pulso con frecuencia se presenta en las situaciones clínicas urgentes de "Yang Vencedor" *(wang-yang)* y "Yin Vencedor" *(wang-yin)*. Yang Vencedor puede presentarse cuando el Yang está tan débil (lo que lo denotan signos como mucho sudor aceitoso, cuerpo frío, falta de sed, respiración muy débil, miembros fríos, coma) que no puede alimentar el Yin. Lo que hace que el Yin y Yang se separen, conduciendo a un posible "colapso" (desmayo o shock) o incluso muerte. Yin Vencedor puede producirse a causa de mucha pérdida de fluidos que se evidencia con sudores, vómitos, diarrea y hemorragia graves, y se ve acompañado por debilidad, temor al calor, piel caliente, sed respiración superficial, miembros calientes, lengua roja y seca y un pulso flotante pero débil. En dicho caso el Yin ya no puede nutrir al Yang, y el resultado puede ser semejante al de Yang Vencedor –separación, colapso o muerte. Yin o Yang Vencedor pueden convertirse el uno en el otro, por lo que incluso una situación de Yin Vencedor puede desarrollar finalmente un pulso imperceptible.

Combinaciones Comunes de Pulso

Pulso	Síntomas y/o Patrones Asociados
Imperceptible y flotante, débil y filiforme	calambres
Imperecptible y blando	sudor espontáneo
Imperceptible y rugoso	mucha pérdida de Sangre

Cuadro 51

Un Pulso Iperceptible y las Distintas Posiciones

	Bilateral (Li Shi-zhen)	Lado Izquierdo	Lado Derecho
Primera posición	asma; palpitaciones de Corazón	Qi y Sangre ambos Deficientes	Tan obstruido; asma
Segunda posición	Insuficiencia Qi Bazo; abdomen distendido	sensación de presión en el pecho; calambres en los cuatro miembros	Frío Estómago; comida sin transformar
Tercera posición	Insuficiencia Jing; temor al frío; diabetes	esperma dañado; hemorragia uterina	Diarrea (1) Riñón; dolor en la región umbilical; Yang muy Insuficiente

(1) Véase Apéndice C, sobre la diarrea.

Pulso Hundido, débil y filiforme

Este pulso muestra que el Yang no puede elevar el pulso, y por lo tanto es un signo de Yang y/o Jing Insuficiente. Básicamente se contempla en patrones de Insuficiencia Riñón Yang junto a síntomas como huesos doloridos, espalda y piernas débiles, asma, acúfenos, o vértigos. Un pulso Hundido, débil y filiforme a veces se ve también en patrones de Insuficiencia Frío Bazo. El *Li Shi-zhen* menciona que es comprensible e incluso normal ver este pulso en personas mayores, pero si se aprecia en una persona joven, el medico debe estar alerta ante un posible problema.

Combinaciones de Pulso Comunes

Pulso	Síntomas y/o Patrones Asociados
Hundido, débil y filiforme y rugoso	Insuficiencia Sangre
Hundido, débil y filiforme y rápido	pérdida de esperma excesiva, o hemorragia uterina
Hundido, débil y filiforme, cuerda, y filiforme	Insuficiencia Sangre y tendones flácidos
Hundido, débil y filiforme y blando	sudor espontáneo

Cuadro 52

Un Pulso Hundido, débil y filiforme y las Distintas Posiciones

	Bilateral (Li Shi-zhen)	Lado Izquierdo	Lado Derecho
Primera posición	Insuficiencia Yang	palpitaciones de Corazón; olvidos	respiración corta; sudor espontáneo
Segunda posición	Insuficiencia Qi Bazo e Insuficiencia Qi Estómago	calambres	diarrea
Tercera posición	Yang se colapsa; Insuficiencia Yin	Insuficiencia Yin	Yang se colapsa

Pulso Flotante, débil y filiforme

Este pulso es un signo de Insuficiencia Yin o Insuficiencia Yang y Yin. Se suele ver con más frecuencia tras una pérdida de Sangre, así como en muchos patrones graves de Insuficiencia que son ligeramente más Deficientes de Yin que de Yang. El *Li Shi-zhen* dice que si el pulso se presenta tras una enfermedad grave o el posparto, es normal y la recuperación será rápida. (La tradición habla de Insuficiencia que puede recibir fácilmente tonificación o Insuficiencia que no.) Si una persona tiene dicho pulso pero no tiene síntomas de Insuficiencia que lo acompañen, se dice que el pulso "carece de raíces", pero la persona debe ser tratada con el fin de prevenir la enfermedad.

Un pulso Flotante, débil y filiforme también puede presentarse junto a un patrón Húmedo, puesto que la Humedad se "vierte por doquier" y obstruye el movimiento del Qi y la Sangre. En dicho caso, el pulso Flotante, débil y filiforme se considera que tiene una cualidad oculta y escasa. A veces un pulso Flotante, débil y filiforme aparece con Humedad Molesta y patrones Insuficiencia Bazo .

Combinaciones de Pulso Comunes

Pulso	Síntomas o/y Patrones Asociados
Flotante, débil y filiforme y cuerda	vértigo o dedos entumecidos
Flotante, débil y filiforme y rugoso	pérdida de Sangre
Flotante, débil y filiforme y rápido	Calor Húmedo

Pulso Cuero o Tambor

Dicho pulso es un signo de Insuficiencia Jing, Yin o Sangre. Es más grave que un pulso vacío ordinario puesto que en este caso el Qi Yang está menos controlado por el Yin, por lo que junto a una sensación vacía en medio, la superficie del pulso es dura y tensa. Un pulso Tambor aparece con frecuencia en abortos, hemorragia uterina, o espermatorrea.

Combinaciones de Pulso Comunes

Pulso	Síntomas y/o Patrones Asociados
Tambor, deslizante, y grande	exceso de sudor, o diarrea
Tambor y moderado sin Espíritu	Yin "muerto" que no se puede tratar

Pulso Hundido

Este pulso es con frecuencia un signo grave de obstrucción. Si un pulso Hundido es fuerte, la obstrucción normalmente es Exceso/Frío o Comida Estancada, y con frecuencia se acompaña de violentos dolores. Cuando una situación de Calor grave muestra un pulso Hundido rápido, se trata de una situación en la que patrón y pulso no casan, y por lo tanto es grave y difícil de tratar.

Si el pulso oculto carece de fuerza se trata por regla general de un signo de que el Qi Yang es insuficiente para elevar el pulso. Se ve con frecuencia en enfermedades crónicas acompañadas de vómitos, diarreas, miembros fríos, o débiles. A veces, una persona con un patrón crónico que combina Yang Hígado Arrogante e Insuficiencia Yin Riñón puede colapsarse de repente (apoplejía o "sucumbir" al Viento) y desarrollar hemiplejía, y aparecerá un pulso de este tipo. Algunas fuentes dicen que puede ser un pulso normal durante el embarazo.

Combinaciones Comunes de Pulso

Pulso	Síntomas y/o Patrones Asociados
oculto y lento	Frío Extremo: Yin Ascendente Extremo
oculto y rápido	Calor Extremo: Yang Ascendente Extremo

Pulso Confinado o Prisionero

Este pulso es básicamente una subcategoria del pulso oculto con fuerza. Vuelve a denotar obstrucción Frío con dolor y la presencia de bultos, tumores o hernia. El *Li Shi-zhen* alerta de que si este pulso se presenta en un Patrón de Deficiencia, la situación es peligrosa. Otras fuentes lo mencionan apareciendo junto a enfermedad *ben-tun*.

Pulso Agitado o Móvil

Se dice que dicho pulso es el resultado del movimiento caótico del Yin y Yang. cuando un fuerte dolor interrumpe el flujo de la Sangre, o el miedo hace que el Qi "se escape", el Qi y la Sangre pierden su función mutua de nutrir y generan este pulso desarmónico. Aunque un pulso Agitado es por regla general rápido, no implica necesariamente una condición de Calor, si no sencillamente un gran desequilibrio.

Combinaciones de Pulso Comunes

Pulso	Síntomas y/o Patrones Asociados
Agitado y frágil	palpitaciones
Agitado y lleno	dolor; obstrucción
Agitado y hueco	pérdida de jing
Agitado y fluctuante	Influencia Perniciosa Externa

Pulso Hueco

Este pulso aparece por regla general tras una gran pérdida de sangre, pero no en patrones crónicos de Insuficiencia Sangre. Puede presentarse también tras un agotamiento de fluidos debidos a vómitos, diarrea, sudor excesiva y pérdida de esperma.

Combinaciones de Pulso Comunes

Pulso	Síntomas y/o Patrones Asociados
Hueco y rápido	Insuficiencia Yin
Hueco, vacío y blando	Insuficiencia Jing; pérdida de Sangre
Hueco y nudoso	Sangre Coagulada

Pulso Difuso

Un pulso Difuso es un signo de grave Insuficiencia, en particular del Yang o de Qi Original. Sin embargo, cuando se observa en una enfermedad de Insuficiencia crónica con signos de Insuficiencia, este pulso es distinto al pulso débil mencionado anteriormente, en el que el acorde entre el pulso y el patrón significa que la condición será de tratamiento relativamente fácil. En este caso, debido a que un pulso Difuso es superficial, muestra que el Qi o Yang Normal está "desapareciendo". Se trata de extrema debilidad, y el patrón es difícil de rearmonizar. Algunas fuentes afirman que dicho pulso puede tener la cualidad desigual que se asocia en ocasiones con un pulso picado. Este pulso se observa normalmente en patrones crónicos o en patrones de agotamiento.

El significado del pulso Difuso tiende a ser el mismo sea cual sea el pulso que le acompañe. Por lo tanto se ha omitido el cuadro de combinaciones.

Notas

1. El punto de vista del *Nei Jing* se encuentra en *Su Wen*, sec. 5, Cap. 17, págs 106-107. El punto de vista del *Nan Jing* se encuentra en "Dificultad 18," págs. 45-46. Su esquema trata de los Meridianos, no distingue entre mano derecha e izquierda y es muy confuso. Los datos de este cuadro son solo una interpretación. Siguiendo dichas correspondencias, el *Nan Jing* dice que las posiciones primera, segunda y tercera representan respectivamente al Calentador Alto, Medio y Bajo. La opinión de Wang Shu He se encuentra en el *Clásico del Pulso* [22], pág. 6. Wang también dice que las posiciones primera, segunda y tercera corresponden a las secciones del Triple Calentador. Li Shi-zhen también subraya esta relación con el Triple Calentador y su punto de vista se encuentra en *Estudios del Pulso* [16], pág. 4. La opinión de Zhang Jie-bing proviene de su hito *Obras Completas de Jing-yue* (Jing-yue Quan-shu), 1624 d.C [Taipei: Guofeng, 1980], sec. 5, pág. 86.

Estilos de pulso alternativos con correspondencias en la arteria radial se encuentran también en los textos antiguos. El *Nan jing* describe las capas horizontales del pulso aparejandose con los distintos Órganos: "Con tres habichuelas de presión se alcanza la piel, que es la posición Pulmón. Seis habichuelas de presión alcanzan las Venas y se trata de la posición Corazón. Nueve habichuelas de presión alcanzan la carne y los músculos y se trata de la posición Bazo. Doce habichuelas de presión llegan a nivel de tendones y se trata de la posición Hígado. Presionar hasta el hueso ...alcanza los Riñones" (*Nan Jing,* "Dificultad 5," pág. 12). Relacionado con este método del *Nan Jing,* está el método en el que las cualidades de los pulsos se sitúan en un esquema de correspondencias. Por ejemplo, el *Nei Jing* afirma que el "Hígado está tenso; el pulso Corazón está 'enganchado' [lo que se interpreta como fluctuante]; el Bazo está 'suplente' [lo que se interpreta como blando]; el Pulmón es 'tipo pluma' [lo que se interpreta como superficial]; los Riñones son 'tipo piedra' [lo que se interpreta como profundo]" (*Su Wen,* sec. 7, Cap. 23, pág 154).

También existe un elaborado sistema de correspondencias de pulso en los textos antiguos. El esquema depende básicamente de las medidas relativas del conjunto de la arteria radial cuando se comparan con el pulso en el punto de acupuntura *ren-ying* (Estómago 9) en la arteria carótida común del cuello. Por ejemplo, si el pulso radial es el doble de grande que el pulso en la carótida, la enfermedad está localizada en el Meridiano de la Vesícula Biliar. Este método se aplica al resto de Meridianos (*Ling Shu,* sec. 2, Cap. 9, págs 89-92; *Su Wen,* sec. 3, Cap. 10, p. 69).

2. El punto de vista de Li Shi-zhen proviene de los *Estudios del Pulso.* Si se omite una opinión que atañe a ambos lados, se debe por regla general a que Li no menciona el caso. El resumen de opiniones de posiciones individuales en cada mano está tomado de Selecciones del *Examen de Pulsos* [17]. Este amplio estudio recoge exámenes de pulso de muchos textos antiguos y los cataloga bajo los veintiocho tipos en orden histórico.

3. Véase Zhang Zhong-jing, *Examen de los Desordenes producidos por Frío* [27], secs. 208, 225 y 234, para algunos ejemplos de esta situación. Liu Guan-jing (*Examen de Pulsos* [61], pág. 82) menciona que si la enfermedad occidental conocida como meningitis se acompaña de presión cerebral cada vez mayor y fiebre alta, podemos sentir en ocasiones un pulso lento. Se trata de un signo peligroso en ambos sistemas médicos.

4. Un ejemplo de esta situación se examina en *Notas de Lectura en Medicina Tradicional China* [48], pág. 34 del Instituto de Liaoning.

5. Yang Ji-zhou, *Gran Compendio de Acupuntura y Moxibustión* [26], (1601 d.C), sec. 5, pág. 164. Originalmente se basa en *Su Wun,* sec. 7, Cap. 24, pág. 54.

6. *Su Wen* [1], sec. 40, Cap. 53, pág. 280.

7. *Estudios de Pulso* [16], pág. 58.

8. Wang Shu-he, *Clásico del Pulso* [22], pág. 30.

9. Muchos médicos clásicos como Zhang Zhong-jing y Zhang Jie-bing examinan esta posibilidad.

Apéndice E
Patrones Chinos y
Algunas Enfermedades Occidentales Comunes

En el capítulo 8, hemos examinado como grandes grupos de pacientes con la misma enfermedad occidental generan con frecuencia un ramillete de patrones chinos distintos. Ello se debe a que ambos sistemas son interpretaciones consistentes del mismo cuerpo y a veces se solapan en su percepción de las funciones y localizaciones de los órganos corporales. Aunque no exista para los individuos una correspondencia de uno a uno entre las enfermedades occidentales y los patrones chinos, para un amplio grupo de pacientes la correlación entre enfermedad y patrón no es un azar. Se ha encontrado una correspondencia estadística significativa entre ambos sistemas.

Ni los signos de lengua y pulso chinos, ni otros signos generales de los que informa un medico chino permitirán a un doctor occidental establecer un diagnóstico. Del mismo modo, una única enfermedad occidental no tiene un exacto análogo en el sistema oriental. Los cuadros de este apéndice no son un atajo para ir de la medicina occidental a la oriental; más bien, resumen los preliminares para una posterior investigación y un entendimiento mutuo.

Existen en china artículos de investigación, estudios clínicos, y libros de texto que tratan cada entidad de enfermedad occidental y su relación con los patrones y métodos de tratamiento chinos. Los cuadros 53-72 presentan una lista de algunas enfermedades occidentales comunes y describen los patrones que se diagnosticaran con más frecuencia en un gran grupo de pacientes con la misma enfermedad occidental.[1] Ofrecen una idea de lo que sería observar de un modo simultaneo pacientes a través de marcos occidentales y orientales. También demuestran que el enfoque sintético chino se centra en las respuestas generales del cuerpo a una enfermedad occidental específica. Hemos de tener en cuenta que solo se citan los patrones chinos más comunes asociados con cualquier enfermedad occidental, y que cada ejemplo puede dar también otros patrones.

Cuadro 53

Enfermedades de las Arterias Coronarias

Patrón	Signos	Lengua	Pulso
Mucosidad que Obstruye el Corazón	dolor o sensación de presión en el pecho; el dolor a veces irradia descendentemente por el Meridiano Corazón; el hombro izquierdo está dolorido o entumecido; tos con flema; falta de apetito; esta condición a veces se observa en personas con exceso de peso	material pálido; saburra grasienta	inestable y tenso, o sumergido y moderado
Sangre Coagulada	dolor agudo intermitente en Corazón o pecho; palpitaciones; respiración superficial; el pecho se siente oprimido	material rojo oscuro o púrpura	profundo, picado o tenso
Deficiencia Yang Corazón	sin dolor, o el paciente se ha recuperado de un dolor agudo; aversión al frío; cansancio; sudor espontaneo; rostro blanco, grasiento e hinchado; palpitaciones o sensación de vacío en el pecho; orina clara y abundante	material pálido; saburra blanca	frágil, lento o vacío
Deficiencia Yin Corazón	sin dolor, o el paciente se ha recuperado de un dolor agudo; rostro rojo (en particular las mejillas); palpitaciones; insomnio; sudores nocturnos; sed sin deseos de beber	material rojo o punta de la lengua roja; poca saburra	tenue y rápido
Insuficiencia Yin Hígado e Insuficiencia Yin Riñón	vértigo; acúfenos; dolor de cabeza; miembros entumecidos; parte inferior de la espalda y rodillas débiles; boca seca; sudores nocturnos; palmas y plantascalientes; estreñimiento	material rojo; poca saburra	tenue, tenso, o rápido

Cuadro 54
Insuficiencia Cardiaca

Patrón	Signos	Lengua	Pulso
Deficiencia Qi Corazón y Deficiencia Qi Bazo	palpitaciones y respiración superficial tras hacer ejercicio; cansancio; cara cenicienta y pálida; sudor espontaneo; poco apetito; heces liquidas	material pálido; saburra delgada y blanca	tenue, o frágil y nudoso

Cuadro 54 (cont.)

Insuficiencia Cardiaca

Patrón	Signos	Lengua	Pulso
Deficiencia Yang Corazón y Deficiencia Yang Riñón	palpitaciones; asma; rostro, parpados y los cuatro miembros edémicos; rostro blanco y ceniciento; sudor en la frente; orina escasa; miembros fríos	pálida e hinchada; saburra blanca	tenue y frágil o nudoso, o intermitente
Insuficiencia Yang Corazón Sangre Coagulada Corazón	palpitaciones; respiración acelerada; rostro oscuro; labios violaceos; costados doloridos; los labios inferiores ligeramente hinchados; tos acompañada de sangre; orina escasa	púrpura y oscura, o material purpura con manchas rojas	tenue y picado, o nudoso, o intermitente
Insuficiencia Yang Riñón , con Agua que Radia a los Pulmones	asma; respiración perentoria; saliva y flema o incluso gran cantidad de flema espumosa por la nariz; rostro blanco-grisaceo; miembros muy fríos; perspiración abundante y fría; temor; irritabilidad	pálida; saburra blanca, grasienta	intermitente

Cuadro 55

Hipertensión Básica

Patrón	Signos	Lengua	Pulso
Fuego Hígado Llameante	vértigo; dolor de cabeza, ojos rojos doloridos; rostro rojo; enfado pronto; irritabilidad; mal gusto y boca seca; estreñimiento; orina oscura y escasa	roja o escarlata; saburra amarilla	tenso y lleno, o tenso y rápido
Mucosidad Espesa que Obstruye el Calentador Medio (Bazo)	vértigo; cabeza pesada, como si estuviera dentro de una bolsa; poco apetito; nausea; sensación de presión en el pecho y el epigastrio; miembros entumecidos	saburra grasienta y espesa	sumergido o inestable

Cuadro 55 (cont.)

Hipertensión Básica

Patrón	Signos	Lengua	Pulso
Hígado Arrogante Yang Ascendente	vértigo; acúfenos; visión borrosa; palpitaciones; insomnio; gusto amargo en la boca	material rojizo; saburra amarilla	tenso
Deficiencia Hígado Yin y Deficiencia Yin Riñón	vértigo; dolor de cabeza; puntos ante los ojos; acúfenos; palpitaciones; sudores nocturnos; irritabilidad; fiebre por la tarde; garganta seca; parte inferior de la espalda y rodillas doloridas	material rojo; poca saburra	profundo, tenso, tenue, y rápido
Deficiencia Yang Riñón	vértigo; acúfenos; pérdida de oído; rostro blanco brillante; Espíritu disminuido; parte inferior de la espalda y rodillas doloridas y débiles; temor al frío; heces líquidas; impotencia	material pálido e hinchado	frágil

Cuadro 56

Hipertiroidismo

Patrón	Signos	Lengua	Pulso
Qi Hígado Constreñido	pecho y costados doloridos; ansiedad; irritabilidad; enfado pronto; irregularidades en la menstruación; posible hinchazón en el cuello	saburra blanca y delgada	Tenso
Fuego Hígado Llameante y Fuego Corazón Ascendente	ojos saltones; temor a la luz; rostro rojo; enfado pronto; irritabilidad; temblores de lengua y manos; mucho apetito; boca seca; palpitaciones	roja	tenso y rápido con fuerza

343

Cuadro 56 (cont.)
Hipertiroidismo

Patrón	Signos	Lengua	Pulso
Insuficiencia Yin Corazón	insomnio; irritabilidad; palpitaciones; sudores nocturnos; boca seca	material rojizo; saburra delgada	tenue y rápido
Humedad Tan que Obstruye	cuello hinchado y blando; sensación de presión en el pecho; nausea; vómitos; heces líquidas; (este patrón a menudo se mezcla con uno de los tres anteriores)	saburra grisácea y delgada	sumergido o inestable

Cuadro 57
Pancreatitis Aguda

Patrón	Signos	Lengua	Pulso
Qi Hígado Constreñido	el dolor en el abdomen superior que comunica con pecho y costados; gusto amargo y boca seca; vómitos; a veces el calor se desparrama y produce escalofríos; frustración	saburra delgada amarilla y blanca	tenso
Calor Húmedo en Bazo, Estómago e Hígado	el cuadrante superior izquierdo se siente dolorido y lleno; falta de apetito; sed pero sin deseos de beber; ictericia; fiebre; dolor que a veces se comunica a la espalda y hombros; orina oscura; estreñimiento; dolor que se resiste al tacto.	material rojo; saburra amarilla grasienta	tenso, inestable y rápido
Exceso Fuego en Hígado y Vesícula Biliar	dolor en la parte superior del abdomen; dolor que se resiste al tacto o dolor lacerante que comunica con la espalda; nausea; vómitos; sabor amargo en la boca; fiebre; irritabilidad; sed; estreñimiento; orina oscura y escasa.	material rojo; saburra amarilla	fluctuante, rápido, tenso y lleno

Cuadro 58

Hepatitis Infecciosa

Patrón	Signos	Lengua	Pulso
Calor Húmedo en Bazo y Vesícula Biliar	costados doloridos; ictericia; falta de apetito; cansancio; abdomen distendido; al paciente le repele la comida grasienta; orina oscura y escasa; heces líquidas; posible fiebre	roja; saburra amarilla grasienta	inestable y rápido
Calor Veneno que se Colapsa en las fases de enfermedad Yin y Sangre	aparición rápida y aguda; ictericia; fiebre alta; irritabilidad; delirio; hemorragia; erupciones de piel	escarlata; saburra espesa amarilla y grasienta o negra	tenso y rápido
Qi Hígado Constreñido	costados dolorosos y distendidos; sensación de presión en el pecho; falta de apetito; nausea; eructos	saburra delgada	tenso
Qi Hígado Constreñido y Sangre Coagulada	dolor fijo y lacerante en el costado; masa palpable bajo las costilla; rostro oscuro; epigastrio y abdomen distendidos	oscura o con puntos rojos o púrpura	tenso y picado
Hígado que invade el Bazo	sensación de presión en el pecho; distensión; eructos; gases; poco apetito; nausea; diarrea; costado ligeramente incomodo	saburra espesa	tenso y sumergido
Insuficiencia Yin Hígado	ligero dolor en el costado; vértigo; irritabilidad; cansancio; palmas y plantas calientes; fiebre baja	roja; poca saburra	tenso y tenue
Insuficiencia Qi Bazo	cansancio; rostro blanco y brillante; falta de apetito; abdomen distendido; ligero dolor en el costado; heces líquidas	pálida; saburra blanca	vacío

Ted J. Kaptchuk

Cuadro 59

Cáncer de hígado

Patrón	Signos	Lengua	Pulso
Calor Veneno en Hígado y Vesícula Biliar	fiebre irregular; ictericia; orina oscura; hemorragia en varios lugares, por ejemplo, nariz o ano	roja; saburra amarilla grasienta	tenso y rápido
Sangre Coagulada Hígado	el Hígado se vuelve rápidamente grande y duele; el dolor esta localizado; rostro oscuro	oscura	picado
Hígado que Invade el Bazo	flanco derecho distendido y con dolor; epigastrio lleno; abdomen distendido; ascitis; falta de apetito	saburra blanca grasienta	tenso
Insuficiencia Yang Bazo e Insuficiencia Yang Riñón	delgadez progresiva; Espíritu menguado; rostro oscuro; transpiración día y noche; falta de apetito; heces líquidas	pálida	frágil

Cuadro 60

Gastritis Crónica

Patrón	Signos	Lengua	Pulso
Hígado que Invade el Bazo y Estómago	epigastrio y abdomen distendido; falta de apetito; eructos; dolor; las heces pasan con incomodidad	saburra delgada	tenso
Insuficiencia Frío en Bazo y Estómago	la incomodidad del Estómago se alivia con el frío y la presión; distensión; falta de apetito; vómitos de líquido claro	pálida; saburra blanca y delgada	lento y vacío
Humedad que Trastorna el Bazo	nausea; vómitos; falta de sed; distensión persistente; orina escasa	saburra blanca grasienta	sumergido o moderado

Cuadro 61

Colecistitis

Patrón	Signos	Lengua	Pulso
Qi Hígado Constreñido	dolor de costado o tirón; boca seca y gusto amargo; falta de apetito; nausea; epigastrio y abdomen distendidos; estreñimiento o diarrea	normal	tenso
Fuego Hígado y Fuego Vesícula Biliar	dolor agudo en costado y epigastrio que comunica con el hombro; fiebre y escalofríos intermitentes; boca y garganta secas; distensión; nausea; estreñimiento	rajada; saburra amarilla	tenso y rápido
Calor Húmedo en Hígado y Bazo	dolor en costado; abdomen y epigastrio distendidos; distensión; pesadez; cansancio; fiebre; nausea; falta de apetito; sed pero sin deseos de beber; ictericia; estreñimiento o diarrea	roja; saburra amarilla y grasienta	inestable, rápido y tenso

Cuadro 62

Glomerulonefritis Aguda

Patrón	Signos	Lengua	Pulso
Viento y Agua en Conflicto (Influencia Perniciosa que Invade los Pulmones)	irrupción aguda; en un principio los parpados y el rostro están hinchados; dolores de cabeza; fiebre; temor a las corrientes, o garganta hinchada y con dolor, o tos; orina reducida; orina rojo oscuro; la condición puede progresar hasta que todo el cuerpo tenga edema	saburra blanca y delgada	fluctuante, rápido

Cuadro 62 (cont.)

Glomerulonefritis Aguda

Patrón	Signos	Lengua	Pulso
Calor Húmedo que Recoge	todo el cuerpo hinchado; la piel es tipo cristal brillante; orina escasa; a veces sangre en la orina; orinar frecuente y perentorio; dolor de cabeza; vértigo; sabor amargo en la boca; estreñimiento	saburra amarilla grasienta	tenso, inestable, lleno
Insuficiencia Yang Bazo e Insuficiencia Yang Riñón	cuerpo hinchado; rostro blanco brillante; falta de apetito; Espíritu cansado; orina escasa; en ocasiones no hay orina; respiración rápida; vértigo; nausea; vómitos	pálida; saburra blanca	sumergido o frágil
Humedad que Trastorna el Bazo	rostro amarillo; cansancio; falta de apetito; vómitos; todo el cuerpo hinchado	saburra blanca grasienta	profundo, inestable

Cuadro 63

Glomerulonefritis Crónica

Patrón	Signos	Lengua	Pulso
Insuficiencia Yang Bazo	miembros inferiores hinchados; edema crónico intermitente; rostro hinchado; cansancio; pecho y abdomen distendidos; falta de apetito; heces líquidas	pálida; saburra blanca	sumergido o vacío, o lento

Cuadro 63 (cont.)

Glomerulonefritis Crónica

Patrón	Signos	Lengua	Pulso
Insuficiencia Yang Bazo e Insuficiencia Yang Riñón	condición crónica; orinar reducido; abdomen hinchado; edema en parte inferior del cuerpo; rostro blanco brillante; temor al frío; miembros fríos; falta de sabor; dolor en la parte inferior de la espalda; heces líquidas	pálida hinchado y húmedo	frágil
Insuficiencia Yin Hígado e Insuficiencia Yin Riñón	dolor de cabeza; vértigo; fiebre por la tarde; mejillas rojas; sudores nocturnos; acúfenos; garganta seca; insomnio; lumbago; irritabilidad; orina oscura y escasa; ligero edema o sin edema	rojiza	tenue y rápido

Cuadro 64

Infecciones del Tracto urinario

Patrón	Signos	Lengua	Pulso
Calor Húmedo que se Vierte en la Vejiga (Calor Húmedo del Calentador Inferior)	orinar frecuente, perentorio y doloroso; boca seca o sed; o fiebre, dolor de espalda, o sangre en la orina	roja; saburra grasienta	inestable y rápido
Insuficiencia Yin Riñón con Calor Humedad residual	orinar frecuente, perentorio y doloroso; orina escasa; palmas y plantas calientes; mareos; boca seca; fiebre baja, a veces intermitente	roja; saburra grasienta en la raíz	tenue y rápido
Insuficiencia Qi e Insuficiencia Yin con calor humedad residual	cansancio; vértigo; rostro blanco; falta de apetito; orinar frecuente, reducido y perentorio; dolor ligero; cierto sudor; dolor en la parte inferior de la espalda	normal	vacío

Cuadro 64 (cont.)

Infecciones del Tracto urinario

Patrón	Signos	Lengua	Pulso
Insuficiencia Bazo e Insuficiencia Riñón	cansancio; falta de apetito; miembros hinchados; espalda fría; orinar frecuente algo incomodo	saburra blanca delgada	frágil

Cuadro 65

Artritis

Patrón	Signos	Lengua	Pulso
Viento que Obstruye los Meridianos	articulaciones doloridas; el dolor cambia de lugar; a veces acompañado de fiebre; escalofríos	saburra blanca	fluctuante
Frío que Obstruye los Meridianos	articulaciones doloridas; dolor fijo; el movimiento agrava el dolor; el calor alivia el dolor; el clima frío agrava el dolor	saburra blanca	escaso
Humedad que Obstruye los Meridianos	articulaciones doloridas y pesadas; incomodidad; dolor fijo; miembros entumecidos; el clima húmedo agrava el dolor	saburra grasienta	sumergido y moderado
Viento, Frío y Humedad que Obstruye los Meridianos	distintas combinaciones de lo anterior		
Calor Viento que Obstruye los Meridianos	articulaciones doloridas; dificultad de movimientos; fiebre; sed	roja; saburra amarilla	fluctuante y rápido
Calor Húmedo que Obstruye los Meridianos	fiebre; sed; articulaciones hinchadas y doloridas; o erupciones rojas en la piel	roja; saburra amarilla y grasienta	rápido e inestable

Cuadro 66

Accidente Vascular Cerebral

Patrón	Signos	Lengua	Pulso
Tan Viento que Obstruye los Meridianos, Yang Hígado Ascendente	surgir lento; ojos y boca de soslayo; habla farfullante; miembros entumecidos o temblorosos; a veces hemiplejía; vértigo; cabeza pesada y dolorida; exceso de saliva,o pérdida de conciencia repentina, o colapso repentino	saburra blanca y grasienta	tenso e inestable
Tan Fuego que se Colapsa Repentinamente, Fuego Hígado Llameante	colapso repentino; inconsciencia; dientes apretados; palmas apretadas; temblores; cuerpo caliente; rostro rojo; ronquidos; garganta con flemas; dolor de cabeza; vómitos; orina oscura y escasa; estreñimiento	roja; saburra amarilla y grasienta	tenso, inestable, y lleno
Tan Frío que Obstruye	colapso repentino; temblores; habla farfullante; dolores de cabeza; vértigo; nausea; hemiplejía; rostro pálido; labios púrpura	pálida e hinchada, oscura	profundo y tenso
Yin y Yang que se Colapsan	ojos y boca abierta; inconsciencia; rostro pálido; mejillas ligeramente rojas; frío; sudor; manos abiertas	variable	profundo, rápido, y tenue, u oculto
Insuficiencia Qi, Sangre Coagulada	hemiplejía; habla farfullante; miembros entumecidos; cuerpo dolido y sin fuerza; cansancio; rostro pálido o hinchado	pálida con oscuridad; saburra blanca	profundo. tenue, y picado
Insuficiencia Yin Hígado e Insuficiencia Yin Riñón	hemiplejía; delgadez; cuerpo dolorido o entumecido; vértigo; insomnio; mejillas rojas; boca seca; sudores nocturnos; enfado pronto; orina oscura y escasa; estreñimiento	roja	tenso

Cuadro 67

Anemia

Patrón	Signos	Lengua	Pulso
Insuficiencia Qi e Insuficiencia Sangre en Corazón y Bazo	rostro pálido o lívido; labios y uñas pálidas; vértigo; cansancio; palpitaciones; acúfenos; falta de apetito; heces líquidas; menstruación tardía con sangre pálida	pálida; saburra blanca	vacío o frágil o tenue
Humedad que Trastorna el Bazo	rostro amarillo lívido; cuerpo hinchado; vértigo; falta de apetito; falta de sabor; nausea; abdomen distendido; miembros muy cansados; heces líquidas	pálida; saburra blanca grasienta	sumergido o inestable o tenue
Insuficiencia Yin Hígado e Insuficiencia Yin Riñón	el rostro carece de brillo; mejillas rojas, en particular por la tarde; fiebre baja; boca seca; vértigo; acúfenos; encías sangrantes	roja o escarlata	profundo, tenue, y rápido
Insuficiencia Yang Bazo e Insuficiencia Yang Riñón	rostro pálido; labios y uñas pálidas; vértigo; puntos ante los ojos; Espíritu cansado; acúfenos; miembros inferiores débiles; falta de apetito; falta de sabor; heces líquidas; miembros inferiores hinchados; a veces amenorrea	pálida e hinchada; saburra blanca	frágil

Cuadro 68

Diabetes

Patrón	Signos	Lengua	Pulso
Fuego Pulmón, Diabetes Superior	mucha sed; beber grandes cantidades de agua; boca seca	roja; saburra amarilla	fluctuante y rápido
Fuego Estómago, Diabetes Media	mucho apetito y comer en exceso; delgadez; estreñimiento	roja; saburra amarilla	rápido

Cuadro 68 (cont.)

Diabetes

Patrón	Signos	Lengua	Pulso
Fuego Riñón, Diabetes Inferior	orinar copioso y frecuente; orina turbia (como grasienta); pérdida de peso progresiva; mareos; visión borrosa; dolor de espalda; a veces acompañada de ulceración en la piel o picor; escozor vaginal	roja	profundo, tenue, y rápido

Nota: existen dos palabras en lenguaje chino para la diabetes: el nombre medico tradicional, *xiao-ke* que significa "desgaste y sed", y el término moderno *tang-niao-bing*, que significa "enfermedad de azúcar en la orina". El examen de la diabetes por su nombre tradicional aparece en los primeros textos, incluido el *Nei Jing*. Tradicionalmente se divide en tres tipos: superior, media e inferior. Cada tipo corresponde a un acento desproporcionado en los tres síntomas principales: sed, hambre y orinar excesivo. La Insuficiencia Yin se asocia normalmente con los tres tipos. Un diagnóstico tradicional de "desgaste y sed" también incluirá enfermedades próximas a la entidad moderna de la diabetes. Lo contrario también es cierto –alguien con tang-niao-bing no tendrá necesariamente xiao-ke. Véase nota a pie de pág. 226

Cuadro 69

Enfermedad de Pelvis Inflamatoria

Patrón	Signos	Lengua	Pulso
Fuego Corazón que Recoge Veneno en el Calentador Inferior	surgir repentino; fiebre; bajo abdomen doloroso; el dolor rechaza el tacto; leucorrea amarilla espesa y olorosa; dolor en la parte inferior de la espalda; orinar frecuente o molesto; falta de apetito; nausea; boca seca; estreñimiento	roja; saburra amarilla	tenso y rápido
Qi Estancado Sangre Coagulada en Calentador Inferior	dolor en el bajo abdomen e hipogastrio; el abdomen tiene sensación de caída o dolor lacerante; dolor en parte baja de la espalda; leucorrea; a veces masa palpable en el hipogastrio	pálida, oscura; saburra blanca o puntos rojos	tenso y picado

Cuadro 69 (cont.)

Enfermedad de Pelvis Inflamatoria

Patrón	Signos	Lengua	Pulso
Insuficiencia Qi Bazo e Insuficiencia Qi Riñón	leucorrea clara; dolor en la parte inferior de la espalda; bajo abdomen distendido que empeora tras el esfuerzo; cansancio; miembros inferiores hinchados; vértigo; temor al frío; falta de apetito; orinar frecuente; heces líquidas	pálida, blanco	frágil y sumergido

Cuadro 70

Neumonía

Patrón	Signos	Lengua	Pulso
Calor Viento que Invade los Pulmones	escalofríos repentinos y fiebre; dolor de cabeza; garganta dolorida; tos; dolor en el pecho; pequeña cantidad de flemas espesas; boca seca	saburra blanca delgada o saburra amarilla delgada	fluctuante y rápido
Calor que Obstruye el Qi Pulmón	fiebre alta; rostro rojo; sudor pero sin bajar la fiebre, o poco sudor; sed y deseo de beber; tos con espesa flema amarilla, a veces con sangre; respiración superficial; asma; dolor en el pecho	roja; saburra amarilla	rápido e inestable
Insuficiencia Qi pulmón e Insuficiencia Yin Pulmón	normalmente se produce en un periodo de recuperación tras fiebre alta; tos seca; poca flema; fiebre por la tarde; Espíritu cansado; pocas ganas de hablar; irritabilidad; enfado rápido; orina escasa; estreñimiento	roja o escarlata; saburra amarilla o pelada	profundo, tenue, y rápido

Cuadro 70 (cont.)

Neumonía

Patrón	Signos	Lengua	Pulso
Calor que se colapsa en la porción Ying de las cuatro fases y el pericardio	fiebre alta; tos; dolor en el pecho; tos de flema con sangre o Tan sucio; garganta seca; boca seca sin deseos de beber; Espíritu confuso; en ocasiones habla delirante; convulsiones; rostro rojo; irritabilidad; coma ocasional	seca escarlata; saburra grisácea	profundo, tenso, delgado, y rápido
Qi Colapsado	respiración débil; cianosis; rostro blanco-grisaceo; sin fiebre o caída repentina de la fiebre; miembros fríos; sudor frío; Espíritu confuso	pálida	frágil

Cuadro 71

Escarlatina

Patrón	Signos	Lengua	Pulso
Influencia Perniciosa en la porción Wei de las cuatro fases	dolor de cabeza; fiebre; escalofríos; garganta dolida, hinchada y roja; dificultad para tragar; ojos rojos; nausea; orina escasa y oscura	erupciones rojas en la punta de la lengua; saburra blanca grasienta	fluctuante y rápido
Influencia Perniciosa Calor simultáneamente en las porciones Sangre y Qi	fiebre alta; sudor; garganta roja ulcerada y dolorida; todo el cuerpo puntuado con erupciones brillantes; sed; labios secos; estreñimiento	roja o escarlata; saburra amarilla	fluctuante y rápido
Qi y Sangre "Quemados"	erupciones muy juntas; fiebre alta; tos; respiración rápida; dificultad al respirar; rostro gris o azul-verdoso; sudor; sed	rajada con puntos rojos escarlata profundo	tenue y rápido

Cuadro 71 (cont.)

Escarlatina

Patrón	Signos	Lengua	Pulso
Calor Extremo que Genera Viento	fiebre alta; irritabilidad; delirio; Espíritu turbio; convulsiones en los cuatro miembros; mirada hacia arriba; dientes apretados; rostro azul-verdoso; erupciones en la piel; respiración ruidosa; cianosis	seca, roja	profundo, tenue y rápido
Insuficiencia Yin Pulmón e Insuficiencia Yin Estómago	piel seca con escamas que se desprenden (descamación); Espíritu cansado; falta de apetito; labios secos; garganta dolorida; se trata de una fase de recuperación	seca, roja	profundo y tenue

Cuadro 72

Resfriado Común

Patrón	Signos	Lengua	Pulso
Influencia Perniciosa Viento Frío	fiebre baja; escalofríos agudos; sin perspiración; miembros doloridos; nariz cargada o que mana; garganta picante; tos con flema blanca o clara	saburra blanca delgada	flotante y tenso
Influencia Perniciosa Viento Caliente	fiebre alta; ligeros escalofríos; dolor de cabeza; sudores; garganta seca o dolorida; sed; tos con espesa flema amarilla; orina oscura	saburra amarilla delgada	flotante y rápido

Cuadro 72 (cont.)

Resfriado Común

Patrón	Signos	Lengua	Pulso
Influencia Perniciosa Viento Frío con Humedad	signos de Viento Frío; la cabeza se siente hinchada como si estuviera dentro de una bolsa; miembros muy cansados; articulaciones pesadas y doloridas	saburra blanca grasienta	Flotante, débil y filiforme
Influencia Perniciosa Calor Verano con Humedad	signos de Viento Calor; nausea; diarrea; mucha sed; irritabilidad; mucho sudor; se produce en verano	saburra amarilla grasienta	Flotante, débil, filiforme y rápido
Influencia Perniciosa de sequedad	signos de Viento Calor; nariz seca; labios cortados; tos seca sin flema	roja; saburra amarilla seca	Flotante, filiforme y rápido

Notas

1. Los Cuadros 53-72 se han recopilado a partir de exámenes de las revistas de medicina china que aparecen en la Bibliografía, así como en los siguientes textos: *Medicina Interna y Pediatría,* [40] Instituto Chengdu; *Medicina Tradicional China Interna,* [44] Instituto Provincial de Guangdong; *Fundamentos de Medicina Tradicional China* [75], Ministerio de Guangzhou; *Manual Clínico de Medicina Tradicional China de Enfermedades Comunes* [47] Instituto Jiangsu; *Medicina Interna,* vols. I y II [79]; Comisión Regional Revolucionaria de Luoyang para la Salud; *Medicina Interna Práctica* [83] Hospital Medico Principal de Shanghai; *Manual de Medicina Interna* [88], Segundo Hospital Médico de Shanghai; *Estudio Clínico de Medicina Tradicional China* [90] Comité Provincial de Zhejiang.

Apéndice F
Los Órganos Curiosos

El *Nei Jing* menciona seis Órganos Curiosos o misceláneos y, de vez en cuando, de pasada se refiere a uno u otro. Dichos Órganos –el Cerebro, la Médula, los Huesos, el Utero, las Venas y la Vesícula Biliar– se dice que formalmente se parecen a los Órganos Yang y en su función a los Órganos Yin. "Almacenan el Yin e imitan a la Tierra; por lo tanto almacenan y no dispersan,"[1] mientras que los Órganos Yang "dispersan y no almacenan".[2] Estos Órganos Curiosos en realidad son, tanto en la teoría como en la práctica, de poca importancia; cualquier función específica que puedan tener, se asume, y es accesoria a ellos, bajo las funciones de los Órganos primarios. Por lo tanto se prefiere el tratamiento en Órganos o Meridianos primarios.

La Vesícula Biliar ya ha sido examinada, junto a los Órganos Yang (Véase Cap. 3).

El Cerebro, la Médula y los Huesos en el *Nei Jing* a veces son indistinguibles unos de otros, y son siempre inseparables del Riñón, tanto en concepción como función. Como los Riñones, dependen de la combinación de Jing prenatal y postnatal. "Cuando se crea un individuo, primero se forma el Jing; a partir del Jing se forman el Cerebro y la Médula."[3] "el Jing de Cinco Granos [Jing postnatal] forma una crema que se filtra en los espacios vacíos de los Huesos para nutrir al Cerebro y a la Médula."[4]

La función principal de la Médula es nutrir los huesos. Hemos de señalar que la palabra china que aquí traducimos por "Médula" se refiere no solo a la médula de los hueso sino también a la columna vertebral. Si hay suficiente Médula, los Huesos son fuertes.[5] Si la Médula es insuficiente, los Huesos serán débiles. Los niños con Médula insuficiente tienen problemas de crecimiento óseo.

El Cerebro es el "océano de la médula"[6] Es responsable de la fluidez de movimiento en el cuerpo, así como de la sensibilidad de ojos y oídos. Al Cerebro, al igual que los Huesos, lo nutre la Médula. Cuando el Cerebro no está nutrido por "ser insuficiente la Médula, el Cerebro carece de coordinación, se producen zumbidos en los oídos, temblores, mareos, mala visión y ociosidad lánguida."[7]

Los Huesos están "gobernados por los Riñones" y proporcionan apoyo estructural al cuerpo.

Posteriormente se desarrolló en la tradición médica una gran comprensión de dichos Órganos. Li Shi-zhen, por ejemplo, creía que el Cerebro era el océano de la conciencia[8] pero una vez se entendió el Cerebro, la Médula y los Huesos, sus trastornos se trataron con hierbas o agujas dirigidas al Riñón o Meridiano del Riñón.[9]

El Utero es importante para dos procesos básicos, la menstruación y la gestación. Los chinos creen sin embargo que ambos procesos están gobernados, sino anatómicamente, *funcionalmente,* por otros Órganos y por los Meridianos.

Los periodos de menstruación no pueden producirse sin un meridiano de la Concepción "comunicante" y un Meridiano Penetrante "lleno".[10] (El Meridiano Penetrante es uno de los Meridianos extra, y se le conoce como el "océano de los Doce Meridianos").[11] Se dice que ambos meridianos "surgen en el útero".[12] La menstruación también depende del Jing del Riñón y de las funciones Sangre del Bazo y del Hígado. Por lo tanto aunque el Utero está implicado en la correcta función de la menstruación, el tratamiento para los trastornos menstruales se dirige generalmente hacia el Hígado, Bazo o Riñones o Meridianos relacionados.

Puesto que el Utero es también el lugar en que reside el feto a lo largo del embarazo, la palabra china para Utero significa literalmente "palacio del niño". La mayoría de las funciones del embarazo, sin embargo, se consideran la provincia de los Meridianos Penetrante y de la Concepción y del Bazo, Hígado y Riñones. Se trata de un ejemplo del énfasis de la medicina china en la función y su relativa indiferencia con respecto a la estructura.

Las Venas son el "Órgano Yang de la Sangre"[13] y el medio por el que la mayor parte de la Sangre se transporta a lo largo del cuerpo. La tradición afirma que el Qi se asocia con la Sangre en las Venas[14] y que el Qi y la Sangre están ambos en los Meridianos, pero la distinción entre Venas y Meridianos no está clara. Está implícito que las Venas llevan relativamente más Sangre y los Meridianos relativamente más Qi. Los trastornos de las Venas se tratan a través de los otros Órganos; por ejemplo, el Corazón gobierna la regularidad del flujo; el Hígado una distribución equilibrada, y el Bazo la capacidad de mantener a la Sangre en su camino.[15]

Notas

1. *Su Wen* [1], sec. 3, Cap. 11, pág. 77
2. Ibid
3. *Ling Shu* [2], sec. 3, Cap. 10, pág. 104.
4. Ibid., sec. 6, Cap. 36, pág. 289.
5. *Su We*n, sec. 24, Cap. 81, pág. 573.
6. *Ling Shu*, sec. 6, Cap. 33, pág. 275.
7. Ibid., pág. 277.
8. *Bases* [53], pág. 97. Shanghai Institute
9. Encontramos una excepción en el *Nan Jing*, en el que los Huesos y la Médula se considera que tienen su propio "punto de encuentro" que permite sean tratados no a través del los otros Órganos, sino como entidades propias. El punto del Hueso es Vejiga 11 (*Da-zhu*) y el punto de la Médula es Vesícula Biliar 39 (*Jue-gu*, también llamado *Xuan-zhong*). *Nan Jing*, "Dificultad 45," pág. 104.
10. *Su Wen*, sec. 1, Cap. 1, pág. 4.
11. *Ling Shu*, sec. 6, Cap. 33, p. 275.
12. Ibid., sec. 10, Cap. 65, pág. 447.
13. *Su Wen*, sec. 5, Cap. 17, p. 98.
14. *Ling Shu*, sec. 6 Cap. 30, pág. 276.
15. Una excepción, en la que las Venas son tratadas como una entidad independiente del resto de los Órganos, se encuentra en el examen de "puntos de contacto" en el *Nan Jing*. El punto de acupuntura Pulmón 9 (*tai-yuan*), el "punto de contacto" de las Venas se considera que trata las Venas directamente. *Nan Jing* [3], "Dificultad 45," pág. 104.

Apéndice G
Una Nueva Mirada
al Examen de Observación

Este apéndice es un breve resumen de algunas ideas tradicionales básicas con respecto al Examen de Observación.

Cabeza, Pelo y Rostro

El desarrollo de la cabeza del niño es un buen indicativo del estado del Jing, puesto que el Jing controla la maduración. Si la cabeza de un niño es demasiado pequeña o demasiado grande, y el desarrollo mental es malo, se trata de un signo de Insuficiencia Jing Riñón. Una fontanela que se hunde por regla general indica una condición Deficiente; una fontanela levantada es signo de Exceso.

El pelo de la cabeza se considera la "magnificencia del Riñón" y la "gloria de la Sangre". Se le denomina también el "exceso de Sangre". Un pelo muy fino (si no se trata de una característica de un grupo étnico o una familia concreta), el pelo que cae con facilidad, seco, débil o lacio puede ser un signo ya sea de Insuficiencia Jing o Insuficiencia Sangre. El pelo que se cae de repente y en mechas es por regla general un signo de Insuficiencia Sangre Afectada por Viento.

Como en toda cultura tradicional, en China floreció la fisiognomía. Los textos médicos antiguos la mencionan, pero el grueso de la tradición médica la considera arcana y le presta poca atención. Según la fisionomía china, cada zona del rostro corresponde a un Órgano concreto, por lo que la desarmonía en dicho Órgano afectara la complexión, la textura, o humedad del área facial correspondiente. Dos de estos conjuntos de correspondencias se muestran más adelante en las Figuras 46 y 47. La primera (Figura 46) pertenece a la sección Su Wen del *Nei Jing*.[1] La segunda pertenece a la sección *Ling Shu* del *Nei Jing*.[2] Las ilustraciones se incluyen solo como referencia y son marginales a la práctica médica china.[3] Son por, otro lado, típicas de la falta de consistencia interna del *Nei Jing*.

Figura 46

Fisiognomía en el Su Wen

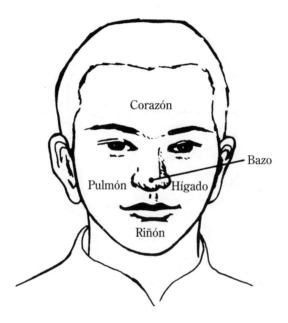

Ojos

Aunque es el Hígado el que se despliega en los ojos, el estado de todos los Órganos se refleja en ellos puesto que el puro Qi Jing de todos los Órganos "fluye a través de los ojos".[4] El aspecto general de los ojos es especialmente importante para percibir el Shen. Unos ojos vivaces indican que el Jing no está dañado. Ojos rígidos, inflexibles de "madera" muestran una condición de Viento o Insuficiencia. Si el blanco de los ojos está rojo, se trata de un signo de condición Calor causada ya sea por Influencias Perniciosas Externas o exceso de Calor de un Órgano. Cuando el blanco es turbio o confuso, se trata de un signo de Humedad; una coloración purpura indica Viento Hígado. Las lagrimas irregulares son por regla general un signo de Fuego Hígado. "Arena en los ojos", sin rojez, indica normalmente humedad o Bazo débil. Si las pupilas son difusas y amplias, se trata de un signo de Insuficiencia Yin Riñón, o de envenenamiento, y a veces se trata de una condición grave. El temor a la luz brillante es normalmente un signo de Exceso. Cuando las bolsas de los ojos son grises y abombadas, con frecuencia significa Insuficiencia Qi Riñón. Los ojos saltones la mayoría de las veces indican Calor combinado con Tan.

Figura 47

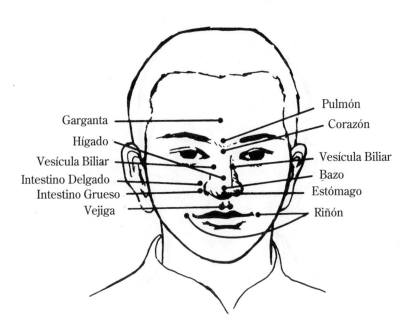

Distintas zonas del ojo se dice que corresponden a ciertos Órganos. Manchas, descoloración, erupciones, y otros desordenes de estas áreas se cree que reflejan la condición del Órgano correspondiente (Véase Figura 48.)[5] Dicha correspondencia es a veces útil, pero como toda correspondencia mecánica (Véase apéndice H), no es muy precisa.

Oídos y Nariz

Los Riñones se despliegan en los oídos; el Triple Calentador y los Meridianos de la Vesícula Biliar (Pie y Mano Shao-yang) pasan a través de los oídos y las controlan. El *Nei Jing* también afirma que todos los Meridianos comunican con los oídos,[6] y por lo tanto los oídos pueden reflejar cambios en muchos de los Órganos.

Orejas secas u orejas contraídas y negro-grisaceas, en particular en enfermedades crónicas, son un signo de Jing Riñón que se agota. Orejas rojas denotan Calor o Viento, o ambos; orejas púrpura denotan Frío y Deficiencia; orejas negras indican que el Agua está agotada. Pus en los oídos es normalmente un signo de Calor Húmedo en el Meridiano de la Vesícula Biliar.

Figura 48

Zonas del Ojo y Órganos Correspondientes

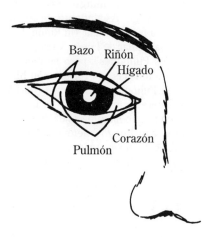

Los pulmones se despliegan en la nariz, y los Meridianos del Intestino Grueso y el Estómago (Mano y pie Yang-ming) pasan a través de la nariz y la controlan.

Si la nariz se mueve por si misma como un fuelle, se trata de un signo de Calor en los Pulmones. Si los orificios de la nariz están secos, se trata de un signo de Calor o Sequedad. Orificios negros ardientes denotan Calor extremo. Una nariz roja indica Calor. Una nariz roja hinchada, de tipo borracho, denota Humedad de Estómago y Bazo, y Calor o Sangre Coagulada. Una nariz blanca denota Insuficiencia Qi; si también es brillante, con frecuencia significa que hay Comida Estancada en los Intestinos.

Labios, Boca, Dientes, y Garganta

Los labios son la abertura del Bazo pero también pueden reflejar los estados de otros Órganos. Labios pálidos y blancos son un signo de Insuficiencia y Frío. Labios rojos, más oscuros de lo normal, significan Calor. Labios secos y ardientes son signo de Calor que daña los Fluidos. Azul-verdoso (color "Qing") denota frío o dolor; azul-verdoso purpura es un signo de que el Frío está produciendo Sangre Coagulada. Grietas o rajas denotan Calor Bazo o Estómago. Labios temblorosos son por regla general un signo de Viento o de Bazo débil que no puede mantener los labios en su lugar. Salivación excesiva indica con frecuencia un Bazo débil trastornado por Humedad o indica Calor en el Estómago. Si la boca está desviada (como en la hemiplejía), indica Viento. Incapacidad de cerrar la boca es un signo de gran Insuficiencia.

Los dientes se consideran el "exceso de los huesos". Los Huesos están gobernados por los Riñones, y por lo tanto los dientes están estrechamente relacionados con los Riñones. El Meridiano del Estómago (Pie Yang-ming) está conectado con la encías. Los dientes o encías secas son por regla general un signo de calor Estómago. Encías rojas, hinchadas o calientes son normalmente un signo de Fuego Estómago pero pueden también asociarse con Insuficiencia Yin Riñón con Fuego Vacío Ascendente. Si los dientes tienen el aspecto de huesos secos, por regla general indica Insuficiencia Yin Riñón. El rechinar de dientes nocturno se considera un signo de Calor, en particular de Fuego Vacío.

La garganta es "la puerta de los Pulmones", pero se dice que todos los Órganos están conectados con ella. Si la garganta o tonsilas son rojas, están hinchadas o duelen, se trata de un signo de Calor, en particular en Pulmones o Estómago (el Meridiano del Estómago pasa por esta zona). Si también hay ulceraciones, se trata de un signo de Calor extremo. Una garganta crónicamente dolorida con poca o ninguna rojez denota Calor generado ya sea por un patrón de Insuficiencia Yin Riñón con Fuego Vacío Ascendente o por un patrón de gran Insuficiencia Yang Riñón con Yang Ilusorio Ascendente. La sensación de un bulto en la garganta se asocia con frecuencia con Qi Hígado estancado.

Piel y Erupciones de Piel

La piel macilenta es un signo de que los fluidos están dañados. La piel hinchada que se hunde al presionar es un signo de edema y de Exceso de Fluidos.

Las erupciones que se pueden sentir con la mano se consideran menos serias que las que no se pueden sentir. Si las erupciones que son rojas y húmedas tienen también un aspecto oscuro ello es signo de enfermedad grave. Las erupciones que no pierden color al ser presionadas y las que tienen bordes muy claros se consideran menos graves que las erupciones con bordes menos claros y aquellas en las que desaparece la rojez con la presión.

Cuando se producen erupciones rojas a lo largo de una enfermedad Perniciosa Externa de Calor, ello indica que el Calor ha entrado en la Sangre. La presencia de dichas erupciones por regla general quiere decir que el Qi normal será capaz de expulsar la influencia Perniciosa. No es así, sin embargo, en casos en las que hay un número extraordinario de erupciones o cuando las erupciones están agrupadas muy juntas. Si no se producen erupciones a lo largo de una enfermedad en las que son un síntoma típico, ello indica que la Influencia Perniciosa está obstruida en la Sangre. Se considera una situación peligrosa.

Las erupciones rojas que se producen en ausencia de Influencias Perniciosas son normalmente signos de Calor Interno en la Sangre. Sin embargo si las erupciones se reproducen y no existen otros signos de Calor, con frecuencia significa que el Qi es demasiado débil para mantener la Sangre en su Camino.

Las erupciones llenas de fluido son signos de Humedad.

Los forúnculos grandes, hinchados, rojos, calientes y dolorosos son signo de "Veneno Fuego". Las ulceraciones planas y que no afectan al color de la piel son signos de Insuficiencia y se denominan ulceraciones Yin.

Notas

1. *Su Wen* [1], sec. 9, Cap. 32, pág. 189

2. *Ling Shu* [2], sec. 8, Cap. 49, págs. 364-365.

3. Los dibujos están basados en los del Instituto de Guangdon, *Notas de Diagnosis Medica Tradicional China* [43], págs. 30-31.

4. *Ling Shu,* sec. 12, Cap. 80, pág. 571.

5. La Figura 48 se basa en la que aparece en la página 2 de las *Sutilidades del Océano de Plata* de Sun Si-miao [18], un libro que apareció por primera vez en el 628 d.C convirtiéndose en el primer texto de oftalmología en la tradición medica china. La correspondencia de Sun Si-miao se basa en su interpretación de un examen del *Ling Shu*, sec. 12, Cap. 80, pág. 576.

6. *Ling Shu*, Sec. 1, Cap. 4, pág. 39.

Ted J. Kaptchuk

Apéndice H
Las Cinco Fases (Wu Xing)*

La teoría de las Cinco Fases es un intento de clasificar fenómenos en términos de cinco procesos quintaesenciales, representado por los emblemas de Madera, Fuego, Tierra, Metal y Agua. Su lugar en la medicina china y otros estudios intelectuales chinos ha sido mal interpretado desde que los occidentales intentaron explicar la filosofía natural china a occidente hace más de trescientos años. A lo largo de este siglo, el mundo académico ha hecho algunos avances hacia una mejor interpretación de la teoría de las Cinco Fases,[1] pero es infrecuente una comprensión auténtica entre la gente comprometida en la práctica de la medicina china en occidente. El propósito de este apéndice es explicar la teoría de las Cinco Fases en el contexto de la medicina china y ofrecer alguna luz sobre su valor clínico.

Las Cinco Fases no son de modo alguno constituyentes definitivos de la naturaleza. Esta interpretación errónea se ha incorporado desde hace mucho en la equivocada y muy común traducción de "Cinco Elementos" y ejemplifica los problemas que se presentan al observar los asuntos chinos en el seno de un marco de referencia occidental. El término chino que traducimos como "Cinco Fases" es *wu xing*. Wu es el número cinco, y *xing* significa "caminar" o "moverse", y quizás de un modo más pertinente, implica un proceso. El *wu xing*, por lo tanto, son cinco clases de procesos; de ahí las Cinco Fases, y no los Cinco Elementos. La teoría de las Fases es un sistema de correspondencias y patrones que subyace acontecimientos y cosas, en particular en relación a su dinámica.

Especificando más, cada Fase es un emblema que denota una categoría de funciones y cualidades relacionadas. La Fase denominada Madera se asocia con funciones activas que están en una fase de crecimiento. El Fuego designa funciones que han alcanzado un estado de actividad máxima y están a punto de empezar un declive o un periodo de reposo. El Metal representa funciones en un estado de declive. El Agua representa funciones que han alcanzado un estado de reposo máximo y están a punto de cambiar la dirección de su actividad. Por último, la Tierra denota equilibrio o neutralidad; en cierto sentido, la Tierra es un amortiguador entre las otras Fases. en el sentido de que las Fases relacionan fenómenos observables de la vida humana en imágenes derivadas del macrocosmos, teniendo una función semejante a la de los elementos de otros sistemas médicos.

Utilizando términos más concretos, las Cinco Fases pueden usarse para describir el ciclo anual en términos de crecimiento y desarrollo biológicos. La Madera corresponde a la primavera, el Fuego al verano, el Metal al otoño, y el Agua al invierno. ¿Y la Tierra? La Tierra puede representar la transición entre cada estación (y se utiliza comunmente para representar el "verano indio"). Dichas correlaciones, como muestra el diagrama de la Figura 49, se conocen como el orden de Mutua Producción de las Cinco Fases. Representan el modo en que interactuan las Cinco Fases y surgen la una de la otra en el típico ciclo anual. Existen treinta y seis posibles ordenes matemáticos en los que pueden ordenarse las Cinco Fases, pero en realidad solo se utilizan unos pocos de ellos, ya sea en medicina o en otras disciplinas.

* Este apéndice ha sido escrito en colaboración con Dan Bensky y la ayuda de Kiiko Matsumoto.

Figura 49

Orden de Mutua Producción de las Cinco Fases

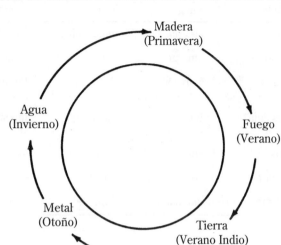

La aplicación de las Cinco Fases al crecimiento estacional es solo un ejemplo de como se utilizaba el sistema. En su momento, las cinco categorías genéricas se utilizaban para clasificar muchas más percepciones, desde colores, sonidos, olores y sensación de gusto a emociones, animales, dinastías, los planetas y por último todo el universo. (véase Cuadro 73). Se hacían también correlaciones entre las Fases y los distintos Órganos y regiones anatómicas, que es de donde surgió la conexión entre las Fases y la medicina.[2]

Cuadro 73
Correspondencias de las Cinco Fases

	Madera	Fuego	Tierra	Metal	Agua
Dirección	este	sur	centro	oeste	norte
Color	azul verde	rojo	amarillo	blanco	negro
Clima	ventoso	caliente	humedad	seco	frío
Sonido Humano	grito	risas	canto	lloros	gemir

Cuadro 73 (cont.)
Correspondencias de las Cinco Fases

	Madera	Fuego	Tierra	Metal	Agua
Emoción	ira	alegría	melancólico	aflicción	temor
Gusto	agrio	amargo	dulce	picante	salado
Órgano Yin	Hígado	Corazón	Bazo	Pulmones	Riñón
Órgano Yang	Vesícula Biliar	Intestino Delgado	Estómago	Intestino Grueso	Vejiga
Orificio	ojos	lengua	boca	nariz	oídos
Tejido	tendones	venas	carne	piel	huesos
Olor	cabruno	quemado	fragante	rancio	pútrido

Antes de explorar el uso de la teoría de las Cinco Fases en medicina, será útil considerar su historia y relaciones con el pensamiento del Yin-Yang. Mientras que la teoría Yin-Yang se remonta a la antigüedad china, la teoría de las Cinco Fases no está documentada hasta el siglo IV a.C.[3] Es por lo tanto razonable asumir que un esquema tan complejo como la teoría de las Cinco Fases no surgiera de un modo espontáneo. El marco debe haberse ido gestando durante algún tiempo. Algún apunte de las Cinco Fases puede encontrarse en muchos escritos del periodo que va del 500 a.C. al 200 a.C., que fue una época de un gran fermento intelectual, político y social en China.[4] La teoría de las Cinco Fases fue sistematizada por primera vez por Zou Yen (aproximadamente del 350 a. C. al 270 a.C.) y sus seguidores.[5] El acento original de la teoría era más político que científico. El calendario correcto de los ritos y la sucesión de las dinastías fue interpretado en su mayor parte a través de la dinámica de las Fases, que entonces se conocían como las Cinco Virtudes o Poderes. Como comenta Joseph Needham "había grandes y tensos debates sobre los colores, notas musicales e instrumentos, sacrificios, etc. [según las Cinco Fases], adecuados a una dinastía o emperador concretos."[6]

El número cinco era importante en la numerología del periodo, en particular para la clasificación de las cosas Terrenas. Otros números, como el seis, el cuatro, y el tres, se utilizaban en las primeros esquemas de clasificación para cosas pertenecientes al Cielo.[7] Es difícil precisar si la importancia del número cinco llevó a la teoría de las Cinco Fases o fue la popularidad de las Cinco Fases la que llevó a que las cosas se clasificaran por cincos.

A lo largo del siglo III y IV a.C., la teoría de las Cinco Fases y la teoría del Yin-Yang existían simultáneamente e independientemente la una de la otra.[8] Por ejemplo, Lao Tzu y Chuang Tzu se refieren ampliamente al Yin y Yang pero no mencionan las Cinco Fases. A diferencia de otras culturas tradicionales con sistemas de correspondencias elementales (Por ejemplo, los Cuatro Elementos griegos o los Tres Dohas hindues), los chinos tienen por lo tanto dos sistemas de referentes. No fue hasta la dinastía Han, un periodo de gran eclecticismo y síntesis, cuando los dos sistemas empezaron a mezclarse en la medicina china. "Los cinco elementos [Fases] [que] no han formado parte de las más antiguas especulaciones medicas chinas" se incorporaron en la tradición clínica que culminó en el *Nei Jing*.[9] Algunas partes del *Nei Jing* se refieren a las Cinco Fases, y otras no lo hacen. Pero otros textos, como *El Examen de los Trastornos Producidos por Frío* y la biografía de Bian Que en el *Shi ji* o *Archivos Históricos,*[10] no mencionan por ningún lado la teoría de las Cinco Fases.[11] La teoría de las cinco Fases siguió cambiando incluso tras su incorporación a la medicina china. No fue hasta la dinastía Song (960-1279 d.C.) cuando las relaciones entre Fases se utilizaron comunmente para explicar la etiología y procesos de la enfermedad.[12]

Se hicieron muchos intentos para cuadrar las Cinco Fases claramente en la estructura Yin-Yang. Por ejemplo, Madera y Fuego se consideraban las Fases Yang, activándose en el carácter, mientras que Metal y Agua, asociados con funciones quintaesenciales, eran las Fases Yin. La Tierra representaba el punto de equilibrio entre el Yin y el Yang. Pero a pesar de este aparente exitoso matrimonio entre las Cinco Fases y la teoría del Yin-Yang, los dos sistemas de correspondencia con frecuencia daban distintas interpretaciones sobre la salud y la enfermedad.[13] Por ejemplo, la teoría de las Cinco Fases puede acentuar las siguientes correspondencias presentadas en el *Nei Jing*: El Hígado se despliega en los ojos; el Riñón en los oídos; el Corazón en la lengua. Un trastorno en un orificio concreto se asociara necesariamente a su Órgano correspondiente. La teoría Yin-Yang, por otro lado, puede acentuar afirmaciones bastante distintas a las del *Nei Jing*: El puro Qi de todos los Órganos se refleja en los ojos; todos los Meridianos se encuentran en la oreja; la lengua está conectada a la mayoría de los Meridianos. La teoría Yin-Yang no apreciará necesariamente un vinculo entre parte y parte. Por el contrario, toda desarmonía de ojos, oídos o lengua se interpretaran en términos de patrones. Por lo tanto, un trastorno ocular puede formar parte de una desarmonía Hígado o quizás de una desarmonía Pulmón, Riñón o Bazo, según sea la configuración de otros signos. Las diferencias entre estas interpretaciones medicas provienen del hecho de que la teoría de las Cinco Fases acentúa las correspondencias de uno a uno, mientras que la teoría Yin-Yang acentúa la necesidad de comprender el conjunto de la configuración de la que depende la parte. Por lo tanto, aunque la teoría de las Cinco Fases es ideológicamente más dinámica que por ejemplo los sistemas griego o hindú, y realmente puede aplicarse creativamente a la práctica medica, se convierte en un sistema rígido. La teoría Yin-Yang, por otro lado, con su acento en el cambio y un punto de vista taoísta sobre la importancia del todo, permite una gran flexibilidad. Era por lo tanto fácil de adaptar a las necesidades de la práctica clínica.

La medicina china, con el fin de ajustarla con la experiencia medica real, tuvo que tomarse muchas libertades con la teoría de las Cinco Fases. La fisiología que nació de la teoría de las Cinco Fases, por ejemplo, no es idéntica a la fisiología medica tradicional china. La tradición se basa en la observación empírica, está íntimamente conectada con la teoría Yin-Yang, y se concentra en las funciones de los Órganos, extrapolando sus interrelaciones a partir de sus funciones. Los Órganos son por lo tanto la clave del sistema. La teoría de las Cinco Fases no siempre concuerda con esta comprensión, y cuando ello sucede, sencillamente se ignora.[14] Por ejemplo, en la fisiología de las Cinco Fases, el Corazón corresponde al Fuego. Los textos chinos tradicionales, sin embargo, consideran los Riñones (Puerta de la Vida Fuego) como la base fisiológica para el Fuego (Yang) del resto de los Órganos. Por lo tanto la correspondencia formal de la teoría de las Cinco Fases se olvidará convenientemente.

Uso de las Cinco Fases en Medicina

Con las Cinco Fases se asocian innumerables correspondencias, algunas de las cuales son útiles, mientras que otras no. El distinguir entre ambos grupos puede ser difícil, y cada practicante tiene su punto de vista. Algunos practicantes gustan de correspondencias como las de plantas y semillas; otros no. Los olores son excluidos de muchas listas,[15] pero ciertos practicantes consideran que son clínicamente bastante útiles.[16] Las correspondencias que tienen un uso general en medicina aparecen en el Cuadro 73. Las correspondencias médicas útiles pueden dividirse en dos grupos. Están aquellas que tienen un sentido metafísico en el marco del pensamiento chino, o que se construyen para tener asociaciones fuera del cuerpo (a veces asociaciones forzadas). Existen correspondencias derivadas no de premisas metafísicas, sino de funciones de los Órganos o de la observación empírica. El mejor ejemplo de lo anterior es el color: verde para Madera (arboles), rojo para Fuego, amarillo para Tierra (el suelo del norte de china, donde se originó la correspondencia, es amarillo), blanco para Metal (plateado brillante), y negro para el Agua (el tono tinta de las profundidades del océano). Explicaciones similares, aunque forzadas, existen para las estaciones, las condiciones climatológicas, las direcciones, los sabores, y los gustos. Un ejemplo del último tipo de correspondencia es la del Metal y la nariz. La nariz no tiene una relación real con el Metal, y una relación de esta naturaleza nunca fue planteada por los chinos de la antigüedad. La nariz, si embargo, es la apertura que se ve afectada con más frecuencia por las enfermedades de los Pulmones, y en la fisiología china el tracto nasal se considera una extensión de los Pulmones. Puesto que los Pulmones están asociados con Metal, se le da también esta asociación a la nariz. De un modo semejante, la asociación de la ira con el Hígado es probablemente debida a la cuidadosa observación de las personas, más que a cualquier noción de la "maderez" de volverse iracundo. Las distinciones entre ambos tipos de correspondencia son importantes a la hora de explicar la dinámica que hay tras el uso diagnóstico de la teoría de las Cinco Fases; y también ofrece perspectivas acerca de todo el sistema.

La correspondencia de las Cinco Fases es, en el mejor de los casos, un modo adecuado de organizar la realidad clínica significativa. Examinemos, como ejemplo, la correspondencia de los colores faciales, mostrada en el Cuadro 73. Una complexión amarilla aparece con frecuencia en una desarmonía de Bazo (el amarillo y el Bazo se asocian ambos con la Tierra), y una complexión oscura aparece con frecuencia en una desarmonía Riñón (el negro y los Riñones se asocian con el Agua). Un rostro rojo, sin embargo, aunque puede formar parte de un patrón Corazón, puede formar parte del patrón Calor de cualquier Órgano. Un rostro blanco puede aparecer en desarmonías Pulmón, pero puede también formar parte del patrón Frío de cualquier Órgano. Una complexión azul-verdosa, aunque con frecuencia es parte de una desarmonía Hígado, puede formar fácilmente parte de un patrón de Sangre Coagulada Corazón. Las correspondencias de clima funcionan bastante del mismo modo. Aunque es cierto que el Bazo es particularmente sensible a la Humedad, el Riñón al Frío, los Pulmones a la Sequedad, y el Hígado al Viento; la Sequedad no implica necesariamente una desarmonía Pulmón, puesto que puede afectar fácilmente al Estómago, los Intestinos o el Corazón. La Frialdad no involucra necesariamente a los Riñones, puesto que el Bazo, Pulmones y Corazón pueden también verse afectados por el Frío, y etc. La correspondencia de las Cinco Fases puede ser una guía útil para las tendencias clínicas, pero el test de veracidad sigue siendo el patrón en la medicina china. La teoría Yin-Yang es más aplicable en clínica puesto que se centra en la idea de que la totalidad determina relaciones, correspondencias y patrones. La flexibilidad de la teoría Yin-Yang se basa en su insistencia de que todas las correspondencias dependen por último de la configuración de un todo único.

Las Cinco Fases se utilizan con frecuencia para describir procesos clínicos y relaciones, y como ayuda a la hora de conceptualizar los tratamientos adecuados. Se trata de una teoría explicativa y no se considera una doctrina rígida. Por ejemplo, como hemos mostrado (Véase Figura 49), las Cinco Fases pueden utilizarse para describir el proceso general que se produce a lo largo del ciclo anual. Dicha secuencia –la orden de Mutua Producción de Madera, Fuego, Tierra, Metal, Agua– describe funciones generativas normales. En la secuencia, quien produce se denomina la Madre y lo producido, el Hijo (un ejemplo de la tendencia hacia la concreción en el pensamiento tradicional chino). Algunos patrones de desarmonía pueden explicarse en referencia al orden de Mutua Producción, en particular patrones de Insuficiencia. El Hijo de una Madre Insuficiente, por ejemplo, se torna Insuficiente por falta de nutrición adecuada. Por el contrario, cuando el Hijo es Insuficiente, puede "robar el Qi" de la Madre, convirténdolo también en Insuficiente. Si un Órgano es Insuficiente, por lo tanto, el tratamiento puede verse influenciado reforzando el Órgano Madre. Cuando existe Exceso en un Órgano, puede vaciarse el Hijo. Este concepto de tratamiento es importante en acupuntura, pero se utiliza aleatoriamente en la medicina con hierbas.[17]

Otra secuencia se conoce como el orden de Examen Mutuo o Control Mutuo. En dicha secuencia, cada Fase se dice que controla o examina la Fase siguiente (véase Figura 50). El orden de Control, como el orden de Mutua Producción, describe fenómenos que se producen de un modo natural, y su función es asegurar que el orden de Mutua Producción no se exceda y produzca desequilibrios. Una desarmonía en el seno del orden de Control puede significar que un Órgano esta ejerciendo un Exceso de control sobre el Órgano que regula. Lo que puede conducir a una Insuficiencia en el Órgano regulado. O el Órgano que debe ser regulado puede convertirse en el regulador. Pueden producirse otras situaciones, pero estas dos son las más frecuentes. El primer desequilibrio se conoce como un ciclo insolente, y el posterior como ciclo humillante. Algunas desarmonías comunes de los patrones de las Cinco Fases se resumen en los Cuadros 74 y 75.[18] (Alguno de los ejemplos puede dar la sensación de contradecir la presentación de algunos aspectos de este libro, o incluso contradecir la misma teoría de las Cinco Fases. Ello se debe a que el esquema que subyace las Cinco Fases es con frecuencia demasiado rígido para describir con precisión las funciones fisiológicas. Dicho de otro modo, cualquier practicante que desee utilizar siempre la teoría de las Cinco Fases debe estar dispuesto a hacer algunos quiebros.)

Figura 50
Orden de Mutuo Control de las Cinco Fases

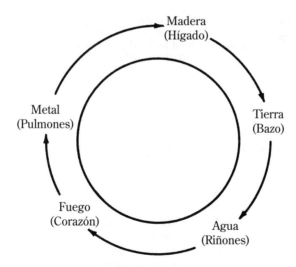

Cuadro 74

Desarmonías del Ciclo de Producción Mutua

Desarmonía	Descripción	Síntomas y Signos	Correlación Fisiológica
Madera que no produce Fuego	Hígado (Madera) Sangre que no nutre el Corazón (Fuego)	debilidad; timidez; palpitaciones; mala memoria; insomnio; pulso filiforme o rugoso	patrones en general de Insuficiencia Sangre
Fuego que no produce Tierra	Corazón (Fuego) incapaz de calentar el Bazo (Tierra)	aversión al frío; miembros fríos; abdomen distendido; diarrea; edema	Yang Riñón incapaz de calentar Yang Bazo
Tierra que no produce Metal	Bazo (Tierra) incapaz de alimentar a los Pulmones (Metal)	flema; tos; cansancio; pulso vacío	Insuficiencia Bazo que produce Exceso Tan en Pulmones (en realidad lo contrario de la relación clásica de las Cinco Fases)
Metal que no produce Água	Pulmones (Metal) que no envían Água al Riñón (Agua)	respiración poco profunda; sed; orina escasa, oscura; rodillas débiles; parte inferior de la espalda dolorida; otros signos de Insuficiencia Yin	Insuficiencia Yin Riñón
Agua que no produce Madera	Riñón (Agua) que no alimenta el Hígado (Madera)	acúfenos; dolor en la parte inferior de la espalda; rodillas débiles; vértigo; temblores; delgadez	Yin Riñón que no nutre el Jing Hígado

Cuadro 75

Desarmonías del Ciclo de Control Mutuo

Desarmonía	Descripción	Síntomas y Signos	Correlación Fisiológica
Madera que ofende a Tierra	Qi Hígado (Madera) Controla en exceso el Bazo (Tierra)	costados doloridos; dolor de cabeza; distensión; dolor en los ojos; gases (Exceso Hígado) con falta de apetito; diarrea; cansancio (Insuficiencia Bazo)	Hígado que Invade el Bazo

Cuadro 75 (cont.)

Desarmonías del Ciclo de Control Mutuo

Desarmonía	Descripción	Síntomas y Signos	Correlación Fisiológica
Fuego humillado por el Metal	Yang Corazón (Fuego)incapaz de controlar los Fluidos Pulmón (Metal)	orinar frecuente; palpitaciones; insomnio; respiración superficial	Insuficiencia Yang Corazón Insuficiencia Qi pulmón
Control del Agua por la Tierra no ajustado	Bazo (Tierra) ofende al Riñón (Agua)	boca y labios secos; pulso filiforme y rápido; estreñimiento	Influencia Perniciosa Calor que Daña el Yin (en particular del Estómago)
	Bazo (Tierra) humillado por Riñón (Agua)	edema y otros signos de Insuficiencia Yin	Insuficiencia Yang Bazo e Insuficiencia Yang Riñón
Metal humillado por Madera	Pulmones (Metal) incapaces de controlar Hígado (Madera)	costados doloridos; sabor amargo en la boca; tos; irritabilidad; pulso cuerda	Hígado Invadiendo los Pulmones
Agua humillada por Fuego	Riñón (Agua) incapaz de controlar Yang Corazón (Fuego) Yang	espermatorrea; lumbago; irritabilidad; insomnio; lengua roja; pulso rápido y filiforme	Insuficiencia Yin Riñón e Insuficiencia Yin Corazón (también llamado "Corazón y Riñón Incapaces de Comunicar")

Crítica a la Teoría de Cinco Fases

La teoría de las Cinco Fases ha estado sometida a críticas desde su invención. Los desafíos a su veracidad y practicidad datan de época tan tardía como la de los mohistas contemporáneos de Zou Yen (Siglo IV a. C.). Por ejemplo, un comentario sobre el orden de Mutuo Control dice: "Aparte (de cualquier ciclo) el Fuego naturalmente disuelve el Metal, si hay suficiente Fuego. O el Metal puede pulverizar a cenizas un Fuego ardiendo, si hay suficiente Metal. El Metal almacenará Agua (pero no la producirá). El Fuego se apega a la Madera (pero no se produce a partir de ella)."[19]

Unos siglos después, el gran científico y escéptico de la dinastía Han, Wang Cong satirizó los resultados de la aplicación literal de la teoría de las Cinco Fases. Veamos dos cortos párrafos de su obra:

El cuerpo de un hombre alberga el Qi de las Cinco Fases, y por lo tanto (se dice) practica las Cinco Virtudes, que son el Tao (Camino) de las Fases. Mientras tenga los cinco Órganos dentro de su cuerpo, los Qi de las Cinco Fases está en orden. Pero según la teoría, los animales se devoran y destruyen unos a otros al incorporar los distintos Qi de las Cinco Fases; por lo tanto el cuerpo de un hombre con los cinco Órganos interiores en su seno deberá ser el escenario de lucha sanguinaria, y el corazón de un hombre que lleva una vida recta se verá lacerado con la discordia. ¿Pero dónde existe prueba alguna de que las Fases luchen y se dañen la una a la otra, o de que los animales se dominen los unos a los otros según ello?

El caballo está conectado con el signo wu (Fuego); la rata con el signo zi (Agua). Si el Agua realmente controla el Fuego, (sería más convincente si) las ratas habitualmente atacaran a los caballos y los pusieran en fuga.[20]

A pesar de estas tempranas críticas, la teoría de las Cinco Fases se imbricó en la medicina china. Una razón para ello es la de que la investigación china tiende a ser inductiva solo hasta un punto y luego procede mediante deducciones basadas en los clásicos.[21] La teoría de las Cinco Fases sirve por lo tanto como referencia ortodoxa para numerosas deducciones especulativas. La mayoría de los modernos críticos chinos describen la teoría de las Cinco Fases como un rígido solapamiento metafísico sobre la práctica y flexible observación de la medicina china.

Otra importante crítica, y una dificultad básica en la aplicación de la teoría de las Cinco Fases a la medicina, es su falta de consistencia. Para acordar la teoría con la realidad, los referentes de las Fases y las relaciones entre ellas han cambiado y se han corrompido continuamente. El resultado de dicha corrupción puede observarse en los cuadros 74 y 75, que tratan del uso clínico de las Cinco Fases.

Dicho problema se produce en todos los sistemas tradicionales de correspondencias elementales.[22] La formulación original clásica griega de Empedocles de Agrigento (504-433 a. C) es un sistema en el que los elementos básicos del fuego, tierra, agua y aire se consideraban constituyentes últimos de la materia y se asociaban con otras categorías distintas de cuatro, como las cuatro cualidades fundamentales y los cuatro humores. Todas las variedades y cambios del mundo se asociaban con diferentes mezclas de los cuatro elementos. La Figura 51 es una representación esquemática de esta teoría.[23]

Cuando intentaron aplicar esta teoría a observaciones empíricas, sin embargo, los filósofos y médicos naturales griegos tenían que cambiar un elemento o añadir uno, o simplemente ignorar la teoría. Los chinos, debido a que su dependencia de la tradición no les permitía abandonar la teoría de las Cinco Fases, recurrían al uso de dos teorías. Una era la teoría de las Cinco Fases, que se convirtió en una "teoría oficial" en la que en ocasiones se intentaba hacer coincidir los hechos, y la segunda era la más antigua teoría Yin-Yang. El Yin-Yang siempre mantuvo su lugar como guía principal de la práctica clínica puesto que gozaba de la flexibilidad de aceptar los cambios y situaciones únicas.

Figura 51

El Sistema Griego de los Cuatro Elementos

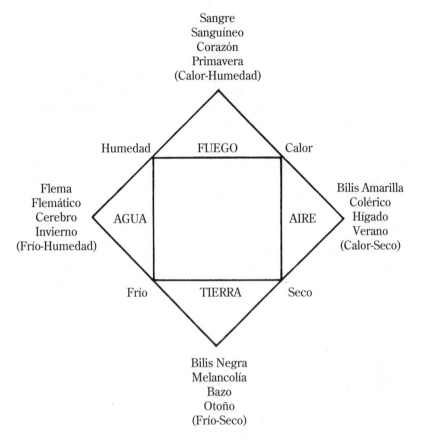

Los practicantes occidentales de acupuntura y medicina china tienen particulares problemas que atañen a la teoría de las Cinco Fases. La principal dificultad es la de que la mayor parte de la literatura que existe en lengua inglesa describe los diagnósticos y tratamientos exclusivamente en términos de la teoría de las Cinco Fases. Los escritos que se refieren a la teoría como la "Ley de los cinco Elementos"[24] traicionan a la ciencia china; leyes naturales como las promulgadas por Aristóteles y Newton sencillamente no se desarrollaron en la China tradicional.[25] Dichos escritos también ponen un énfasis indebido acerca de la importancia de las Cinco Fases en la tradición medica china; incluso defensores respetados de la teoría de las Cinco Fases admiten abiertamente que a veces ésta es útil y otras no.[26] A pesar de ello es desafortunado que muchos practicantes consideren la teoría de las Cinco Fases simplemente un galimatías sin base científica alguna y no traten de comprenderla. Realmente se trata de un importante sistema emblemático secundario utilizado para fijar y discutir la realidad clínica.[27]

Notas

1. Aunque sus enfoques son demasiado académicos para el propósito de comprender las Cinco Fases en relación con la medicina clínica, tanto Joseph Needham en *Science and Civilization,* vol. 2, págs. 243-268, como Manfred Porkert en *Theoretical Foundations,* págs. 43-54, hacen un magnifico trabajo de explicación de la teoría de las Cinco Fases.

2. En los primeros periodos de la historia china había muchos esquemas de correspondencias de las Cinco Fases distintos del que se usa principalmente en el *Nei Jing* y se refleja en el Cuadro 73. Masao Maruyama, en un fascinante ensayo escrito en japonés, describe algunos de estos esquemas alternativos. Por ejemplo, existe una recopilación de teorías filosóficas preparada por el principe de Huai-nan (conocida como el *Huai-nan-zi*) en el siglo II a.C., en la que apareen las correspondencias de Madera con Bazo, Fuego con Pulmones, Tierra con Corazón, Metal con Hígado, y Agua con Riñones. El resto de correspondencias es también distinto. El hecho de que existieran distintos sistemas confirma la impresión de que la teoría de las Cinco Fases es en cierto modo una red mecánica y arbitraria de correspondencias. Véase Masao Maruyama, *Estudios de los Clásicos de Acupuntura Medica (Shinkyu igaku no koten to kenkyu)* [Osaka: Sogen Editores, 1952]), págs. 15-25.

Pueden hallarse correspondencias alternativas y contradictorias incluso en los primeros textos médicos. Tal vez se trate de restos de un esquema anterior o quizás reconozcan rarezas clínicas. Por ejemplo, en partes del *Nei Jing*, el miedo corresponde a Insuficiencia Qi Corazón en lugar de a los Riñones, y la pena corresponde a Insuficiencia Qi corazón en lugar de a los Pulmones (*Su Wen*, sec. 2, Cap. 8, pág. 86). Otro ejemplo es el esquema de tres correspondencias distintas para los cinco sabores en *Su Wen*, Caps. 22 y 23, y *Ling Shu*, Cap. 63.

Dicha discrepancia en el periodo formativo de sistemas médicos filosóficos y especulativos es algo universal. Por ejemplo, el corpus Hipocrático tiene varias versiones de los cuatro humores. En la *Naturaleza del Hombre*, aparece la última versión ortodoxa: flema, sangre, bilis amarilla y bilis negra. en *Enfermedades* IV, son flema, sangre, bilis y agua; mientras que *Medicina Antigua* propone un numero limitado de humores.

3. Needham, *Science and Civilization*, vol. 2, pág. 242.

4. Jia De-dao, *Breve Historia* [95], pág. 29.

5. Needham, *Science and Civilitation,* vol. 2, pág. 232.

6. Needham, *Grand Titration*, pág. 231.

7. Jia De-dao, *Breve Historia*, págs. 29-30. por ejemplo los Anales de Primavera e Invierno de Lü (246-237 d.C.) menciona Cuatro Fases, omitiendo Tierra.

8. Fung Yu-lan, *Historia de la Filosofía China*, vol. I, pág. 8; Chan, *Filosofía China*, pág. 224; Hans Agren, "Patterns of Tradition and Modernization in Contemporany Chinese Medicine," en *Medicine in Chinese Cultures: Comparative Studies of Health Care in Chinese and other Societies*, comp. por Arthur Kleinman, et. al. (Washington, D. C.: John E. Fogarty international Center, U.S. Dept. HEW, NIH, 1975), pág. 38.

9. Lu Gwei-djen y Joseph Needham, "Records of Diseases in Ancient China," *American Journal of Chinese Medicine* 4, n°. 1 (1976); 12.

10. Dan Bensky, "The Biography of Bian Que in the Shi Ji," manuscrito inédito, Universidad de Michigan, 1978, pág. 2

11. Recientes descubrimientos arqueológicos de textos anteriores al *Nei Jing* confirman la impresión de que Yin-Yang fue originalmente una parte más importante de la medicina china que la teoría de las Cinco Fases. Véase "Una Sencilla Introducción a Cuatro Antiguos Textos Médicos encontrados en la Tumba de Ma-wang," Grupo de investigación de Textos Médicos Antiguos de la Academia de Medicina Tradicional, *Wen Wu*, n° 6 (1975), págs 16-19. Las Cinco Fases no se mencionan en estos antiguos escritos médicos. Véase Capitulo 4, Nota 3.

12. Jia De-dao, *Breve Historia*, págs. 165-166.

13. Porkert, *Theoretical Foundations*, pág. 118. El pensamiento tradicional chino tiene una tendencia general a reconciliar y armonizar ideas diferentes, o incluso mutuamente exclusivas, en un sincretismo arbitrario. Doctrinas opuestas –por ejemplo, taoísmo y confucionismo– se afirma que son complementarias. El examen que hace Nakamura de esta característica china afirma: "Lo que surge de esta clase de razonamiento es cierta clase de utilitarismo y un primer compromiso, con un abandono total de las consideraciones frías y lógicas." Hajime Nakamura, *Ways of Thinking of Eastern Peoples* (Honolulu: East-West Center Press, 1969), pág. 291.

14. Qin Bo-wei, *Notas de Conferencias Medicas* [64], págs. 15-22.

15. Instituto Nanjing, *Introducción a la Medicina Tradicional China* [50], pág. 19; Instituto de Shanghai, Fundamentos [53], pág. 28.

16. Con frecuencia los pacientes pueden oler espontáneamente un olor particular o exudar un olor particular cuando está implicado el Órgano correspondiente.

17. Los puntos de acupuntura se seleccionan básicamente por su efecto en patrones y síntomas. La teoría de las Cinco Fases juega un importante papel en la selección de puntos solo en relación a los Cinco puntos de Trasporte (*wu-shu*) en las extremidades. Originalmente, y a lo largo de la historia, estos puntos cruciales (conocidos individualmente como fuente, que anhela, que transporta, que atraviesa y que une: *jing, rong, shu, jing, he*) se definen por su efecto en los patrones y síntomas (por ejemplo, *Ling Shu*, sec. 1, Cap. 1, pág. 8; *Nan Jing*, "Dificultad 68," pág. 148). El *Nei Jing* introduce una conexión de las Cinco Fases con los puntos de Transporte mencionando que el punto fuente de los Meridianos Yang corresponde a Metal y el punto fuente de los Meridianos Yin corresponde a Madera (*Ling Shu*, sec. 1, cap. 2, págs. 14-28). En el *Nei Jing* no se menciona ninguna otra conexión o noción terapéutica Fase-punto. El *Nan Jing* completa una conexión de las Cinco Fases con cada punto de Transporte en "Dificultad 64" (pág. 139), aunque no se lleva a cabo una clara conexión en relación a la selección de puntos y la terapéutica. (Existen, sin embargo, algunas vagas referencias en Dificultades 79 y 72). No existe una precisa conexión entre Fase, punto de Transporte, y acción terapéutica de tonificación y drenaje hasta el famoso texto de Gao Wu de 1529 d.C. (Gao Wu, *Recopilación de Eminentes Acupuntores* [*Zhen-jiu Ju-ying*], [Shanghai: Editora de Ciencia y Tecnología de Shanghai, 1978], sec. 2, cap. 9, págs 154-159). Este método particular de Gao Wu fue únicamente uno de los muchos que encontró adecuados para la selección de puntos, pero sin embargo se convirtió en el fundamento de la rígida escuela japonesa de acupuntura del siglo pasado *Nan Jing* y de ahí el posterior énfasis que se puso en Europa en las Cinco Fases.

El *Nei Jing*, de pasada, menciona solo un punto de Transporte (*fu-liu*, Riñón 7) con efecto tonificante, y dicha mención no está en un contexto de correspondencia con las Cinco Fases (Su Wen, sec. 7, cap. 62, pág. 338).

Una antigua segunda fuente de este tipo sobre el uso de las Cinco Fases en acupuntura es el famosos *"Canto de los Doce Meridianos, Puntos Madre-Hijo, y Tonificación y Drenaje."* Dicho poema es posterior al texto de Gao Wu y está reimpreso en las *Anotaciones Selectas de Cantos y Odas de Acupuntura (Zhen-jiu Ge-fu Xuan-jie)* de Chen Bi-liu et al. (Hong Kong: Publicaciones Medicas Chinas, 1966 [reimpresión de la edición Continental de 1959]), págs. 213-226.

18. Los Cuadros 74 y 75 se basan en el examen de Qin Bo Wei en *Notas de Conferencias Médicas,* págs. 15-22. El cuadro incluye ejemplos de las Cinco Fases que se utilizan en secuencias distintas a las descritas en el texto. Dichas secuencias son el resultado del intento tradicional de hacer que la desarmonía de Órganos observable se ajuste con la secuencia de las Cinco Fases, que normalmente es un intento de que la teoría case con la práctica. Tal vez sea un remanente de otros arreglos de las Cinco Fases (véase Nota 2.)

Estas distintas versiones están explicitas en los antiguos textos médicos. Por ejemplo, el examen de las Cinco Fases en "Dificultad 75" del *Nan Jing* indica que para reforzar los Pulmones es necesario reforzar los Riñones en lugar del Bazo. Lo que refleja una versión de las Cinco Fases distinta de la común.

19. Citado en Needham, *Science and Civilization*, vol. 2, págs. 259-260.

20. Ibid., págs-265-266. Traducción modificada por el autor.

21. Nakamura, *Ways of Thinking of Eastern Peoples,* pág. 190.

22. Para tener un sentido de los factores culturales, psicológicos, científicos, ideológicos, religiosos e intelectuales que están implicados en un sistema de correspondencias es valioso examinar la transición desde el sistema aristotélico de los Cuatro Elementos al de Paracelso de Tres Elementos (*tria prima*: sal, azufre y mercurio) en el siglo XVI europeo. Un examen interesante podemos verlo en la obra de Allen G. Dobus, "The Medico-Chemical World of the Paracelsians," en *Changing Perspectives in the History of Science,* comp. por Mikuluas Teich y Robert Young (Dordretch, Holanda y Boston; D. Reidel Pub. co., 1973), págs. 88-92.

23. La Figura 51 es una adaptación de Elson J. Garner, *History of Biology* (Minneapolis: Burgess Pub. Co., 1960, 1972), pág. 31.

24. Un ejemplo lo encontramos en Denis y Joyce Lawson-Wood, *The Five Elements of Chinese Acupunture and Massage* (Rustington, Inglaterra: Health Science Press, 1965). El exagerado acento puesto en las Cinco Fases no deriva de la tradición china. En realidad, la fascinación de los acupuntores europeos por este método se debe a la influencia del "movimiento tradicional de acupuntura Nan Jing" y a alguna de las escuelas Kei Raku Khi-Riyo (Tratamiento de Meridianos) que evolucionaron alrededor del siglo XX en Japón. La adopción europea de este método parte por un lado de un deseo de un esquema exótico y por otro de una falta de información adecuada.

25. Véase el examen de Needham sobre el pensamiento chino y "ley" en *Grand Titration*, págs. 229-330.

26. Qi Bo-wei, *Notas de Conferencias Medicas,* pág. 22.

27. Un ejemplo se encuentra en Frank Z. Warren, *Handbook of Medical Acupunture* (Nueva York: Van Nostrand Reinhold Co., 1976).

Apéndice I
Bibliografía Histórica
Eslabones en la Cadena de Trasmisión
Los Principales Textos Clásicos de China

Una lista completa de escritos médicos chinos puede hallarse en el Catalogo de Libros Médicos de China, Vols. I y II *(Zhong-guo Yi-xue Shu-mu)* compilado por Gang y Hei [Taipei: Wenhai, 1971]. Una versión más corta aparece en *Explicaciones Selectas de Términos Médicos Chinos Tradicionales* [33], págs. 480-498. Esta bibliografía anotada es una condensación posterior. Se presentan primero tres versiones del *Nei Jing*; además los títulos están dispuestos en orden cronológico, por dinastía. Cada entrada incluye una traducción o da una versión del título chino. Se agradece la inapreciable ayuda de Dan Bensky en la traducción.

El Nei Jing

Clásico Interno del Emperador Amarillo (Huang-di Nei Jing). Incluye las *Preguntas Sencillas (Su Wen)* y el *Eje Espiritual (Ling Shu)*. El libro más antiguo de teoría médica china conocido en la tradición, probablemente fue compilado alrededor del año 1000 a.C., pero la presente versión contiene material de una fecha muy posterior (véase abajo). Muchas fuentes sitúan la fecha de compilación mucho antes, pero dicha datación tiene mucho más que ver con la leyenda china que con la historia. El *Su Wen*, o *Preguntas Sencillas,* tiene que ver básicamente con conceptos teóricos y cosmología médica, mientras que el *Ling Shu,* o *Eje Espiritual,* básicamente se centra en la acupuntura y la moxibustion.

Clásico Interno del Emperador Amarillo: Gran Simplicidad (Huang-di Nei-jing Tai-su), compilado por Yang Shang-shan. De los treinta capítulos originales, existen veintitrés. Se trata de la más antigua edición disponible del *Nei Jing*. Es semejante al *Su Wen* pero carece de los añadidos del *Su Wen*.

Clásico Interno del Emperador Amarillo Revisado y Anotado: Preguntas Sencillas (Chong-guang Bu-zhu Huang-di Nei-jing Su-wen), 762. d.C., compilado por Wang Bing-ci. Está y la posterior edición arreglada por el médico de la dinastía Song Lin Yi son las versiones estándar de la obra. Wang Bing-ci reorganizó toda la obra y añadió por lo menos siete capítulos de su propia cosecha.

Dinastía Han (206 a.C.- 220 d.C.)

Antes del siglo segundo d.C. *Farmacopea Clásica del Divino Esposo (Shen-nong Ben-cao Jing)*. El original se perdió hace mucho. El texto actual fue compilado en fecha muy posterior. Describe 365 medicinas y las divide en clase superior, media e inferior; las más elevadas fomentan la longevidad y las inferiores tratan las enfermedades.

Siglo segundo d.C. *Clásico de las Dificultades (Nan Jing)*. Consta de ochenta y una preguntas y respuestas que atañen a partes difíciles del *Nei Jing*.

c. 220 d.C. *Examen de los Desordenes Producidos por Frío (Shang-han Lun)*, de Zhang Zhong-jing. Reorganizado c. 300 por Wang shu-he. Diez capítulos básicamente relacionados con las seis fases de la enfermedad y el método de diagnóstico en enfermedades febriles agudas. Este libro es uno de los fundamentos clínicos y prácticos de la medicina tradicional farmacéutica.

c. 220 d.C. *Prescripciones Básicas del Pecho Dorado (Jin-gui Yao-lue Fang Lun)*, de Zhang Zhong-jing. La edición estándar fue recopilada a principios de la dinastía Song por Li Yi. Los temas incluyen enfermedades internas varias, trastornos femeninos, emergencias, y restricciones dietéticas. Originalmente formaba un libro, junto al *Examen de los Desordenes Producidos por Frío*.

Dinastía Jin (265-240 d.C.)

280 d.C. *Clásico del Pulso (Mai Jing)*, de Wang Shue-he. Descripción de los veinticuatro pulsos y examen de su significado en términos de Órganos, Meridianos, enfermedades, control y prognosis.

282 d.C. *Clásico Sistemático de Acupuntura,* con frecuencia traducido como el *ABC de la Acupuntura (Zhen-jiu Jia-yi Jing)*, de Huang-fu Mi. Trata de fisiología, patología, los Meridianos, diagnosis, los puntos, y tratamiento de acupuntura. Se trata de una presentación sistemática de material del *Ling Shu* y otros antiguos textos, hoy perdidos.

c. 341 d.C *Recetas de Emergencia para Mantenerse (Zhuo-hou Bei-ji Fang)*, de Ge Hong. Recetas sencillas de drogas fáciles de conseguir para utilizar en caso de emergencia. Muy revisada en las posteriores dinastías.

Dinastías del Norte y del Sur (420-581 d.C.)

c. 495 d.C *Recetas Dejadas por el Fantasma de Liu Juan-zi (Liu Juan-zi Gui-yi Fang)*, dinastía Qi del Sur, de Gong Qing-xuan. El libro más antiguo que existe sobre "enfermedades externas". Básicamente centrado en los traumas, abscesos, erupciones, y carbúnculos. Incluye examen de técnicas antisépticas para cirugía menor.

c. 536 d.C. *Colección sobre Comentarios de Farmacopea Clásica (Ben-cao-jing Ji-zhu)*, dinastía Liang, de Tao Hong-jing. El texto actual es en realidad una recopilación posterior. Las medicinas están divididas por tipos (mineral, vegetal, etc.).

Dinastía Sui (581-618 d.C.)

610 d.C. *Examen de los Orígenes de los Síntomas de las Enfermedades (Zhu-bing Yuan-huo Lun)*, de Chao Yuan-fang. Descripciones detalladas de 1.720 enfermedades bajo sesenta y siete encabezamientos.

Ted J. Kaptchuk

Dinastía Tang (618- 907 d.C.)

652 d.C. *Recetas de las Mil onzas de Oro (Qian-jing Yao-fang)*, de Sun Si-miao. Una compilación de obras anteriores y de principios de la dinastía Tang. Su índice incluye información importante de distintas especialidades, acupuntura y moxibustión, y dieta.

659 d.C *Farmacopea Revisada (Xin-xiu Ben-cao)*, de Li Ji. Todo lo que queda de este libro son fragmentos en la farmacopea de Tang Shen-wei, de la dinastía Song. (Véase sección de la dinastía Song). Fue originalmente la Farmacopea Nacional con 844 entradas que detallan el tipo y sabor, zona de origen, y uso de las medicinas. Ilustrado.

682 d.C. Alas *Accesorias a las Recetas de las Mil Onzas de Oro (Qian-jin Yi Fang)*, de Sun Si-miao. Añadidos importantes al antiguo *Recetas de las Mil Onzas de Oro,* incluye aspectos farmacológicos, acupuntura, trastornos producidos por Frío, ginecología y pediatría.

682 d.C. *Sutilezas del Océano Plateado (Yin-hai Jing-wei)*, de Sun Si-miao. Completa exploración de varios trastornos oculares y su tratamiento.

847 d.C. *EL Tesoro Producido con Cese de Menstruación (Jing-xiao Chan-bao)*, de Zan Yin. El libro más antiguo sobre obstetricia. Dividido en tres partes: embarazo, dolores del parto y parto, y postparto.

Cinco Dinastías (907-960 d.C.)

752 d.C. *Necesidades de un Oficial de Aduanas (Wai-tai Bi-yao)*, de Wang Tao. Una importante colección de conocimientos médicos de este periodo. Incluye más de 6.000 recetas.

946. d.C. *Métodos Secretos para Comprender los Traumas y Unir Fracturas (Li-shang Xu-duan Mi-fang)*, de Lin Dao-ren. La obra más antigua que existe sobre la manipulación de huesos, que trata con gran detalle el tema desde la perspectiva del diagnóstico y el tratamiento.

Dinastía Song (960-1279 d.C.)

992 d.C. *Sabias Recetas de la Era Taiping (Taiping Shen-hui Fang)*, de Wang Huai-yin. Una recopilación de 16.834 temas que trata básicamente de recetas populares y textuales de su tiempo.
1026 d.C. *El Clásico Ilustrado de Puntos de Acupuntura Según el Modelo de Bronce (Tong-ren Shu-xue Zhen-jiu Tu jing)*, de Wang Wei-yi. Una descripción de los puntos de los meridianos según su orden anatómico.

1100 d.C. *Examen de las Enfermedades Generales y las Producidas por Frío (Shang-han Zong-bing Lun)*, de Pang An-shi. Una ampliación del *Examen de los Trastornos Producidos por Frío* que incluye temas como las enfermedades de verano, enfermedades epidémicas, enfermedades obstétricas y pediátricas producidas por Frío, y erupciones.

1107 d.C. *El Libro que Reanima a los Aquejados por Trastornos Producidos por Frío y Trastornos Semejantes (Shang-han Lei-zheng Huo-ren shu)*, de Zhu Hong. Estructurado en forma de preguntas y respuestas, con 101 preguntas. Explica el *Examen de los Trastornos producidos por Frío* y el significado de cada formula con referencias y recetas de otros muchos textos importantes.

1108 d.C. *Indice Preciso e Histórico de Farmacopea Estructurado según Grupos de Patrones (Jing-shi zheng-lei Bei-ji ben-cao)*, de Tang Shen-wei. Descripción de 1.558 medicinas incluyendo uso, penetración en Meridianos, y preparación. Se incluyen también 3.000 recetas. La obra ha servido como base para muchos textos posteriores.

1114 d.C. *Formulario de Patrones y Medicinas Pediátricas (Xiao-er Yao-zheng Zhi-jue)*, de Qian Yi. Examen de Patrones, casos, y recetas para niños.

1117 d.C. *Archivo General del Beneficio de los Sabios (Sheng-ji Zong-lü)*, compilado por el Colegio Medico Imperial. un archivo relativamente completo de conocimientos médicos contemporáneos.

1132 d.C. *Recetas Universalmente Benéficas de Mi Práctica (Pu-ji Benshi Fang)*, de Xu Shu-wei. una descripción de las recetas y diagnósticos, incluyendo los desarrollados por el autor.

1150 d.C. *Nuevo Libro para Infantes (You-you Xin-shu)*, de Liu Fang-ming. Incluye exámenes de la etiología y enfermedades del recién nacido.

1151 d.C. *Recetas Populares y Profesionales de la Era Taiping (Taiping Hui-min He-ji Ju-fang)*, de Chen Shi-wen. Un formulario contemporáneo, con la mayoría de las recetas en forma de píldora o polvos.

1174 d.C. *Examen de las Enfermedades, Patrones y Recetas Relacionadas con la Unificación de las Tres Etiologías (San-yin Ji-yi Bing Zheng Fang Lun)*, de Chen Yen. Una elaboración del esquema etológico de las *Prescripciones Básicas del Pecho Dorado*. Trata 180 enfermedades.

1189 d.C. *Formulario del Pulso (Mai Jue)*, de Cui Jia-yen. Descripción de los pulsos basada en el esquema de clasificación del *Nan Jing*. Escrito en versos en vistas a una memorización más fácil.

1220 d.C. *El Clásico de Nutrir la Vida con Acupuntura y Moxibustión (Zhen-jiu Zi-sheng Jing)*, de Wang Shu-chuan. Tiene secciones sobre la localización y utilización de los puntos, así como de tratamientos de acupuntura para distintas enfermedades. Basado en obras anteriores y en la experiencia clínica del autor.

1237 d.C. *Libro Completo de las Buenas Recetas para Mujeres (Fu-ren Da-quan Liang-fang)*, de Chen Zi-ming. Examina los problemas de salud de las mujeres bajo 260 encabezamientos. Apéndices de recetas y casos.

1241 d.C. *Brújula para Investigar Enfermedades (Cha-bing Zhi-nan)*, de Shi Fa. Empieza con un examen de veinticuatro pulsos y sus significados. También incluye una descripción de los

Ted J. Kaptchuk

pulsos de veintiun trastornos, y un listado de pulsos comunes en obstetricia, ginecología y pediatría.

1253 d.C. *Recetas Beneficiosas para la Vida (Ji-sheng Fang)*, de Yan Yong-huo. Explicaciones prácticas de 400 recetas.

Dinastía Tártara Jin (1115-1234 d.C)

1186 d.C *Colección de Escritos sobre los Mecanismos de las Enfermedades, Adecuación del Qi, y la Salvaguarda de la Vida tal como se Examina en el Su Wen (Su Wen Bing-ji Qi-yi Bao-ming* Ji), de Liu Wan-su. Una exposición de muchos temas médicos teóricos y prácticos.

1188 d.C. *Estandards del Misterioso Funcionamiento Interno de los Orígenes de las Enfermedades tal como se Examinan en el Su Wen (Su-wen Xuan-ji Yuan-bing Shi)*, de Liu Wan-su. Examen del desarrollo de la enfermedad de la sección de fases energéticas del Su Wen. Se pone énfasis en el uso de tratamientos fríos para patrones fuego.

1228 d.C *Deberes Confucianos con los Padres (Ru-men Shi-qin)*, de Zhang Cong-zheng. Básicamente fomenta métodos de tratamiento purgativos.

1231 d.C. *Examen para Despejar la Confusión entre Lesiones Internas y Externas (Nei Wai Shang Bian-huo Lun)*, de Li Dong-yuan. Basado en su experiencia clínica, esta obra plantea la idea de Li de que el Bazo y el Estómago son los Órganos más importantes para la salud y la enfermedad. Se incluyen muchos conceptos y recetas útiles.

Dinastía Yuan (1271-1368 d.C.)

1335 d.C. *Significado Básico de las Enfermedades (quirúrgicas) Externas (Wai-ke Jing-yi)*, de Qi De-zhi. Un compendio y comentario de las antiguas ideas médicas sobre diagnóstico y tratamiento de hinchazones y carbúnculos. Incluye el uso de recetas internas para un enfoque sistemático.

1341 d.C. *Reflexiones del Espejo Dorado de Ao de los Trastornos Producidos por Frío (Ao-shi Shang-han Jin-jing Lu)*, del Dr. Ao. El primer libro dedicado por completo a la lengua. Una descripción exhaustiva de los treinta y seis tipos de lengua y su significado clínico. Ilustrado.

1341 d.C. *Elaboración de los Catorce Meridianos (Shi-si Jing Fa-hui)*, de Hua Shou. Incluye un examen de los Meridianos, Meridianos Extra, y puntos especiales.

1347 d.C *Un Estudio Exhaustivo del Exceso (Ge-zhi Yu Lun)*, de Zhu Zhen-xiang. Una elaboración de la noción de que con frecuencia hay exceso de Yang y el Yin normalmente es insuficiente.

1347 d.C. *Secretos del Maestro de la Ensenada de Cinabrio (Dan-xi xin-fa)*, de Zhu Zhen-xiang.

Las 100 materias de esta obra incluyen enfermedades generadas Interna y Externamente, pediatría y obstetricia.

1361 d.C. *El Significado del Nan Jing (Nan-jing Ben-yi)*, de Hua Shou. Una colección de once comentarios sobre el *Nan Jing*, con correcciones y enmiendas.

Dinastía Ming (1368-1644 d.C.)

1406 d.C. *Recetas de Beneficio Universal (Pu-ji Fang)*, de Zhu Xiao, et al. La obra con el mayor numero de recetas: 61.739 en total. Contiene también 239 ilustraciones.

1505 d. C. *Comentarios Escogidos sobre el Nan Jing (Nan-jing Ji-zhu)*. Comentarios de Wang Jiu-si, Yang Xuan-cao, Ding Deyong, Wu Shu, y Yang Kang-hou que hacen hincapié en el diagnóstico de pulsos, la teoría de los Órganos y acupuntura.

1528 d.C *Fundamentos de la Boca y los Dientes (Kou-chi Lei-yao)*, de Bi Ji. Primero un examen de la boca, dientes, garganta y lengua; En segundo lugar una discusión del tratamiento de atragantamiento, infecciones, y temas varios.

1529 d.C. *Recopilación de Eminentes Acupuntores (Zhen-jiu Ju-yin)*, de Gao Wu. Teoría y práctica de acupuntura junto con formularios para principiantes. Una obra general sobre acupuntura y moxibustión.

1529 d.C. *Fundamentos para Corregir el Cuerpo (Zheng-ti Lei-yao)*, de Bi Ji. Una detallada descripción de los síntomas, tratamiento, técnicas, recetas, e instrumentos relacionados con los traumas.

c. 1540 d.C. *La Perla Profunda en el Agua Roja (Chi-shui Xuan-zhu)*, de Sun Do. Básicamente un examen sobre la medicina interna.

1549 d.C. *Casos de Médicos Famosos Ordenados (Ming-yi Lei An)*, de Jiang Quan. Una colección de casos de la dinastía Ming y pre-Ming.

1549 d.C. *Elaboración de Pediatría (You-ke Fai hui)*, de Wan Quan. Un examen de enfermedades fetales, neonatales, y de la infancia.

1549 d.C. *Métodos Secretos para Viruelas y Erupciones (Dou-zhen Xin-Fa*, de Wan Quan. Descripciones detalladas de viruelas y erupciones que incluye diagnósticos diferenciales de patrones.

1564 d.C. *Estudios de Pulso del Maestro de la Orilla del Lago,* también traducido como los *Estudios de Pulso de Li Shi-zhen (Bin-hu Mai-xue)*, de Li Shi-zhen. Una descripción de veintisiete pulsos en verso.

1565 d.C *Esquema de Medicina (Yi-xue Gan-mu)*, de Lou Ying. Una recopilación de conocimientos médicos del periodo de la dinastía Jing tártara-Yuan.

1578 d.C. *La Gran Farmacopea (Ben-cao Gang-mu)*, de Li Shi-zhen. Producto de treinta años de trabajo, este libro describe la naturaleza, sabor y uso, región, preparación, forma, métodos de cultivo y/o cosecha y formulas de 1892 medicinas. Más de 1000 páginas de ilustraciones y 1000 prescripciones.

1601 d.C. *Gran Compendio de Acupuntura y Moxibustión (Zhen-jiu Dacheng)*, de Yang Ji-zhou. Una síntesis del conocimiento de acupuntura y moxibustión de la dinastía Ming y las anteriores.

1617 d.C. *Linaje Correcto para Enfermedades Externas (Quirúrgicas) (Wai-ke Zheng-zong)*, de Chen Shi-gong. Una descripción de la patología, síntomas, diagnóstico, tratamiento y casos con, y sin, éxito de más de 100 patrones. Acentúa el tratamiento oral junto a antiguas prácticas de cirugía.

1624 d.C. *Clásico de las Categorías (Lei Jing)*, de Zhang Jie-bing (Jin-yue). Una reordenación por categorías, con comentarios, del material del *Nei Jing*.

1624 d.C. *Obras Completas de Jing-yue (Jing-yue Quan-shu)*, de Zhang Jie-bing. Una presentación sistemática importante de teoría, diagnósticos, tratamientos y examen de las distintas especialidades.

1637 d.C. *Lecturas Básicas de Medicina (Yi-zong Bi-du)*, de Li Zhong-zi. Un trabajo introductorio que incluye explicaciones de los pulsos, farmacopea, patrones y teoría médica, acompañado de casos.

1642 d.C. *Examen de la Epidemiología del Calor (Wen-yi Lun)*, de Wu You-xin. Un examen preliminar de las Enfermedades Calor, su modo de infección, su progresión en el cuerpo, y sus diferencias con los trastornos producidos por Frío.

1642 d.C. *Conocimientos importantes del Nei Jing (Nei-jing Zhi-yao)*, de Li Zhong-zi. El material del Nei Jing se divide en ocho categorías (estilo de vida, Yin y Yang, distintos tipos de diagnóstico, metodología de tratamiento, Meridianos, etc.), y se dan explicaciones sencillas.

Dinastía Qing (1644-1911 d.C.)

1658. *Métodos y Reglas de Medicina* (Yi-men Fa-Lu), de Yu Chang. Presenta Trastornos misceláneos de las Seis Influencias Perniciosas desde perspectivas teóricas y prácticas.

1668. *Espejo de la Lengua para los Trastornos Producidos por Frío (Shang-han She Jian)*, de Zhang Deng. Examen de la lengua en trastornos producidos por Frío, embarazo, etc. Con 120 ilustraciones.

1687. *Conexión Médica (Yi Guan)*, de Zhao Xian-ke. Expone la teoría de la importancia primordial de Yin y Yang Riñón.

1689. *Examen de los Trastornos de Mujeres (Nu-ke Jing Lun)*, de Xiao Xun. Una descripción detallada de los desordenes femeninos y su tratamiento.

1694. *Farmacopea Breve (Ben-cao Bei-yao)*, de Wang Ang. Una descripción clínica de 460 medicinas de las más comunmente utilizadas.

1723. *Los Cuatro Exámenes Contemplados en su Esencia (Si-zhen Jue-wei)*, de Lin Zhi-han. Una recopilación de trabajos anteriores de técnicas de examen con comentarios.

1729. *Colección de Perlas sobre los Trastornos Producidos por Frío (Shang-han Guan-zhu Ji)*, de You Yi. Una reorganización mediante métodos de tratamiento del *Examen de Trastornos Producidos por el Frío.*

1742. *Espejo Dorado de Medicina (Yi-zong Jin-jian)*, compilado por Wu Qian. Una completa compilación de todos los aspectos de la medicina china, incluyendo los clásicos principales. Escrito en un estilo muy asequible.

1746. *Casos Que Sirven de Brújula Clínica (Ling-zheng Zhi-nan Yi-an)*, de Ye Tian-shi. Compilaciones y comentarios de casos del Ye Tian-shi.

c. 1746. *Exámenes de los Trastornos de Calor (Wen-re Lun)*, de Ye Tian-shi. Un examen de las cuatro fases de enfermedades con fiebre aguda *(wei, qi, ying, xue)* por quien lo desarrolló.

1798. *Diagnóstico Refinado de las Enfermedades Calor (Wen-bing Tiao-bian)*, de Wu Ju-tong. Una ampliación de la obra de Ye Tian-shi, que divide las enfermedades en Calentador Superior, Medio e Inferior. Descripción de patrones como Fiebre Viento, Fiebre Veneno, Fiebre Verano, y Fiebre Humedad.

1801. *Campo del Sarpullido de Garganta Irritante Epidémico (Yi-shao-cao)*, de Chen Geng Dao. Dedicado totalmente al Campo del Sarpullido de Garganta Irritante Epidémico (similar a la escarlatina).

1839. *Ordenar Patrones y Decidir Tratamientos (Lei-Zeng Zhi-cai)*, de Lin Pei-qin. Una colección y análisis sistemático de antiguos conceptos del discernimiento de patrones y métodos de tratamiento.

1846. *Nueva Compilación de Recetas Probadas (Yan-fang Xin-bian)*, de Bao Yun-shao. Una selección de recetas sencillas, ordenadas por temas.

1885. *Examen de Patrones Sangre (Xue-zheng Lun)*, de Tang Zong-hai. Describe la relación entre el Qi y la Sangre, así como los mecanismos y tratamientos de los trastornos de Sangre.

1897. *Diagnósticos Refinados de Garganta Blanca (Bai-hou Tiao-bian)*, de Chen Bao-shan. Examina la etiología, diagnóstico por Meridianos y pulso, prognosis, tratamiento, y veto para la garganta blanca (similar a la difteria).

Bibliografía Selecta

Fuentes Chinas

Como se señala en la Nota del Autor, esta bibliografía en lenguaje chino se divide en ocho secciones para indicar el tema o tipo de publicación. En la mayoría de las secciones, las entradas de libros están ordenadas por orden alfabético por autor o editor. Las traducciones, o versiones de los títulos se dan en primer lugar seguidos de la romanización del título chino. Las entradas numeradas son la referencia para las citas de las notas.

Comentarios al Nei Jing y Nan Jing

1. *Clásico Interno del Emperador Amarillo: Preguntas Sencillas (Huang-di Nei-jing Su-we)*. Beijing (Peking): Ediciones del Pueblo, 1963. Citado como *Nei Jing o Su Wen*. Esta edición es la misma que la revisada y anotada que aparece en el Apéndice I.

2. *Clásico del Eje Espiritual con Explicaciones Vernáculas (Ling-shu-jing)*. Editado por Chen Bi-lu y Cheng Zhou-ren. Beijing: Ediciones de Higiene del Pueblo, 1963. Citado como *Nei Jing o Ling Shu* (se trata de la segunda parte del *Nei Jing*).

3. *Clásico de las Dificultades con Anotaciones (Nan-jing Jiao-shi)*. Editado por el Instituto de Medicina Tradicional China de *Nanjing*. Beijing: Ediciones del Pueblo, 1979. Apareció por primera vez c. 200 d.C. Citado como *Nan Jing*.

4. Instituto de Medicina Tradicional China de Beijing, ed. principal. *Explicaciones del Nei Jing (Nei-jing Shi-yi)*. Shanghai: Ediciones de Ciencia y Tecnología, 1964.

5. Chen Bi-liu, comp. *Clásico de las Dificultades con explicaciones en Lengua Vernácula (Nan-jing Bai-hua-jie)*. Beijing. Editora Salud del Pueblo, 1963. Apareció por primera vez c. 200 d.C.

6. Gao Shi-zong. *Auténtica Explicación del Emperador Amarillo: Preguntas Sencillas (Huan-di Su-wen Zhen-jie)*. Beijing; Ediciones de Ciencia y Tecnología, 1980. Apareció por primera vez en 1887 d.C.

7. Liu Wan-su. *Estándars del Misteriosos Funcionamiento Interno del Origen de las Enfermedades tal como se Examinan en el Su Wen (Su-wen Xuan-ji Yuan-bing Shi)*, Beijing: Ediciones del Pueblo, 1963. Apareció por primera vez en 1188 d.C.

8. Wang Jiu-si et al. *Selección de Comentarios sobre el Nan Jing (Nan-jing ji zhu)*. Shanghai: Editora Comercial de Shanghai, 1955. Apareció por primera vez en 1505 d.C.

9. Yan Hong-chen y Gao Guang-zhen. *Selecciones del Nei Jing y Nan Jing con Aclaraciones (Nei-nan-jing Xuan-shi)*. Jilin (Kirin): Ediciones del Pueblo, 1979.

10. Zhang Jie-bing. *Clásico de las Categorías (Lei Jing)*. Beijing: Ediciones Salud del Pueblo, 1957. Apareció por primera vez en 1624 d.C.

Otras Fuentes Clásicas

11. Instituto de Medicina Tradicional China de Beijing, comp. *Lecturas Escogidas sobre las Fuentes Originales de Medicina Tradicional China (Zhong-yi Yuan-zhu Xuan-du)*. Beijing: Ediciones del Pueblo, 1978.

12. Institutos de Medicina Tradicional China de Beijing, Nanjing, Shanghai, Guangzhou (Canton) y Chengdu. *Notas sobre Ideas Selectas y Casos de Médicos Famosos de las Dinastías Song, Yuan, Ming y Quing (Zhong-yi Ming-jia Xue-shuo Ji Yi-an Xuan Jiang-yi: Song, Yuan, Ming, Qing)*. Beijing: Ediciones del Pueblo, 1961.

13. Chao Yuang-fang. *Examen sobre los Orígenes de los Síntomas de las Enfermedades (Zhu-bing Yuan-hou Lun)*. Beijing: Ediciones Salud del Pueblo, 1955. Apareció por primera vez en el 610 d.C.

14. Hua Shou. *Elaboración de los Catorce Meridianos (Shi-si Jing Fa-hui)*. Taipei. Ediciones Molino de Viento, 1980. Apareció por primera vez en 1341 d.C.

15. Huang-fu Mi. *Clásico Sistemático de Acupuntura con Anotaciones (Zhen-jiu Jia-yi Jing Jiao-shi)*. Anotaciones del Instituto de Medicina Tradicional China de Shan-dong. Beijing: Ediciones del Pueblo, 1979. Apareció por primera vez c. 282 d.C.

16. Li Shi-zhen. *Estudios del Pulso del Maestro de la Orilla del Lago con Explicaciones Vernáculas (Bin-hu Mai-xue Bai-hua-jie)*. Compilado, con comentarios, por el Instituto de Medicina Tradicional China de Beijing, Sección de Investigación de Enseñanza y Teoría Básica. Beijing: Ediciones del Pueblo, 1972. El texto apareció por primera vez en 1564 d.C. Citado como Estudios del Pulso.

17. Archivos Médicos Tradicionales Chinos del Comité de Investigación de la Ciudad de Shanghai. *Selecciones del Examen de Pulsos (Mai-Zhen Xuan-yao)*. Hong Kong: Ediciones Comerciales, 1970.

18. Sun Si-miao. *Sutilezas del Océano de Plata (Yin-hai Jing-wei)*. Beijing: Ediciones Salud del Pueblo, 1956. Apareció por primera vez en el 682 d.C.

19. Sun Si-miao. *Recetas de las Mil Onzas (Qian-jin Yao-fang)*. Taipei: Oficina Nacional de Investigación Medica Tradicional China, 1965. Apareció por primera vez en el 652 d.C.

20. Tang Zong-hai. *Examen de Patrones Sangre (Xue-zheng Lun)*. Shanghai: Ediciones del Pueblo, 1977. Apareció por primera vez en 1855 d.C.

21. Wang Shu-chuan. *Clásico de Nutrición de la Vida con Acupuntura y Moxibustión (Zhen-jiu Zi-sheng Jing)*, Taipei: ediciones Molino de Viento, 1980. Apareció por primera vez en el 1220 d.C.

22. Wang Shu-he. *Clásico del Pulso (Mai Jing)*. Hong Kong: Taiping Editores, 1961. Apareció por primera vez c. 280 d. C.

23. Wu Ju-tong. *Diagnóstico Refinado de Enfermedades Calor con Explicación Vernácula (Wen-bing Tiao Bai-hua-jie)*. Comentario del Instituto de Medicina Tradicional China de Zhejian. Beijing: Ediciones Salud del Pueblo, 1963. El texto apareció por primera vez en 1798 d.C.

24. Wu Qian, ed. principal. *Espejo Dorado de Medicina (Yi-zong Jin-jian)*. 3 vols. Beijing: Ediciones Salud del Pueblo, 1972. Apareció por primera vez en 1742 d.C.

25. Wu You-xing. *Examen de Epidemias de Calor con Notas y Comentarios (Wen-yi Lun Ping-zhu)*. Comentario de la Oficina de Investigación de Medicina Tradicional de la Provincia de Zhejiang. Beijing: Ediciones del Pueblo, 1977. El texto apareció por primera vez en el 1642 d.C.

26. Yang Ji-zhou. *Gran Compendio de Acupuntura y Moxibustión (Zhen-jiu Da- cheng)*. Beijing. Ediciones del Pueblo, 1973. Apareció por primera vez en el 1601 d.C.

27. Zhang Zhong-jing. *Examen de los Trastornos producidos por Frío con Clarificaciones (Shang-han Lun Yu-yi)*. Editado por el Instituto de Investigación de Medicina Tradicional China. Beijing: Ediciones Salud del Pueblo, 1959, 1974. El texto apareció por primera vez c. 220 d.C. Citado como Examen.

28. Zhang Zhong-jing. *Examen de los Trastornos producidos por Frío con Nuevo Comentario (Shang-han Lun Xin-zhu)*. Comentario de Cheng Tan-an. Hong Kong. Sociedad de Servicio Cultural de Shaohua, 1955. El texto principal apareció por primera vez c. 220 d.C.

29. Zhang Zhong-jing. *Recetas Básicas del Pecho Dorado con Comentarios Simples (Jin-gui Yao-lue Qian-zhu)*. Hong Kong: Ediciones Taiping, 1970. El Comentario de Chen Xiu-yuan apareció por primera vez c. 1800 d.C.. El texto apareció por primera vez c. 200 d.C.

30. Zhang Jie-bing. *Ala Ilustrada del Clásico de las Categorías (Lei-jing Tu-yi)*. Beijing: Ediciones Salud del Pueblo, 1965. Publicado por primera vez en el 1624 d.C.

Libros de Referencia

31. Escuela de Higiene Gansu. *Explicación de los Términos comunes de Medicina Tradicional China (Zhong-yi-xue Chang-yong Ming-ci Jie-shi)*. Gansu: Ediciones del Pueblo, 1975.

32. Nuevo Instituto Médico de Jiangsu. *Enciclopedia de Farmacopea Tradicional China (Zhong-yao Da-ci-dian)*. Shanghai: Ediciones del Pueblo, 1977.

33. Instituto de Investigación Tradicional Médico Chino e Instituto de Medicina Tradicional China de Guangdong, comp. *Explicaciones Selectas de Términos de Medicina Tradicional China (Zhong-yi Ming-ci Shu-yu Xuan-shi)*. Beijing: Ediciones del Pueblo, 1973.

34. Instituto de Investigación Tradicional Médico Chino e Instituto de Medicina Tradicional China de Guangdong (Canton), comp. principales. Institutos de Medicina Tradicional China de Shanghai, Liaoning, Chengdu, Anhui, Hebei, *Nanjing*, Hunan, y Shanxi, comp. que contribuyen. *Diccionario Breve de Medicina Tradicional China (Jian-ming Zhong-yi Ci-dian)*. Hong Kong: Unión de Editores, 1979.

35. Wu Ke-qian. *Diccionario de Fuentes de Enfermedades (Bing-yuan Ci-dian)*. Hong Kong: Ediciones Shiyong, 1965.

36. Xie Li-hang, comp. *Enciclopedia Médica Tradicional China (Zhong-guo Yi-xue Da-ci-dian)*, 4 vols. Hong Kong: Ediciones Comerciales, 1974. Publicado por primera vez en 1921.

Textos Contemporáneos de Introducción Utilizados para la Formación de Médicos Tradicionales

37. Instituto de Medicina Tradicional China de Beijing. *Fundamentos de Patrones Clínicos en Medicina Tradicional China (Zhong-yi Ling-zheng Ji-chu)*. Beijing: Ediciones del Pueblo, 1975.

38. Instituto de Medicina Tradicional China de Beijing, comp. pral. *Fundamentos de Medicina Tradicional China (Zhong-yi-xue Ji-chu)*. Shanghai: Ediciones de Ciencia y Tecnología, 1978

39. Comité Revolucionario del Hospital Médico Chino Tradicional de Beijing. *Bases para Distinguir Patrones y Dispensar Tratamientos (Bian-zhen shi-zhi Gang-yao)*. Beijing: Ediciones del Pueblo, 1974.

40. Instituto de Medicina Tradicional China de Chengdu. *Pediatría y Medicina Interna (Nei-er-ke-xue)*. Sichuan (Szechuan): Ediciones del Pueblo, 1975.

41. Instituto de Medicina Tradicional China de Chengdu. *Medicina Tradicional China Práctica (Shi-yong Zhong-yi-xue)*. Sichuan: Ediciones del Pueblo, 1977.

42. Instituto de Medicina Tradicional China de Guangdong. *Medicina Tradicional China Clínica: Nueva Edición (Zhong-yi Ling-chuang Xin-bian)*. Guangdong: Ediciones del Pueblo, 1972.

43. Instituto de Medicina Tradicional China de Guangdong. *Notas de Lectura de Diagnóstico Médico Tradicional Chino (Zhong-yi Zhen-duan-xue Jiang-yi)*. Shanghai: Ediciones de Ciencia y Tecnología, 1964.

44. Instituto de Medicina Tradicional China de Guangdong. *Medicina Tradicional China Interna (Zhong-yi Nei-ke)*. Beijing: Ediciones del Pueblo, 1976.

45. Instituto Hubei de Medicina Tradicional China, ed. pral. *Introducción a la Medicina Tradicional China (Zhong-yi-xue Gai-lun)*. Shanghai. Ediciones de Ciencia y Tecnología, 1978.

46. Instituto de Nueva Medicina de Jiangsu. *Medicina Tradicional China (Zhong-yi-xue)*. Jiangsu: Ediciones del Pueblo, 1972.

47. Instituto de Nueva Medicina de Jiangsu. *Manual de Medicina Clínica Tradicional China de Enfermedades Comunes (Chang-jian Bing Zhong-yi Ling-chuang Shou-ce)*. Beijing: Ediciones del Pueblo, 1972.

48. Instituto de Medicina Tradicional China de Liaoning. *Notas de Lecturas de Medicina Tradicional China (Zhong-yi-xue Jiang-yi)*. Liaoning: Ediciones del Pueblo, 1972.

49. Instituto de Medicina Tradicional China de Nanjing. *Breviario de Medicina Tradicional China Interna (Jian-ming Zhong-yi Nei-ke-xue)*. Shanghai: Ediciones de Ciencia y Tecnología, 1959.

50. Instituto de Medicina Tradicional China de *Nanjing. Introducción a la Medicina Tradicional China (Zhong-yi-xue Gai-lun)*. Beijing: Ediciones Salud del Pueblo, 1959.

51. Instituto de Medicina Tradicional China de *Nanjing. Cuidados Auxiliares en Medicina Tradicional China (Zhong-yi Hu-bing-xue)*. Hong Kong: Shaohua Sociedad de Servicio Cultural, 1959.

52. Instituto de Medicina Tradicional China de Shanghai. *Distinguir Patrones y Dispensar Tratamiento (Bian-zheng Shi-zhi)*. Shanghai: Ediciones del Pueblo, 1972.

53. Instituto de Medicina Tradicional China de Shanghai. *Fundamentos de Medicina Tradicional China (Zhong-yi-xue Ji-chu)*. Hong Kong. Ediciones Comerciales, 1975.

54. Instituto de Medicina Tradicional China de Shanghai. *Notas de Lectura Sobre Medicina Interna Tradicional China (Zhong-yi Nei-ke-xue Jiang-yi)*. Shanghai: Ediciones de Ciencia y Tecnología, 1964.

55. Hospital de Medicina Tradicional China de la Ciudad de Tianjin. *Medicina Tradicional China Interna (Zhong-yi Nei-ke)*. Tianjin: Ediciones del Pueblo, 1974.

56. Instituto de Medicina Tradicional China de Tianjin. *Manual Práctico de Medicina Clínica Tradicional China (Zhong-yi Shi-yong Ling-chuang Shou-ce)*. Hong Kong: Ediciones Comerciales, 1970.

57. Comité de Salud del Ejercito de Liberación Popular de Wuhan. *Breviario de Medicina Tradicional China (Jian-ming Zhong-yi-xue)*. Hubei: Ediciones del Pueblo, 1972.

Escritos Contemporáneos

58. Chen Yu-ming. *Bases de Patología, Diagnóstico y Tratamiento (Bing-li Yu Zhen-duan Zhi-liao Gang-yao)*. Ningxi; Ediciones del Pueblo, 1973.

59. Fang Yao-zhong. *Siete Lecturas sobre el Estudio de Discernir Patrones y Tratamientos (Biang-zheng Lun-zhi Yan-jiu Qi-jiang)*. Beijing: Ediciones del Pueblo, 1979.

60. Li Tiao-hua. *Patrones y Tratamientos de los Riñones y Enfermedades del Riñón (Shen Yu Shen-bing De Zheng-zhi)*. Hebei: Ediciones del Pueblo, 1979.

61. Liu Guan-jun. *Examen de Pulsos (Mai-zhen)*. Shanghai: Ediciones de Ciencia y Tecnología, 1979.

62. Mao Ruo-shui. *Bases Teóricas de Medicina Tradicional China (Zhong-yi Ji-chu Li-lun Zhi-shi)*. Guiyang: Ediciones del Pueblo de Guizhou, 1977.

63. Qin Bo-wei. *Medicina Tradicional China Elemental (Zhong-yi Ru-men)*. Hong Kong: Ediciones Taiping, 1971.

64. Qin Bo-wei. *Notas de Lectura Médicas de Qian Zhai (Qian Zhai Yi-xue Jiang-gao)*. Shanghai: Ediciones de Ciencia y Tecnología, 1964.

65. Qin Bo-wei et al. *Referencias de Medicas Tradicionales Chinas para Patrones Clínicos (Zhong-yi Ling-chuang Bei-yao)*. Beijing: Ediciones del Pueblo, 1973.

66. Ren Ying-qiu. *Diez Lecturas sobre el Estudio de los Pulsos en Medicina Tradicional China (Zhong-yi Mai-xue Shi-jiang)*. Hong Kong: Ediciones Taiping, 1971

67. Zhai Ming-yi. *Bases Clínicas de Medicina Tradicional China (Zhong-yi Ling-chuang Ji-chu)*. Anyang: Ediciones del Pueblo de Henan, 1978.

Fuentes Varias

68. Instituto de Medicina Tradicional China de Anhui. *Manual Clínico de Medicina Tradicional China (Zhong-yi Ling-chuang Shou-ce)*. Anhui: Ediciones del Pueblo, 1965.

69. Instituto de Medicina Tradicional China de Beijing, Sección de Enseñanza e Investigación Diagnóstica. *Examen Tradicional Chino de la Lengua (Zhong-yi She-zhe)*. Hong Kong: Ediciones Comerciales, 1970, 1973. Este texto y el siguiente parecen ser ediciones modificadas.

70. Instituto de Medicina Tradicional China de Beijing, Sección de Investigación Docente y Teoría Básica. *Examen Tradicional Chino de la Lengua (Zhong-yi She-zhen)*. Beijing. Ediciones del Pueblo, 1960, 1980.

71. Chen Xin-qian, comp. pral. *Farmacología:* Nueva Edición *(Xin-bian Yao-wu-xue)*. Beijing. Ediciones Salud del Pueblo, 1951, 1974.

72. Onzavo Hospital del Pueblo del Instituto de Medicina Tradicional China de Shanghai, Comité de Investigación de la Hipertensión. *Teoría y Tratamientos de la Hipertensión mediante Medicina Tradicional China (Gao-xue-ya-bing De Zhong-yi-li-lun   He Zhi-liao)*. Hong Kong: Ediciones Shiyong, 1971.

73. Hospital Guanganmen del Instituto de Investigación de Medicina Tradicional China. *Experiencias Clínicas Seleccionadas de Zhu Ren-kang: Dermatología (Zhu Ren-kang Ling-chuang Jing-yan-ji Pi-fu Wai-ke)*. Beijing: Ediciones del Pueblo, 1979.

74. Hospital Provincial de Medicina Tradicional China de Guangdong. Departamento de Oftalmología. *Oftalmología Tradicional China (Zhong-yi Yan-ke)*. Beijing: Ediciones del Pueblo, 1975.

75. Ministerio de Salud de Guangzhou (Canton), Oficina Central Logística, Departamento de Salud de Guangdong, Departamento de Salud de la Provincia de Hunan, Departamento de Salud de la Región Autónoma de Guangxi Zhuang. *Introducción a la Medicina Tradicional China: Nueva Edición (Xin-bian Zhong-yi-xue Gai-yao)*. Beijing. Ediciones del Pueblo, 1974. Material para el Aprendizaje de Medicina China destinado a Doctores Occidentales.

76. Hao Jin-kai, comp. *Cuadros Ilustrativos de Puntos de Acupuntura de Meridianos Extra (Zhen-jiu Jin-wai-qi-xue Tu-pu)*, 2 vols. Shanxi; Ediciones del Pueblo, 1974.

77. Instituto de Medicina Tradicional China de Huzhou. *Ginecología Tradicional China (Zhong-yi Fu-ke)*. Beijing. Ediciones del Pueblo, 1978.

78. Comité Revolucionario del Departamento de Salud de la Ciudad de Jinan, comps. y anotadores. *Casos Clínicos de Wu Shao-huai (Wu Shao-huai Yi-an)*. Shandong: Ediciones del Pueblo, 1978.

79. Comisión Revolucionaria de Salud de la Regional de Luoyang, comp. pral. *Medicina Interna: Nueva Edición (Xin-bian Nei-ke)*. Vols. 1 y 2. Henan: Ediciones del Pueblo, 1978.

80. Instituto de Medicina Tradicional China de *Nanjing. Notas de Lecturas sobre Enfermedades Cálidas (Wen-bing-xue Jiang-yi)*. Shanghai: Ediciones de Ciencia y Tecnología, 1964.

81. Instituto de Medicina Tradicional China de Nanjing. *Estudio de Enfermedades Cálidas (Wen-bing-xue)*. Shanghai; Ediciones de Ciencia y Tecnología, 1978.

82. Primer Hospital Medico de Shanghai. *Manual Clínico de Medicinas Antimicrobianas (Ling-chuang Kang-jun Yao-wu Shou-ce)*. Shanghai; Ediciones del Pueblo, 1977.

83. Primer Hospital Médico de Shanghai. *Medicina Interna Práctica (Shi-yong Nei-ke-xue)*. Beijing: Ediciones del Pueblo, 1974.

84. Primer Hospital Médico de Shanghai. Comité de Investigación de Órganos. *Estudios sobre el Riñón (Shen De Yan-jiu)*. Hong Kong. Ediciones Zhonghua, 1970.

85. Instituto de Medicina Tradicional China de Shanghai. *Acupuntura (Zhen-jiu Xue)*. Beijing: Ediciones Salud del Pueblo, 1974.

86. Instituto de Medicina Tradicional China de Shanghai. *Estudio de Puntos de Acupuntura (Zhen-jiu Shu-xue Xue)*. Hong Kong. Sociedad de Servicio Cultural de Shaohua, 1964.

87. Instituto de Medicina Tradicional China de Shanghai. *Estudio de Recetas (Fang-ji-xue)*. Hong Kong: Ediciones Comerciales, 1975.

88. Segundo Hospital Médico de Shanghai. *Manual de Medicina Interna (Nei-ke Shou-ce)*. Beijing: Ediciones del Pueblo, 1974.

89. Zhang Yao-qing y Chen Dao-long. *Archivos de Patrones Clínicos en Medicina Interna (Nei-ke Ling-zheng Lü)*. Shanghai. Ediciones de Ciencia y Tecnología, Shanghai, 1978.

90. Comité Provincial de Zhejiang para la Elección de Material Dedicado al Aprendizaje de la Medicina Tradicional China a cargo de Doctores de Estilo Occidental. *Estudios Clínicos de Medicina Tradicional China (Zhong-yi Ling-chuang-xue)*. Zhejiang: Ediciones del Pueblo, 1978. Citado como Estudios Clínicos.

91. Comité Provincial de Zhejiang para la Elección de Material Dedicado al Aprendizaje de la Medicina Tradicional China a cargo de Doctores de Estilo Occidental. *Fundamentos de Medicina Tradicional China (Zhong-yi Ji-chu-xue)*. Zhejiang: Ediciones del Pueblo, 1972. Citado como Fundamentos.

92. Instituto de Medicina de Zhongshan. *Uso Clínico de las Medicinas Chinas (Zhong-yao Ling-chuang Ying-yong)*. Guangdong: Ediciones del Pueblo, 1975.

Fuentes de Historia de la Medicina China

93. Instituto de Beijing de Medicina Tradicional China. *Notas de Lectura sobre la Historia de la Medicina China (Zhong-guo Yi-xue Shi Jiang-yi)*. Shanghai; Ediciones de Ciencia y Tecnología, 1964.

94. Chen Bang-xian. *Historia de la Medicina China (Zhong-guo Yi-xue Shi)*. Shanghai: editora Comercial de Shanghai, 1957, 1937.

95. Jia De-dao. *Breve Historia de la Medicina China (Zhong-guo Yi-xue Shi)*. Taiyuan: Ediciones del Pueblo de Shanxi, 1979.

Revistas

Medicina Tradicional China de Beijing (Beijing Zhong-yi).

Revista China de Medicina Interna (Zhong-hua Nei-ke Za-zhi). citado como CJIM.

Medicina Tradicional China de Fujian (Fujian Zhong-yi-yao).

Medicina Tradicional China de Guangdong (Guangdong Zhong-yi).

Medicina Tradicional China de Heilongjiang (Heilongjiang Zhong-yi-yao).

Medicina Tradicional China de Harbin (Ha-er-bin Zhong-yi).

Medicina Tradicional China de Jiangsu (Jiangsu Zhong-yi).

Revista de Medicina Tradicional China (Zhong-yi Za-zhi). Citada como JTCM

Ted J. Kaptchuk

Nueva Medicina Tradicional China (Xin-zhong-yi).

Revista de Medicina Tradicional China de Shanghai (Shanghai Zhong-yi-yao Zachi). Citada como SJTCM.

Wen Wu (Temas Culturales;). Beijing.

Revista de Medicina Tradicional China de Zhejiang (Zhejiang Zhong-yi Za-zhi).

Fuentes en Lengua Inglesa

Chan Wing-tsit, trad. y comp. *A Source Book in Chinese Philosophy.* Princeton, N.J.: Princeton University Press, Princeton Paperbacks, 1963. Citado como *Filosofía China.*

Coulter, Harris L. *Divided Legacy: A History of the Schism in Medical Thought,* 3. vols. Washington, D.C.: Wehawken Book Co., 1975.

Dash, Vd. Bhagwan. *Ayurvedic Treatment for Common Diseases.* Delhi: Delhi Diary, 1979.

Department of Philosophy of Medicine and Science, comp. *Theories and Philosophies of Medicine.* Nueva Delhi: institute of History of Medicine and Medical Research, 1973.

Dwarkanath, C. *Introducción to Kayachikistsa.* Bombay: Popular Book Depot, 1959.

Fung, Yu-lan. *A History of Chinese Philosophy.* 2 vols. trad. Derk Bodde. Princeton, N.J.: Princeton University Press, 1953, 1973.

Gruner, O. Cameron, comp. y trad. *The Canon of Medicine of Avicenna.* Londres: Luzac, 1930.

Huard, Pierre, y Wong, Ming. *Chinese Medicine.* Nueva York, Toronto: World University Library, McGraw-Hill, 1968.
Jones, W.H.S., comp. y trad. *Hippocrates with an English Translation.* Vols. 1-4. Cambridge: Harvard University Press, 1931, 1952. El Vol. 4 incluye traducciones de *Heraceitis.* Citado como *Hippocrates.*

Kleinman, Arthur, et. al., comps. *Medicine in Chinese Cultures: Comparative Studies of Health Care in Chinese and Other Societies.* Washington, D.C.: John E. Fogarty International Center, U.S. Dept. de HEW, NIH, 1975.

Leibowitz, J.O., y Shlomo Marcus, comps. *Moses Maimonides on the Causes of Symptoms.* Berkeley, Calif.: University of California Press, 1974.

Leslie, Charles, comp. *Asian Medical Systems.* Berkeley, Calif.: University of California Press, 1976.

May, Margaret Tallmadge, trad. *Galen on Usefulness of the Parts of the Body*. Ithaca, N.Y.: Cornell University Press, 1968.

McKeon, Richard, comp. *The Basic Works of Aristotle*. Nueva York: Random House, 1941.

Nakamura, Hajime. *Ways of Thinking of Eastern Peoples*. Comp. por Philip P. Wiener. Honolulu: University Press of Hawaii, 1964, 1978.

Needham, Joseph. *The Grand Titration: Science and Society in East and West*. London: George Allen & Unwin, 1969.

Needham, Joseph. *Science and Civilization in China*. Vol. 2. Cambridge; en la University Press, 1956.

Porkert, Manfred. *The Theorical Fundations of Chinese Medicine*. M.I.T. East Asian Science Series, Vol. 3. Cambridge, Mass.: M.I.T. Press, 1974.

Quinn, Joseph R., comp. *Medicine and Public Health in the People's Republic of China*. Washington, D.C.: John E. Fogarty International Center, U.S. Dept. of HEW, NIH, 1973.

Rosner, F., y S. Muntner, comps. y traductores. *The Medical Aphorisms of Moses Maimonides*, 2 vols. Nueva York: Bloch Publishing, 1971.

Sigerist, Henry E. *A History of Medicine*, 2 vols. Nueva York: Oxford University Press, 1951, 1961.

Temkin, Owsei, y C. Lilian Temkin, comp. *Ancient Medicine: Selected Papers of Ludwig Edelstein*. Trad. de C. Lilian Temkin. Baltimore, Md.: Johns Hopkins Press, 1967.

Temkin, Owsei. *Galenism: Rise and Decline of a Medical Philosophy*. Ithaca, N.Y.: Cornell University Press, 1973.